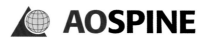

AOSPINE大师丛书

儿童脊柱畸形

丛书主编　[巴西] Luiz Roberto Vialle

主　　编　[美] Sigurd H. Berven

　　　　　[荷] Marinus de Kleuver

主　　审　邱　勇

主　　译　朱泽章　刘　臻

山东科学技术出版社

图书在版编目（CIP）数据

儿童脊柱畸形 /（巴西）路易斯·罗伯托·维埃勒（Luiz Roberto Vialle），（美）西格德 H. 波尔文（Sigurd H. Berven），（荷）马里纳斯·德克勒弗（Marinus de Kleuver）主编；朱泽章，刘臻主译 . —济南：山东科学技术出版社，2019.7

ISBN 978-7-5331-9822-0

Ⅰ . ①儿… Ⅱ . ①路… ②西… ③马… ④朱…⑤刘… Ⅲ . ①小儿疾病 – 脊柱畸形 – 诊疗 Ⅳ . ① R726.2

中国版本图书馆 CIP 数据核字（2019）第 102249 号

儿童脊柱畸形
ERTONG JIZHU JIXING

责任编辑：韩　琳
装帧设计：孙　佳

主管单位：山东出版传媒股份有限公司
出 版 者：山东科学技术出版社
　　　　　地址：济南市市中区英雄山路 189 号
　　　　　邮编：250002　电话：（0531）82098088
　　　　　网址：www.lkj.com.cn
　　　　　电子邮件：sdkj@sdpress.com.cn
发 行 者：山东科学技术出版社
　　　　　地址：济南市市中区英雄山路 189 号
　　　　　邮编：250002　电话：（0531）82098071
印 刷 者：山东临沂新华印刷物流集团有限责任公司
　　　　　地址：山东省临沂市高新技术产业开发区新华路东段
　　　　　邮编：276017　电话：（0539）2925659

规格：16 开（184mm×260mm）
印张：14　字数：26 千　印数：1~2000
版次：2019 年 7 月第 1 版　2019 年 7 月第 1 次印刷
定价：128.00 元

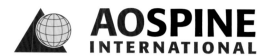

AOSpine 大师丛书

丛书主编　Luiz Roberto Vialle, MD, PhD

卷 1　转移性脊柱肿瘤

卷 2　原发性脊柱肿瘤

卷 3　颈椎退变性疾病

卷 4　成人脊柱畸形

卷 5　颈椎创伤

卷 6　胸腰椎创伤

卷 7　脊髓损伤与再生

卷 8　腰背痛

卷 9　儿童脊柱畸形

卷 10　脊柱感染

丛书主编

Luiz Roberto Vialle, MD, PhD
Professor of Orthopedics, School of Medicine
Cajuru University Hospital, Spine Unit
Medical Director, Human Tissue Bank
Catholic University of Parana State
Curitiba, Brazil

主　编

Sigurd H. Berven, MD
Professor in Residence
Chief of Spine Service
Department of Orthopaedic Surgery
University of California, San Francisco
San Francisco, California

Marinus de Kleuver, MD, PhD
Professor and Chairman
Department of Orthopedics
Radboud University Medical Center
Nijmegen, The Netherlands

编　者

Kariman Abelin–Genevois, MD, PhD
Service de Chirurgie
Croix Rouge Française-CMCR des Massues
Lyon, France

Behrooz A. Akbarnia, MD
Clinical Professor
Department of Orthopaedic Surgery
University of California, San Diego
President and Founder
Growing Spine and San Diego Spine Foundations
San Diego, California

Ahmet Alanay, MD
Department of Orthopedics and Traumatology
Acibadem University School of Medicine
Acibadem Maslak Hospital
Maslak-Istanbul, Turkey

André Luís Fernandes Andújar, MD
Pediatric Orthopedic and Spine Surgeon
Chief of the Pediatric Orthopedic Surgery
    Department
Hospital Infantil Joana de Gusmão
Rodovia Gilson da Costa Xavier
Santo Antônio de Lisboa
Florianópolis, Brazil

Sigurd H. Berven, MD
Professor in Residence
Chief of Spine Service
Department of Orthopaedic Surgery
University of California, San Francisco
San Francisco, California

Oheneba Boachie–Adjei, MD, DSc
Professor Emeritus of Orthopaedic Surgery
Weill Medical College of Cornell University
Attending Orthopaedic Surgeon and Chief
  Emeritus
Scoliosis Service
Hospital for Special Surgery
Past President, Scoliosis Research Society
  (2008–2009)
Founder and President, FOCOS
New York, New York

Avery L. Buchholz, MD MPH
Complex Spine Fellow
Department of Neurological Surgery
University of Virginia
Charlottesville, Virginia

Kenneth M.C. Cheung, MBBS(UK), MD
  (HK), FRCS, FHKCOS, FHKAM(Orth)
Jessie Ho Professor in Spine Surgery
Head, Department of Orthopaedics and
  Traumatology
University of Hong Kong
Chief of Service (O&T)
Queen Mary Hospital
Hong Kong, SAR, China

Michael Dodds, MB, ChB
Departments of Traumatology, Pediatrics,
  Orthopedic Surgery
SickKids, Toronto
Toronto, Ontario, Canada

Sayf S.A. Faraj, BSc
PhD Candidate
Department of Orthopaedic Surgery
VU University Medical Center Amsterdam
Amsterdam, The Netherlands

Yazeed M. Gussous, MD
Associate Professor
Orthopedic Surgery
Ohio State University
Wexner Medical Center
Columbus, Ohio

Tsjitske M. Haanstra, PhD
Senior Researcher
Department of Orthopedics
Radboud University Medical Center
Nijmegen, The Netherlands

Manabu Ito, MD, PhD
Department of Spine and Spinal Cord
  Disorders
National Hospital Organization
Hokkaido Medical Center
Sapporo, Japan

Steven J. Kamper, PhD
Senior Research Fellow
George Institute for Global Health
University of Sydney
Camperdown, Australia

Sam Keshen, BSc
Department of Orthopaedics
Toronto Western Hospital
Toronto, Ontario, Canada

Marinus de Kleuver, MD, PhD
Professor and Chairman
Department of Orthopedics
Radboud University Medical Center
Nijmegen, The Netherlands

Faisal Konbaz, MD
Department of Orthopaedic Surgery
Johns Hopkins
Baltimore, Maryland

Kenny Kwan, BMBCh(Oxon), FRCSEd (Ortho), FHKCOS, FHKAM(Orthopaedic Surgery)
Clinical Assistant Professor and Honorary Associate Consultant
Department of Orthopaedics and Traumatology
Queen Mary Hospital
University of Hong Kong
Hong Kong, China

Michael LaBagnara, MD
Department of Neurosurgery
University of Virginia
Charlottesville, Virginia

Ekkaphol Larpumnuayphol, MD
Department of Orthopedic Surgery
Lerdsin General Hospital
Bangkok, Thailand

Lawrence G. Lenke, MD
Department of Orthopedic Surgery
Columbia University Medical School
Spine Hospital
New York–Presbyterian Hospital/Allen Hospital
New York, New York

Stephen Lewis, MD
Department of Orthopaedics
Toronto Western Hospital
University of Toronto
Hospital for Sick Children
Toronto, Ontario, Canada

Sergio Mendoza–Lattes, MD
Associate Professor
Department of Orthopaedic Surgery
Duke University Medical Center
Durham, North Carolina

Cristiano Magalhães Menezes
Hospital Ortopédico
Rua Prof. Otávio Coelho de Magalhães
Núcleo de Ortopedia e Traumatologia
Lourdes, France

Daniel J. Miller, MD
Chief Resident
Department of Orthopaedic Surgery
New York–Presbyterian Hospital
Columbia University Medical Center
New York, New York

Luis Eduardo Munhoz da Rocha
Hospital Infantil Pequeno Principe
Curitiba, Paraná, Puerto Rico

Joshua S. Murphy, MD
Pediatric Orthopaedic Surgeon
Children's Orthopaedics of Atlanta
Atlanta, Georgia

David W. Polly, Jr., MD
Professor
Orthopaedic Surgeon
Department of Orthopaedic Surgery
University of Minnesota
Minneapolis, Minnesota

Yong Qiu, MD
Spine Surgery
Drum Tower Hospital
Nanjing University Medical School
Nanjing, China

John C. Quinn, MD
Spine fellow
Department of Neurological Surgery
University of Virginia
Charlottesville, Virginia

Pierre Roussouly, MD
Service de Chirurgie
Croix Rouge Française-CMCR des Massues
Lyon, France

Zeeshan Mohammad Sardar
Advanced Spine Deformity Fellow
Spine Hospital
New York–Presbyterian Hospital/Allen
  Hospital
Columbia University
New York, New York

Christopher I. Shaffrey, MD
Professor of Neurological Surgery
Spine Division Director
University of Virginia School of Medicine
Charlottesville, Virginia

Justin S. Smith, MD PhD
Professor
Neurological Surgery
Co-Director
Neurosurgery Spine Division
Department of Neurological Surgery
University of Virginia
Charlottesville, Virginia

Durga R. Sure, MD
Department of Neurosurgery
University of Virginia
Charlottesville, Virginia

Michael To, FRCSEd(Ortho), FHKCOS,
  FHKAM (Ortho)
Clinical Associate Professor
Department of Orthopaedics and Trauma-
  tology
Queen Mary Hospital
University of Hong Kong
Hong Kong, China

Michael G. Vitale, MD, MPH
Ana Lucia Professor of Orthopedic Surgery
Columbia University Medical Center
Attending Physician
Associate Chief, Division of Pediatric
  Orthopedics
Chief, Pediatric Spine and Scoliosis Surgery
New York–Presbyterian Hospital
New York, New York

Irene Adorkor Wulff, MD
FOCOS Orthopaedic Hospital
Pantang–Accra
Ghana, West Africa

Katsuhisa Yamada, MD, PhD
Department of Orthopedic Surgery
Hokkaido University Graduate School of
  Medicine
Sapporo, Japan

Burt Yaszay, MD
Pediatric Orthopedic Surgeon
Rady Children's Hospital-San Diego
Assistant Clinical Professor
University of California–San Diego School of
  Medicine
San Diego, California

Caglar Yilgor, MD
Department of Orthopedics and Traumatology
Acibadem University School of Medicine
Istanbul, Turkey

主　审

邱　勇

主　译

朱泽章　刘　臻

副主译

史本龙　孙　旭　毛赛虎

译者（按姓氏笔画排序）

刁伟艺　石　博　乔　军　刘卓劼　杜长志　李　劼

李文博　陈　曦　赵师州　胡宗杉　夏　超　徐　亮

徐磊磊　盛　飞　蒋　军　蒋登旭　曾昌淳　鲍虹达

丛书序

脊柱医疗的进展日新月异。在脊柱病变的处理方面，需要尽快整合现有的最佳循证医学证据和专家观点，这对当代脊柱医疗专业人士是一个挑战。"AOSpine 大师丛书"正是做了这种尝试——该系列中每一卷都展示了针对一种疾患的专家观点（入路、诊断、临床要点和难点），并介绍了目前最有价值的研究成果。

为了给更多的读者带来大师级的教程和学术会议的精华，AOSpine 邀请了全球知名的脊柱外科领域领军者来编写这套"大师丛书"，以便分享他们的经验和观点，并提供相关的文献。每本书的内容都关注当今最引人注目的话题，有时也是有争议的话题。

这套"AOSpine 大师丛书"格式独特而高效，使读者快速聚焦于与主题紧密相关的核心信息，同时也鼓励读者进一步查阅推荐的文献。

通过这些方法，AOSpine 正在推动全球的脊柱医学事业的发展。

Luiz Roberto Vialle, MD, PhD

序

儿童脊柱畸形是重要的临床常见疾病。它具有复杂的病因学，在发病年龄、自然史、非手术以及手术治疗方面有着显著的多样性。医生对于该疾病的最佳诊疗认知正在迅速更新，此外，新的分类系统及成像技术的应用以及手术方法的发展从循证医学角度为临床诊疗提供了许多变化依据。本书提供了包括不同年龄和不同病理条件下关于儿童脊柱畸形的较为完善可用的知识点概述。

第 1 章主要介绍脊柱侧凸概况，包括脊柱侧凸的分类、自然史及非手术治疗。随后的章节描述了最先进的外科技术，以及关于早发性脊柱侧凸和青少年特发性脊柱侧凸最优化治疗方案，并介绍了手术治疗的远期结果，包括适应证和安全翻修手术的最佳策略。

接下来，本书内容集中于儿童脊柱后凸畸形，包括脊椎滑脱和发育性后凸。对于矢状面畸形的儿童进行适当的治疗以避免成年后残疾是十分重要的。本书从脊椎滑脱的分类、自然史、与特发性脊柱侧凸的关系、手术治疗策略等方面探讨了不同程度脊椎滑脱的临床特点。本书第 14 章概述了影响儿童脊柱的其他常见后凸畸形，包括先天性后凸、发育性后凸以及导致后凸畸形的综合征。

最后几章论述了关于儿童脊柱畸形的重要卫生政策问题：如何在发展中国家优化脊柱畸形的治疗，使之有条件提供复杂脊柱手术的有效基础设施。选择对小儿脊柱恰当的治疗方案时，无论在何种情况下，安全是最重要的优先考虑事项。尽管复杂脊柱重建手术的并发症难以避免，减少其发生并提高患者诊疗安全性的方案仍需要我们不断地进行评估。本书的最后一章为儿童畸形结局的测量评估建立了衡量标准，以量化畸形对儿童的影响，衡量我们的治疗结果以及为社会提供的价值。

我们对小儿畸形的认知是持续发展的，这本书提供了一个我们目前对于其最佳诊疗的最新理解的概述。本书的作者和编辑们为读者提供的信息应能够在未来几年持续指引我们向最佳诊疗的方向上转变。

Sigurd H. Berven, MD

Marinus de Kleuver, MD, PhD

目 录

1 早发性脊柱侧凸：分型和自然史 …………………………………………… 1

2 青少年特发性脊柱侧凸：分型和自然史 …………………………………… 8

3 青少年特发性脊柱侧凸患者术前评估及影像技术 ………………………… 15

4 未经治疗的小儿脊柱畸形远期后遗症 ……………………………………… 29

5 早发性脊柱侧凸的手术策略 ………………………………………………… 36

6 特发性脊柱侧凸的手术技术和融合节段选择 ……………………………… 47

7 新型非融合生长技术治疗儿童脊柱侧凸 …………………………………… 54

8 青少年特发性脊柱侧凸手术治疗的远期疗效 ……………………………… 65

9 儿童脊柱畸形术后翻修 ……………………………………………………… 80

10 脊椎滑脱：分类和自然史 …………………………………………………… 90

11 青少年脊椎滑脱伴脊柱侧凸：哪些情况需手术干预？ …………………… 103

12 小儿峡部裂和脊椎滑脱 ……………………………………………………… 115

13 发育不良性高度脊椎滑脱 …………………………………………………… 126

14 儿童脊柱后凸畸形 …………………………………………………………… 136

15 发展中国家的脊柱外科 ……………………………………………………… 153

16 儿童脊柱手术的安全性与并发症 …………………………………………… 170

17 小儿脊柱畸形的疗效评定 …………………………………………………… 186

索 引 …………………………………………………………………………… 195

1

早发性脊柱侧凸：分型和自然史

原著　Daniel J. Miller, Michael G. Vitale
翻译　刘臻　石博

■ 引言

　　脊柱畸形可以发生在生命进程中的各个阶段，但考虑到脊柱和肺部的发育特点，儿童脊柱侧凸常面临独特的挑战和治疗考量。早发性脊柱侧凸（EOS）通常定义为 10 岁以下儿童脊柱和胸廓严重、复杂的畸形[1]。事实上，由于发病率、合并疾病尤其是自然史存在明显差异，EOS 的治疗策略和预后同其他类型脊柱侧凸均有明显不同。

　　EOS 的治疗是小儿脊柱外科中具有挑战性和发展迅速的领域。全面了解 EOS 的自然史对于家庭的咨询和患者的治疗非常重要。治疗方案必须随循证医学的发展不断地进行细致的再评估。本章探讨了我们对于 EOS 的自然史、病因学以及近年来提出的早发性脊柱侧凸分型（C-EOS）等的理解。

■ 背景

　　EOS 包含了多种不同的脊柱病症，其定义仅强调年龄和表现为脊柱畸形。EOS 人群中脊柱侧凸的病因学差异很大，包括先天性脊柱侧凸（如先天性椎体形成和分节不良）、结构性脊柱侧凸（如肋骨融合、胸壁发育异常和先天性膈疝导致的侧凸）、神经肌肉疾病引起的脊柱侧凸（如脑瘫和肌营养不良症）、综合征相关的脊柱侧凸［如神经纤维瘤病、VACTERL（椎体异常、肛门闭锁、心脏畸形、气管食管瘘、肾脏功能异常和肢体缺陷）］及病因不明的脊柱侧凸（如特发性脊柱侧凸）。该类人群的认知及功能受损和医疗介入程度轻重不一。EOS 的真实患病率目前仍不明确，但约占所有儿科脊柱侧凸病例的 10%[2]。

　　EOS 的临床治疗目标包括控制脊柱畸形的进展，最大限度地扩大胸腔容积，提升功能和健康相关的生活质量，尽量减少并发症和降低治疗的不良反应。

■ 自然史

　　要理解和评估 EOS 的疗效，就必须了解其自然史。在评估脊柱畸形或治疗对 EOS 患者这一异质群体产生的影响时，因为现有合并疾病的存在，有时很难确定哪些症状和变化是由治疗、畸形或其他医学问题所导致的。合并疾病引起的功能障碍程度并不亚于脊柱畸形本身，因此多学科团队管理对早期畸形患者的最佳治疗非常重要。

了解 EOS 的自然史对于确定诊疗价值重大。未经治疗的 EOS 自然史在文献中鲜有报道。现如今很少有 EOS 患者未得到治疗，使得该病的自然史难以确定。此外，EOS 自然史相关研究还存在数量少、本质为回顾性、存在各种形式偏倚（如随访期较短或相当大量的研究对象失访）等不足。尽管存在这些问题，关键研究已经提高了我们对 EOS 患者畸形进展、心肺发育和临床预后等的认识。这些信息为当前 EOS 治疗和正在进行的研究奠定了基础。

■ 胸椎的发育与功能

考虑到脊柱、胸廓、胸壁和肺的结构与功能之间的关系，维持胸腔的三维生长在治疗 EOS 患者中至关重要。熟悉正常胸椎和脊柱的生长模式，可以更好地鉴别早发性脊柱畸形诱发的病理变化。

婴儿出生后的最初 2 年里，肺大幅发育。然后，肺将缓慢发育持续到 8 岁，此时是肺泡增加的停滞期。早期继发于脊柱或胸壁固有畸形的胸椎变形可能对肺部发育产生显著的有害影响。对于神经肌肉型脊柱侧凸的患者，由于其用力吸气或呼气的能力有限，并会继发肌无力，故肺功能不全常成为一个棘手的问题。

兔的 EOS 动物模型显示其存在肺泡发育不良、肺顺应性降低、通气异常和肺储备下降等表现[3]。EOS 患者的尸体解剖也发现了类似的病理和组织学表现[4]。EOS 患者的肺功能检查显示不同程度的继发于肺发育不全、胸壁顺应性

下降和肌肉功能障碍的肺功能不全[5]。严重 EOS 患者在疾病进展过程中还可能出现慢性心肺疾病，如继发于慢性血管床受损和低氧血症的肺动脉高压、肺心病等[5]。

■ 畸形进展

预防畸形进展仍然是治疗 EOS 的主要目标。在未发育成熟的患者中，畸形进展的模式主要与脊柱生长速率和疾病的潜在病因有关。准确预测进展模式对指导治疗和干预时机具有重要意义。

一些学者研究了正常脊柱的生长情况。他们认为脊柱 T1~S1 段在出生至 5 岁每年增长约 2 cm，然后从 5 岁到 10 岁每年增加 1 cm。随后增加到每年大约 1.8 cm，直到骨骼成熟[6]。这两个脊柱生长的快速阶段（从出生到 5 岁，从 10 岁到成熟）与特发性和非特发性脊柱侧凸的畸形进展期有关[7]。以下内容将在现有文献研究的基础上简要讨论不同病因学 EOS 的畸形进展自然史。

特发性脊柱侧凸

特发性脊柱侧凸发生在没有明显病因的健康个体中。典型的特发性 EOS 患者通常以逐渐加重的模式进展，或者在某些情况下自发改善[8]。畸形的自发改善是一个独有的特征，因为大多数其他亚型的 EOS 通常不会表现出畸形改善。文献报道的畸形改善率差异较大，为 20% 到 80% 不等[8]。考虑到患者具有很大的生长潜能，进行性加重的畸形往往会最终形成严重的畸形。预测特发性早发性畸形是否会进展具有挑战性，它

涉及放射学检查结果和病理解剖学回顾。Mehta[9]将顶肋椎角差（RVAD）描述为识别特发性 EOS 中侧凸进展的影像学工具。肋椎角由顶椎椎体的上下边界的垂线与穿过顶端肋骨头部和颈部的连线组成。RVAD 是在顶点的凸侧肋椎角和凹侧肋椎角之间的差值（图 1.1）。

在一项回顾性研究中，138 例在 2 岁以前确诊的特发性 EOS 患者，80% 进行性加重的患者初始表现为 RVAD>20°。相反，80% 畸形改善的患者的初始 RVAD<20°[9]。尽管 Corona 等[10]证明了 RVAD 测量存在可变性，利用 RVAD 区分特发性 EOS 的侧凸进展与否还是得到了其他学者的支持[8]。

神经肌源性早发性脊柱侧凸

诸多因素可以导致神经肌肉疾病患者发生脊柱畸形，如肌肉张力异常、椎管内先天性异常、感觉反馈通路异常、骨盆倾斜等。该类患者潜在的病因可能来自神经源性或肌源性。神经性病变可进一步细分为上运动神经元病变和下运动神经元病变。

尽管每种神经肌肉性疾病的脊柱侧凸类型可能不同，某些共性特征可适用于预测不同亚型神经肌肉性脊柱侧凸的预后。一般来说，疾病越严重，脊柱畸形越重。这一共性在脊肌萎缩症和脑瘫患者中体现得特别明显，脊柱畸形的患病率和程度与此类疾病的严重程度和活动性密切相关。躯干控制不良和功能状态受限程度也与脊柱畸形的进行性加重有关。

考虑到并发症发生率较高，合并严重神经肌源性疾病的患儿的治疗在选择、治疗技术及预后等方面均具有挑战性。需要注意的是 EOS 同时可能也是影响神经肌肉合并疾病患者的生活质量和疾病自然史的主要原因。同时，必须仔细权衡手术风险和可能的翻修风险，并与患者的监护人仔细沟通。

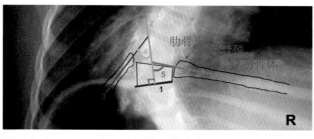

图 1.1　Mehta 等[9]首先提出了顶肋椎角差（RVAD）的概念

肋椎角（RVA）= 顶椎和其肋骨的夹角

1. 画一条和顶椎底部平行的直线（顶椎终板）

2. 画一条与 1 中直线垂直的线

3. 画一条连接凸侧肋骨头与肋骨颈中点的直线，并与 2 中所画直线相交

4. 所得角度即为凸侧肋椎角

5. 重复步骤 3 和 4 得到凹侧肋椎角

肋椎角差（RVAD）= 凹侧肋椎角减去凸侧肋椎角

先天性脊柱侧凸

先天性脊柱侧凸是由于妊娠 4~6 周椎体发育不良所致的。先天性脊柱侧凸在出生婴儿中的发生率约为 1/1 000[11]。先天性脊柱侧凸分为分节不良、形成障碍及两种畸形共存三类。

畸形进展是由脊柱一侧相对于另一侧的生长不均衡所引起的，并受到椎体异常的类型、位置、分布和生长潜能等影响[11]。并肋的出现与先天性脊柱侧凸显著相关，并能增加畸形进展的风险。单侧骨融合（骨桥）可以认为是阻碍生长的系带，而半椎体可以认为是一个逐渐增大的楔形变。楔形椎体有双侧椎弓根，但一侧椎体会出现发育不良。继发于分节不良的相邻椎体之间的异常骨性融合称为阻滞椎，并且通常是良性的[11, 12]。

对侧存在半椎体的单侧骨桥导致的畸形进展率最高（一般每年 5°~10°），其次是单侧骨桥、单个半椎体、单个楔形椎和单个阻滞椎[11, 12]。多个椎体异常（混合畸形）的进展风险难以预测，侧凸进展的速度和严重程度取决于脊柱生长潜能的不对称和脊柱栓系等。

■ 预后和死亡率

严重的 EOS 可以造成心肺功能受损，使发病率和死亡率大幅增加。严重的 EOS 会导致胸廓功能不全以致不能支持正常呼吸或肺部生长，称为胸廓功能不全综合征（TIS）。由于生理功能受限和监护人负担的增加，TIS 患者的生活质量明显降低，甚至低于患哮喘、癫痫、心脏病或肿瘤儿童的生活质量[13]。

Pehrsson 等[14]的一项关于瑞典 115 例女性患者的长期回顾性研究加深了我们对 EOS 死亡率的理解。作者认为，40 岁以后 EOS 患者死亡率增加 50%。3 岁以前被诊断为脊柱侧凸的患者死亡率增加最明显，而 10 岁以后发生脊柱侧凸的患者死亡率没有增加。患有严重脊柱侧凸（定义为弯曲 >70°）的患者死亡率显著增加，轻度或中度弯曲的患者则无此情况。

■ 分类

分型系统对于区分不同的疾病状态极为重要。分型不仅有助于指导治疗，并可用于预测疾病预后，以及特定病情或治疗方案的临床结果。分型在研究中也很重要，它有助于不同的研究群体间进行对比。

EOS 患者群体具有异质性并且骨骼发育不成熟，因此不适用于现有的青少年和成人脊柱畸形的分类系统，例如青少年特发性脊柱侧凸（AIS）的 Lenke 分型或脊柱侧凸研究学会—Schwab 成人脊柱畸形分型。由于认识到 EOS 可靠和有效分型的重要性，生长脊柱研究学组（GSSG）和儿童脊柱研究学组（CSSG）合作，在 Audigé 等[15]提出三步模型之后合作创建了早发性脊柱侧凸（C-EOS）分型[16]。C-EOS 分型适用于所有 EOS 患者，具有广泛的实用性，对预后和疗效具有预测和指导作用。

C-EOS 分型（图 1.2）有 4 个组成部分（年龄、病因、主弯和后凸）和一个修正型（年进展比率，APR）。分型时的患者年龄（以年计）以连续的整数年龄表示。EOS 脊柱畸形按病因可以分为以下几类：先天性或结构性脊柱畸形（包括与胸壁异常或医源性脊柱侧凸）、神经肌源性脊柱畸形（脊柱侧凸主要归因于神经肌肉导致的异常）、综合征性脊柱畸形（患者诊断为与脊柱侧凸相关的综合征，其主要与先天结构或神经肌肉病因学无关）和特发性脊柱畸形（原因未知的脊柱畸形）。根据立位冠状面主弯大小将主弯度数分组：组 1，侧凸 <20°；组 2，侧凸 20°~50°；组 3，侧凸 51°~90°；组 4，侧凸 >90°。基于矢状面中任意 2 个节段之间的最大可测量后凸的大小将后凸分为以下三组：−，后凸 <20°；N，后凸为 20°~50°；+，后凸 >50°。APR 可用于计算间隔至少 6 个月的 2 个时间点间的主弯进展。这种进展根据每年的主弯进展比例，计算如下：

APR=（时间点 2 的主弯大小 − 时间点 1 的主弯大小）/ 间隔时间

APR 可划分为几个亚组：P0，<10° / 年；P1，（10°~20°）/ 年；P2，>20° / 年。

Williams 等[15]的原创性效度研究和 Cyr 等[17]的独立评估证明，C−EOS 分型

C-EOS

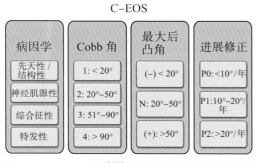

图 1.2　Williams 等[15]提出了早发性脊柱侧凸（C−EOS）的分型

具有很好的观察者间信度和观察者内部信度。C−EOS 分型的病例如图 1.3 和 1.4 所示。

图 1.3 为一名 4 岁脊肌萎缩症（SMA）患者的 X 线片，这是一种神经肌肉型脊柱侧凸（M 亚型）。冠状面主弯大小为 60°（3 亚型）。最大局部后凸为 35°（N 亚型）。6 个月前冠状面的主弯为 35°，对应每年 50° 的年进展比率（P2 修正型）。该患者的最终 C−EOS 分型是 4M3NP2。

图 1.4 为一名 5 岁的伴有 Angelman 综合征（S 亚型）的综合征型脊柱侧凸患者的 X 线片。冠状面主弯为 57°（3 亚型）。最大局部后凸为 39°（N 亚型）。6 个月前冠状面的主弯为 50°，对应每年 14° 的年进展比率（P1 修正型）。该患者的

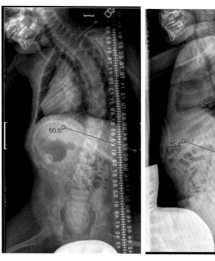

图 1.3　图为（病例 1）一名 4 岁的脊肌萎缩症（SMA）患者的正、侧位 X 线片。冠状面上主弯为 60°。局部后凸角是 35°。6 个月前主弯是 35°。年度进展比率 =［（60°−35°）/6 个月］=25° /6 个月 =50° / 年。所以患者最终的 C−EOS 分型是 4M3NP2

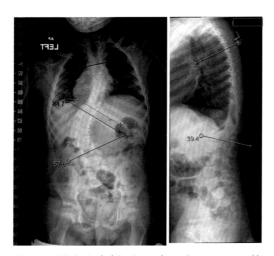

图 1.4　图为（病例 2）一名 5 岁 Angelman 综合征患者的正、侧位 X 线片。冠状面上主弯为 57°。局部后凸是 39°。6 个月前主弯是 50°。年度进展比率 =［（57°−50°）/6 个月］=7°/6 个月 =14°/年。所以患者最终的 C-EOS 分类是 5S3NP1

最终 C-EOS 分型是 5S3NP1。

　　C-EOS 分型在预测 EOS 患者手术并发症方面具有重要价值。Russo 等[18] 对 156 例被登记在 CSSG 的患者进行了回顾，共有 105 例患者（67%）出现了内固定并发症，其中 63 例（40%）患者出现严重内固定并发症，需要多次非计划手术。更严重的 C-EOS 分型（病因学为神经肌肉型，更高的 Cobb 分级和脊柱异常后凸）与该组病例中内固定并发症的风险增加相关。Park 等[19] 在 106 例使用垂直可扩展假体钛肋骨（VEPTR）治疗 EOS 的回顾性研究中证实了该分型具有预测亚组之间发生临近节段固定失败速率的能力。C-EOS 分型有助于外科医生和家属决定治疗方案和判断治疗预后。

　　我们相信 C-EOS 分型将有助于促进研究工作和统一交流标准。随着该分型的广泛使用，我们希望它在制订治疗方案和预测治疗预后方面发挥重要作用。

■ 本章小结

　　早发性脊柱侧凸是由于各种身体状况而影响幼儿脊柱和胸腔正常生长发育的、较严重且复杂的畸形。该类患者的认知、功能和医疗损害程度从正常到严重受损不等。进展性脊柱畸形可对肺部的发育和功能造成严重的不利影响，导致严重残疾和早期死亡。C-EOS 分型是一种可靠和有效的方法来对这一异质性群体进行分类。

要点

- EOS 定义为 10 岁之前出现的脊柱畸形。
- RVAD 可以帮助预测特发性 EOS 的侧凸进展和改善。
- 神经肌肉型脊柱侧凸的预后与患者的病情严重程度和功能状态有关。
- 先天性脊柱侧凸的进展是脊柱的不平衡发育引起的，并受椎体畸形的类型、位置、分布和生长潜力的影响。
- 严重的和进展的脊柱畸形会导致心肺功能不全和死亡率升高。
- C-EOS 分型是一种综合的分类体系，可用于预测内固定相关并发症的发生。

难点

- 在肺成熟的关键时期未能控制畸形进展。
- 低估了胸廓功能不全综合征对生活质量的影响。

◆ 未能认识到某些先天性椎体畸形的
生长潜力（例如单侧骨桥伴有对侧
半椎体）。

参考文献

5 篇 "必读" 文献

1. Skaggs DL, Guillaume T, El-Hawary R, Emans J, Mendelow M, Smith J. Early Onset Scoliosis Consensus Statement, SRS Growing Spine Committee, 2015. Spine Deform 2015;3:107

2. Riseborough EJ, Wynne-Davies R. A genetic survey of idiopathic scoliosis in Boston, Massachusetts. J Bone Joint Surg Am 1973; 55:974–982

3. Olson JC, Takahashi A, Glotzbecker MP, Snyder BD. Extent of spine deformity predicts lung growth and function in rabbit model of early onset scoliosis. PLoS One 2015;10: e0136941

4. Davies G, Reid L. Effect of scoliosis on growth of alveoli and pulmonary arteries and on right ventricle. Arch Dis Child 1971;46:623–632

5. Yang S, Andras LM, Redding GJ, Skaggs DL. Early-onset scoliosis: a review of history, current treatment, and future directions. Pediatrics 2016;137

6. Dimeglio A, Canavese F. The growing spine: how spinal deformities influence normal spine and thoracic cage growth. Eur Spine J 2012;21:64–70

7. Duval-Beaupere G. [Maturation indices in the surveillance of scoliosis]. [Article in French]. Rev Chir Orthop Repar Appar Mot 1970; 56:59–76

8. Fernandes P, Weinstein SL. Natural history of early onset scoliosis. J Bone Joint Surg Am 2007;89(Suppl 1):21–33

9. Mehta MH. The rib-vertebra angle in the early diagnosis between resolving and progressive infantile scoliosis. J Bone Joint Surg Br 1972;54: 230–243

10. Corona J, Sanders JO, Luhmann SJ, Diab M, Vitale MG. Reliability of radiographic measures for infantile idiopathic scoliosis. J Bone Joint Surg Am 2012;94:e86

11. Hedequist D, Emans J. Congenital scoliosis: a review and update. J Pediatr Orthop 2007; 27:106–116

12. McMaster MJ, Ohtsuka K. The natural history of congenital scoliosis. A study of two hundred and fifty-one patients. J Bone Joint Surg Am 1982;64:1128–1147

13. Vitale MG, Matsumoto H, Roye DP Jr, et al. Healthrelated quality of life in children with thoracic insufficiency syndrome. J Pediatr Orthop 2008;28:239–243

14. Pehrsson K, Larsson S, Oden A, Nachemson A. Longterm follow-up of patients with untreated scoliosis. A study of mortality, causes of death, and symptoms. Spine 1992;17:1091–1096

15. Williams BA, Matsumoto H, McCalla DJ, et al. Development and initial validation of the Classification of Early-Onset Scoliosis (C-EOS). J Bone Joint Surg Am 2014;96:1359–1367

16. Audigé L, Bhandari M, Hanson B, Kellam J. A concept for the validation of fracture classifications. J Orthop Trauma 2005;19: 401–406

17. Cyr M, Hilaire TS, Pan Z, et al. Classification of early onset scoliosis has excellent interobserver and intraobserver reliability. J Pediatr Orthop 2015; PMID:26600295

18. Russo C, Matsumoto H, Feinberg N, et al. Classification of early onset scoliosis predicts complications after initiation of growth friendly spine surgery. Presented at the American Academy of Orthopaedic Surgeons Annual Meeting, Orlando, FL, 2016

19. Park HY, Matsumoto H, Feinberg N, et al. The Classification for Early-onset Scoliosis (C-EOS) correlates with the speed of vertical expandable prosthetic titanium rib (VEPTR) proximal anchor failure. J Pediatr Orthop 2015;

2

青少年特发性脊柱侧凸：分型和自然史

原著　Zeeshan Mohammad Sardar, Lawrence G. Lenke
翻译　刘臻　石博

■ 引言

　　10~18 岁的儿童和青少年脊柱侧凸的病因学分类包括综合征性、先天性、神经肌肉性等脊柱侧凸。如果未发现脊柱侧凸的具体病因，则将其归类为青少年特发性脊柱侧凸（AIS）[1]。AIS 是该群体中最常见的脊柱畸形类型。脊柱侧凸定义为冠状面超过 10° 的脊柱畸形。正常脊柱在冠状面上的形态是笔直的，而在矢状面上胸椎后凸平均约 30°，腰椎前凸平均约 55°。AIS 在女性中比男性更常见，对于侧凸超过 10° 以上的 AIS，其发生率为 1%~3%[1]。对于侧凸超过 40° 的 AIS，其发生率约为 0.1%[2, 3]。

　　一般来说，AIS 的治疗包括随访观察、支具治疗或手术治疗。骨骼发育不成熟的患者，侧凸小于 25° 时应考虑随访观察，侧凸为 25° 至 40°~45° 之间应采用支具治疗，侧凸大于 40°~45° 则考虑手术治疗。通常骨骼发育成熟的患者不采用支具治疗。骨骼成熟的患者可一直观察到侧凸增长至 40°，当大于 45°~50° 时再考虑手术。

■ 分型系统

King 分型

　　1983 年，King 等[4] 提出了一种用于决定特发性脊柱侧凸患者融合节段的分型体系。该分型侧重于使用 Harrington 棒治疗的胸椎后路融合患者。根据对 405 例患者的回顾分析，作者确定了 5 种弯型以及推荐融合的节段。

I 型

　　胸弯和腰弯都偏离脊柱中线的 S 形侧凸。站立位 X 线片上，腰弯的 Cobb 角大于胸弯至少 3°，或者胸弯在侧屈位上柔韧性更高。在这些患者中，胸弯和腰弯都需要融合。下端固定椎（lowest instrumented vertebra, LIV）应在 L4 或更高节段。

II 型

　　胸弯和腰弯都偏离脊柱中线的 S 形侧凸。然而，胸弯在站立位 X 线片上具有较大的 Cobb 角，或者侧屈位上的胸弯柔软度较差。King 等建议同时融合 2 个弯或仅选择性胸椎融合。如果 LIV 稳定，小于 80° 的 Ⅱ 型侧凸可以安全地进行选择性胸椎融合。

Ⅲ型

主要是胸弯，代偿腰弯不偏离中线。这些患者只需融合胸弯。

Ⅳ型

为长胸弯，L5 被骶骨中心垂线平分，但 L4 倾斜入长胸弯之中。这些患者应融合胸弯。

Ⅴ型

双胸弯，T1 倾向上胸弯凸侧；在侧屈位中上胸弯为结构性弯曲。在这类弯型中，King 等推荐 2 个胸弯都固定。

其他

不符合上述 5 种类型的胸弯。

对于 Ⅲ 型、Ⅳ 型和 Ⅴ 型的患者，当进行融合时选择稳定椎为 LIV。对于只接受胸椎融合的患者，远端融合不建议超过中立椎和稳定椎。

Lenke 分型

King 分型被广泛用于特发性脊柱侧凸的分类和治疗，尽管它的观察者间信度不高[5]。然而，King 分型的判别仅基于冠状位 X 线片并侧重于胸弯。Lenke 等[6]认识到需要一种更可靠和更全面的分型体系，用以鉴别特发性脊柱侧凸患者所遇到的三维畸形，且具有较高的观察者内和观察者间信度，并有助于手术决策。于是在 2001 年提出了一种新的模式化分型体系，其中有 3 个主要组成部分：弯型（1~6）、腰椎修正型（A、B、C）和矢状面修正型（−、N、＋）。这个新的分型体系旨在定义所有类型的畸形，同时考虑多平面的畸形。Lenke 分型是目前 AIS 最常用的分类系统。使用 Lenke 分型对侧凸进行分类时，4 类 X 线片是必不可少的：全脊柱站立位冠状位和矢状位 X 线片，以及左、右屈曲位 X 线片。

在站立位冠状面 X 线片上可以对冠状面 Cobb 角进行测量。上胸（PT）弯定义为侧凸的顶点位于 T3 和 T5 之间。主胸（MT）弯的顶点在 T6 和 T11~T12 椎间盘之间。胸腰（TL/L）弯的顶点在 T12 和 L1 之间，而腰弯的顶点在 L1~L2 和 L4 之间。

侧屈位 X 线片用于定义结构弯。侧弯在侧屈位上 ≥ 25° 定义为结构弯。此外，矢状位 X 线片用于评估结构弯。如果 T2~T5 的后凸 ≥ 20°，则认为 PT 是结构性的。如果 T10~L2 的后凸 ≥ 20°，MT 和 TL/L 弯被认为是结构性的。站立位 X 线片上 Cobb 角较大的 MT 或 TL/L 弯被定义为主弯。综上，6 种主要的弯型定义如下：

1 型：主胸弯

MT 弯是唯一的结构弯，也是主弯。被认为是最常见的弯型（40%）。

2 型：双胸弯

MT 弯是主弯，同时上胸弯是结构性的。

3 型：双主弯

MT 弯是主弯，但是 MT 和 TL/L 弯都是结构性的。

4 型：三主弯

PT、MT 和 TL/L 弯都是结构性的。主弯可以是 MT 或 TL/L 弯。

5型：胸腰/腰弯

TL/L 弯是唯一的结构弯，是主弯。

6型：胸腰/腰—主胸弯

TL/L 是主弯，MT 和 TL/L 弯都是结构性的。

腰椎修正型是根据相对于骶中线（center sacral vertical line, CSVL）的 TL/L 顶椎椎体的位置来决定的：

A 修正型

CSVL 在 TL/L 椎体椎弓根之间穿过。

B 修正型

CSVL 位于 TL/L 椎体凹侧椎弓根内侧缘与顶椎椎体侧凹侧缘之间的顶端。

C 修正型

CSVL 完全落在 TL/L 顶椎椎体的整个凹侧面内侧。

最后，通过测量 T5~T12 的胸椎后凸来确定矢状修正型。正常的胸椎后凸角度在 +10° 到 +40° 之间，平均值为 +30°。每种弯型存在 3 个矢状修正型之一：

- 负号（−）：胸椎后凸且后凸小于 +10°
- 正常（N）：正常的胸椎后凸为 +10° 至 +40° 之间
- 正号（+）：胸椎后凸且后凸超过 +40°

图 2.1 给出了 Lenke 分型系统的总结。根据这一分类，Lenke 等[6]推荐仅融合主弯和结构性次弯。我们推荐 AIS 使用单纯后路手术固定和融合。基于 Lenke 分型逐步选择融合水平的方法如下[2]：

1型：主胸弯

只固定和融合主胸（MT）弯。上端固定椎（upper instrumented level, UIV）为 T3、T4 或 T5。对于腰椎修正型 A 和 B 型的患者，LIV 通常是 TL/L 区域中最靠近头侧的椎体，至少应与站立位冠状 X 线片上的 CSVL 相交。侧凸为腰椎修正型 C 型的 LIV 选择更具争议。Lenke[2]建议在 T11、T12 或 L1 选择真正的稳定椎作为 LIV。然而，在这种情况下，重要的是不要过度纠正 MT 弯以使其达到胸腰交界区的平稳过渡。Lenke 1C 型中如果患者的 MT/TL-L 的 Cobb 角比值、顶椎平移和旋转的比值均大于 1.2，那么其选择性胸椎融合会更加成功。另外，胸腰椎后凸角应小于 10°[7]。

2型：双胸弯

在 PT 和 MT 弯的固定和融合上，UIV 通常为 T2 或 T3。而选择 LIV 的方式常与 Lenke 1 型相同。此外应特别注意这些患者的肩/锁关节平衡。

3型：双主弯

建议固定和融合 MT 和 TL/L 弯。UIV 应选择 T3、T4 或 T5。LIV 通常可延伸至 L3 或 L4。如果 TL/L 弯的顶点位于 L1~L2 间盘或其头侧，L3~L4 间盘处在中立位或靠近 TL/L 弯的凸侧，则选择 L3 椎体作为 LIV。如果 TL/L 弯的顶点位于 L2 或在其尾侧，并且 L3~L4 间盘在 TL/L 弯的凸侧张开，则选择 L4 椎体作为 LIV。3C 型可以考虑使用与 1C 型相同的标准行选择性胸椎融合（图 2.2）。

4型：三主弯

内固定和融合应涉及所有 3 个弯（PT、MT、TL/L）。UIV 的选择与 Lenke 2 型类似，而 LIV 的选择方式类似于 3 型。

青少年特发性脊柱侧弯 Lenke 分型				
弯型	近端胸弯	主胸弯	胸腰弯 / 腰弯	描述
1	非结构性	结构性*	非结构性	主胸弯（MT）
2	结构性†	结构性*	非结构性	双胸弯（DT）
3	非结构性	结构性*	结构性†	双主弯（DM）
4	结构性†	结构性‡	结构性‡	三主弯（TM）
5	非结构性	非结构性	结构性*	胸腰弯 / 腰弯（TL/L）
6	非结构性	结构性†	结构性*	胸腰 / 腰弯－主胸弯（TL/L－MT）

*主弯：Cobb 角最大的弯通常为结构性弯。†次弯：其余的结构性弯。‡4 型－MT 或 TL/L 可能为结构性弯

结构性弯标准（次弯）

近端胸弯：屈曲位下 Cobb 大于 25°
　　　　　T2~T5 后凸大于 20°
主胸弯：屈曲位下 Cobb 大于 25°
　　　　T10~L2 后凸大于 20°
胸腰弯 / 腰弯：屈曲位下 Cobb 大于 25°
　　　　　　　T10~L2 后凸大于 20°

顶椎定义（SRS）

弯型	顶椎
胸弯	T2 至 T11~12 椎间盘
胸腰弯	T12~L1
腰弯	L1~2 椎间盘至 L4

修正型

腰弯修正型	CSVL 与腰弯顶椎
A	椎弓根之间
B	接触顶椎
C	完全越过中线

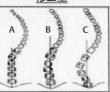

胸椎矢状面对线 T5~T12	
修正型	Cobb 角
－（胸后凸过小）	小于 10°
N（正常）	10°~40°
+（胸后凸过大）	大于 40°

弯型（1~6）＋腰弯修正型（A，B，C）＋胸椎矢状面修正型（－，N，+）＝分型

图 2.1　Lenke 分型总结（Adolescent idiopathic scoliosis: a new classification to determine extent of spinal arthrodesis. J Bone Joint Surg Am 2001;83:1169–1181. 许可转载）

5 型：胸腰弯 / 腰弯

此类型只需要固定和融合 TL/L 弯。UIV 通常为在上端椎（UEV）上方 1 或 2 个节段，而 LIV 应选择在下端椎（LEV）或低 LEV 1 个节段。此外，还应该考虑 Lenke 3 型 LIV 选择的因素。

6 型：胸腰 / 主腰—胸弯

推荐固定和融合 MT 和 TL/L 弯。选择融合的水平与 Lenke 3 型相同。

三维分型

特发性脊柱侧凸是在冠状面、矢状面和轴 / 旋转平面上形成的脊柱三维畸形。Lenke 分型是最常用的分型体系，其试图通过使用双平面 X 线片来对这种多平面畸形进行分类。目前有学者正在尝试为 AIS 创建三维（three-dimensional, 3D）分型体系。脊柱侧凸研究协会的 3D 专业术语委员会正在积极致力于 AIS 的 3D 分型。Sangole 等[8] 以及 Kadoury 和 Labelle[9] 提出了一种 3D 分型。

Sangole 等[8] 的分型目标是分析 Lenke 1 型侧凸内存在的亚组。他们回顾了 172 例 Lenke 1 型右胸弯的患者，用双平面 X 线片进行脊柱 3D 重建。然后利用重建计算 Cobb 角、T4~T12 的胸椎后凸、顶椎的轴向旋转以及主弯平面相对

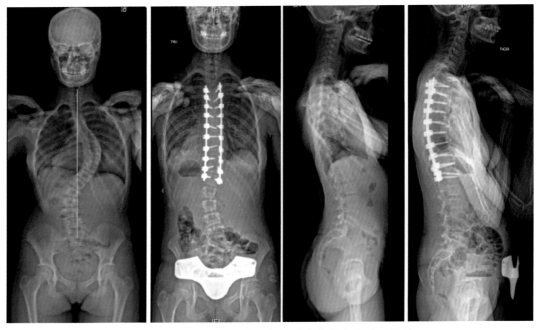

图 2.2　Lenke 3C 型患者选择性融合术前和术后 X 线片

于矢状面的方向。图 2.3 显示了脊柱侧凸的三维图像，三角形表示每个弯。X 轴和 Y 轴上的三角形的大小分别代表冠状面上的 Cobb 角和矢状面上的脊柱后凸 / 前凸。Z 轴表示椎体旋转。这项研究表明，即使 Lenke 1 型的侧凸在冠状面上具有相似的 Cobb 角，其矢状面也可能有显著差异。此外，顶椎的位置在冠状面和矢状面上可能并不总是相同的。

遗憾的是，目前 3D 分型的应用是有限的，因为它涉及复杂的计算并需要使用复杂的计算机软件。目前仍需要广泛的研究来确定 3D 分型在治疗策略中的价值。

■ 自然史

AIS 的自然病程在患者中差异很大，取决于发病年龄、初潮年龄、弯型、侧凸 Cobb 角和骨骼成熟度等。这些因素决定了 AIS 患者侧凸的进展风险。Lonstein 和 Carlson[10] 回顾了 727 例 AIS 患者，侧凸从 5° ~29° 不等。他们将侧凸进展定义为侧凸小于 20° 的患者增加至少 10°，侧凸大于 20° 的患者增加至少 5°。侧凸进展高危因素包括侧凸至少 20°、Risser 等级为 0 或 1、年龄小于等于 12 岁。侧凸大小被认为是侧凸进展中最重要的预测因素[11]。胸腰弯在成年期患者向侧方滑移的进展风险最高[12]，最常见于 L3~L4。

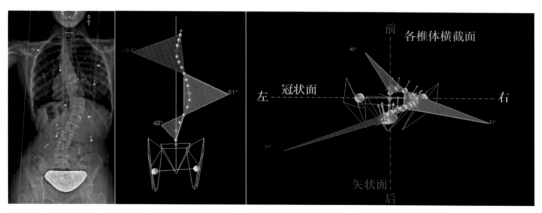

图 2.3　每个侧凸由穿过顶点和端椎的主弯（三角形）平面表示。在横截面（俯视图）上，横轴和纵轴的三角形大小分别代表了冠状面 Cobb 角和矢状面上后凸 / 前凸大小。向量表示椎体旋转（脊柱侧凸研究学会 3D 术语委员会主席 Carl–Eric Aubin 提供）

与未经治疗的 AIS 患者相关的常见不良结局包括畸形进展、背痛、心肺功能问题以及外观和心理社会问题。与正常人群相比，AIS 患者可能有更频繁和更严重的背痛。但是，这并不会导致严重的功能障碍[1]。

Weinstein 等[13] 回顾了未治疗的特发性脊柱侧弯患者随访 50 年的健康和功能评估。他们比较了 117 例未治疗的特发性脊柱侧凸患者和 62 例年龄和性别相匹配的志愿者。胸椎 Cobb 角大于 80°的患者发生呼吸急促的风险明显增加，但这并未导致死亡率增加。特发性脊柱侧凸患者中背部疼痛的发生率较高；然而，68% 的患者报道很少或仅有中度背痛。未治疗的特发性脊柱侧弯患者对其外观满意度更低。

■ 本章小结

特发性脊柱侧凸是青少年人群中最常见的脊柱侧凸类型。这是一种排他性诊断。脊柱侧凸在冠状面、矢状面和轴状面上表现为复杂的三维畸形。AIS 有几种分型体系，Lenke 分型是目前最常用的分型。使用 Lenke 分型对脊柱畸形进行分类，4 种 X 线片是必不可少的：站立位冠状位和矢状位 X 线片以及左、右侧屈曲位 X 线片。这种分型将侧凸分成 6 种类型，并使用腰部修正型和矢状修正型进一步对它们进行细分。因此，Lenke 分型提供了一种可靠的 AIS 分类方法，也同时提出了相应的治疗策略。然而，在确定融合手术的节段时，必须考虑其他几个因素，包括临床表现、骨骼成熟程度和可能对主弯采取选择性融合。

Lenke 分型体系的主要缺点是它用二维 X 线片来对进行侧凸进行分类。此外，有学者正在努力建立 AIS 的三维分型。但是，由于这些方案的复杂性，目前它们并不常用。

要点

- Lenke 分型是 AIS 最常用的分型。
- Lenke 分型的 3 个主要组成部分是弯型（1~6）、腰部修正型（A、B、C）和胸椎矢状修正型（−，N，＋）。
- Lenke 分型提供了一种可靠的分型，便于执业者之间沟通并指导手术治疗。
- 三维分型体系正在发展中，但由于其复杂性，目前尚未普遍使用。

难点

- 注意冠状面的侧凸和矢状 T2~T5 和 T10~L2 的测量，因为它们可以影响侧凸分型并因此改变手术方案。
- 应在手术期间评估 UIV/LIV 的倾斜以避免矫正过度或失代偿。
- 如果没有满足选择性胸椎融合的标准，请注意那些"打破常规"的弯型，例如有些 1C 型可能需要融合非结构性 TL/L 弯。

■ 参考文献

5 篇 "必读" 文献

1. Weinstein SL, Dolan LA, Cheng JC, Danielsson A, Morcuende JA. Adolescent idiopathic scoliosis. Lancet 2008;371:1527–1537

2. Lenke LG. The Lenke classification system of operative adolescent idiopathic scoliosis. Neurosurg Clin N Am 2007;18:199–206

3. Rose PS, Lenke LG. Classification of operative adolescent idiopathic scoliosis: treatment guidelines. Orthop Clin North Am 2007;38:521–529, vi

4. King HA, Moe JH, Bradford DS, Winter RB. The selection of fusion levels in thoracic idiopathic scoliosis. J Bone Joint Surg Am 1983;65:1302–1313

5. Richards BS, Sucato DJ, Konigsberg DE, Ouellet JA. Comparison of reliability between the Lenke and King classification systems for adolescent idiopathic scoliosis using radiographs that were not premeasured. Spine 2003;28:1148–1156, discussion 1156–1157

6. Lenke LG, Betz RR, Harms J, et al. Adolescent idiopathic scoliosis: a new classification to determine extent of spinal arthrodesis. J Bone Joint Surg Am 2001;83-A:1169–1181

7. Hoashi JS, Cahill PJ, Bennett JT, Samdani AF. Adolescent scoliosis classification and treatment. Neurosurg Clin N Am 2013;24:173–183

8. Sangole AP, Aubin CE, Labelle H, et al. Three-dimensional classification of thoracic scoliotic curves. Spine 2009;34:91–99

9. Kadoury S, Labelle H. Classification of three-dimensional thoracic deformities in adolescent idiopathic scoliosis from a multivariate analysis. Eur Spine J 2012;21:40–49

10. Lonstein JE, Carlson JM. The prediction of curve progression in untreated idiopathic scoliosis during growth. J Bone Joint Surg Am 1984;66:1061–1071

11. Tan KJ, Moe MM, Vaithinathan R, Wong HK. Curve progression in idiopathic scoliosis: follow-up study to skeletal maturity. Spine 2009;34:697–700

12. Agabegi SS, Kazemi N, Sturm PF, Mehlman CT. Natural history of adolescent idiopathic scoliosis in skeletally mature patients: a critical review. J Am Acad Orthop Surg 2015;23:714–723

13. Weinstein SL, Dolan LA, Spratt KF, Peterson KK, Spoonamo MJ, Ponseti IV. Health and function of patients with untreated idiopathic scoliosis: a 50-year natural history study. JAMA 2003;289:559–567

3

青少年特发性脊柱侧凸患者术前评估及影像技术

原著　Kenny Kwan, Kenneth M.C. Cheung, Michael To
翻译　刘臻　曾昌淳

■ 引言

　　针对青少年特发性脊柱侧凸（adolescent idiopathic scoliosis, AIS）最优化的评估通常包括适当术前评估以及相关影像学检查，用以制订手术策略。

　　在大多数患者中，详细的病史、完善的体格检查以及站立位全脊柱片对疾病诊断以及后续制订手术策略起到关键作用。对于手术策略以及支具治疗，有时需要额外的检查。站立位全脊柱片能够使我们在二维层面上评估患者的侧凸畸形，此外动力位片也十分重要，它能够评估患者侧凸柔韧程度，这项参数会影响我们对手术入路、手术技术以及融合节段的选择。有时我们会使用 CT 扫描来帮助我们了解患者的骨性解剖结构以及排除是否存在先天性因素。MRI 有时需要用来评估患者的软组织以及神经结构。本章节将讨论 AIS 手术策略的术前影像学以及临床评估。

■ 术前评估

病史以及临床评估

　　适当的术前评估应当从 AIS 患者的病史采集和体格检查开始，这 2 项用以排除非特异性的神经肌源性侧凸、先天性侧凸以及综合征导致的侧凸。病史采集需涵盖发病的年龄、进展的速度、症状的表现以及是否有相关的病史。发病的年龄用以确认患者归类为早发性（发病年龄早于 10 岁）或是青少年发病。患者的主诉通常是外形不美观。在其他情况下，脊柱畸形通常在体检中或是体格检查中意外发现[1, 2]。因此，患者所有与侧凸相关的症状病史都应当完整收集。夜间疼痛和背部不适而造成日常活动受限的患者应当检查以排除恶性肿瘤、慢性炎症或椎管内畸形。此外，需要注意青春期开始的年龄，这有助于评估骨骼成熟度以及生长潜能。在女孩中这个时间更容易辨别，因为女孩通常可以记得月经初潮的时间，而男孩没有明显的特

15

征用以确认这个时间。对于男孩，声音的变化以及是否发生突然的生长可能有助于确定骨骼成熟度。儿童的神经发育情况也应适当评估以排除潜在的神经肌源性疾病。由于30%~50%的AIS患者可能有阳性家族史，故家族史的采集也非常重要[3]。病史能够为潜在的疾病提供线索，对确定是否适合手术有一定帮助（表3.1）。

表3.1　脊柱侧凸的病因

脊柱相关的原因	脊柱之外的原因
先天性	骨盆倾斜
神经肌源性	双下肢不等长
综合征类（如马方综合征）	坐骨神经痛源性
特发性	姿势性

体格检查应能够确认AIS的诊断，应评估患者的一般情况、脊柱的序列以及侧凸柔韧性。

AIS是一种排除性诊断，通过排除其他原因而得出。临床表现提示的潜在的综合征疾病、骨骼发育不良和神经肌源性疾病不应被忽视。咖啡斑的出现提醒医生应注意神经纤维瘤病的可能性。同样，不成比例的长而细的四肢、修长的手指和脚趾、关节松弛以及高拱的下颚提示马方综合征的可能。骶骨凹陷的存在，尤其是局部有一簇毛发时，可能表明有潜在的脊柱畸形，如脊髓脊膜膨出或脊柱裂。矮小的患者，尤其身高不成比例矮小的患者，应对其评估判断是否存在骨骼发育不良。全面的神经系统检查对于排除脊柱肿瘤、脊髓异常（如脊髓空洞和脊髓栓系）和肌病非常重要。应测量四肢长度以排除由于四肢不等长

以及骨盆倾斜继发的脊柱侧凸。此外还需要仔细评估是否存在关节挛缩，因其可能会影响手术决策。

尽管AIS是一种脊柱三维畸形，但其影响可扩大到整个躯干的外观及平衡，这些在体格检查中需要注意。患者在站立位时，正面、背面以及侧面都需要仔细评估，同时应确认患者的结构性弯，根据我们的经验，这能帮助我们进行影像学评估。左肩高和向前弯曲时左肩胛骨以及斜方肌的突出提示这是近端胸弯（图3.1），而肋骨隆起可能提示这是主

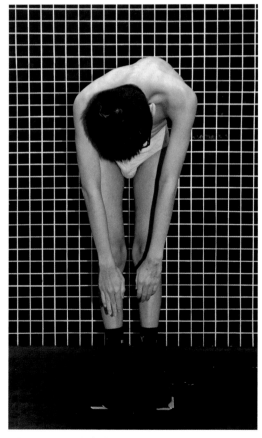

图3.1　在向前弯曲时，近端胸弯会出现左侧的肩胛骨隆起

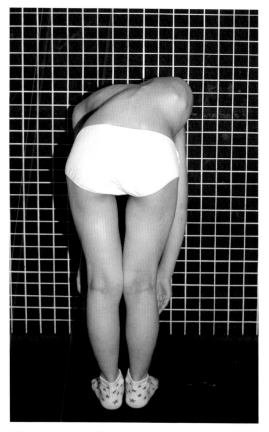

图 3.2 在向前弯曲时，主胸弯会出现肋骨的隆起

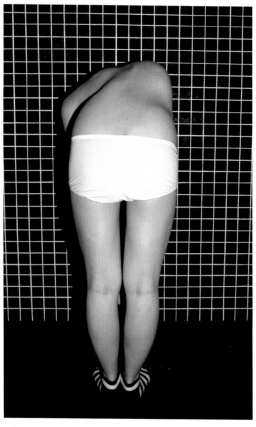

图 3.3 在向前弯曲时，胸腰弯会出现胸段和腰部的隆起

胸弯（图 3.2），腰部隆起则提示是腰弯（图 3.3）。患者处于 90° 向前弯曲且医生从背后观察时，能够最好地观察患者脊柱旋转变化。此外，当患者位于该体位时，嘱患者向左和右弯曲，这使得医生能够很好地了解通过冠状面矫正能够矫正侧凸旋转度的程度（图 3.4）。

应当测量并记录躯干倾斜，其表现为头部偏离中线的水平距离，可以通过 C7 铅垂线与臀沟的水平距离来量化。躯干倾斜指的是肋骨相对于骨盆偏离的水平距离。这种评估对于能够通过头部以及颈部代偿回到中线的患者尤其重要。

单独通过躯干倾斜无法完全反映脊柱畸形的严重程度。正确认识术前双肩不等高对于近端胸弯融合与否的影响可有助于预防术后出现双肩不平衡。

根据我们的经验，术前左肩的抬高通常需要融合整个上胸弯（proximal thoracic, PT），因为右主胸弯（main thoracic, MT）的矫正将进一步抬高左肩，而术前右肩抬高的患者可能不需要上胸弯的融合，因为主胸弯的矫正将抬高左肩从而代偿了术前已经存在的右肩高而达到平衡。

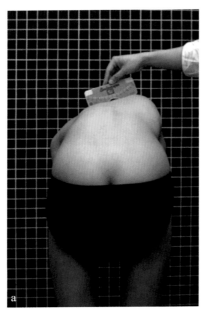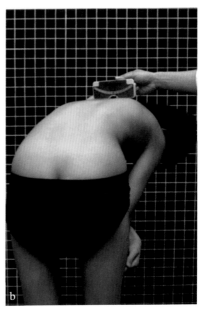

图 3.4 向前弯曲的同时向侧面弯曲能够帮助评估脊柱的旋转和侧凸的柔韧度。向左弯曲时（a）可以看到隆起增加，而向右弯曲时（b）则可以发现侧凸和隆起减小

颈平衡的评估

在评估 AIS 患者双肩高度的同时，医生不应忽略颈部的平衡，尤其是在 Lenke 2 型（双胸弯）患者中。在这些患者中，由于左侧近端胸弯的存在，T1 向右侧倾斜。T1 可以认为是颈椎的"地基"。T1 倾斜与颈部是否发生倾斜息息相关。因此，这些患者的颈部也向右侧倾斜。有文献报道，颈部倾斜不同于双肩不平衡[4]。临床上颈部倾斜与双肩失衡的相关性较差。术前右肩抬高的 Lenke 2 型的患者在部分融合或不融合 PT 弯后拥有较好的肩平衡。然而，这些患者抱怨术后颈部倾斜的恶化，这是未融合的 PT 弯发生失代偿从而造成 T1 倾斜增加而导致的

（图 3.5）。PT 弯的全部融合与 T1 倾斜的矫正有助于防止这些患者颈部倾斜的恶化（图 3.6）。

我们还通过以下指标来评估 AIS 患者的双肩失平衡及不对称：①双肩高度差（图 3.7）；②肩部面积指数 1（图 3.8）；③肩部面积指数 2（图 3.9）；④肩角（图 3.10）；⑤腋窝角（图 3.11）[5]。这些参数可用于补充 AIS 患者手术决策中的影像学评估。

AIS 患者的矢状面平衡不应被忽视。由于椎体旋转，AIS 患者会出现胸椎后凸减少。一些患者的腰椎前凸可能也会减少。手术后胸椎后凸可能进一步减少，这将导致患者发生邻近节段病变和腰椎前凸代偿性减少，从而发生椎间盘退变、

背部疼痛和较差的生活质量[6, 7]。

　双肩失衡、倾斜、躯干不对称、异常的胸廓和腰椎畸形需要与影像学评估一起判断，以便于结合所有信息来决定

如何对侧凸进行矫正以及融合节段选择。由于 AIS 患者手术目标是恢复脊柱正常序列及改善外观，因此矢状面与冠状面的序列需要同时仔细评估。

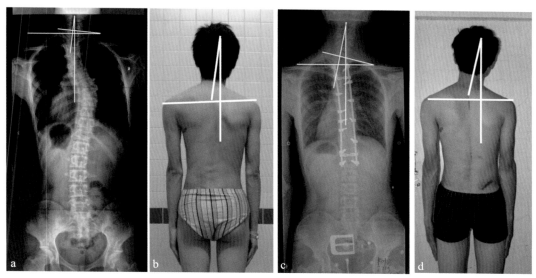

图 3.5　一名 19 岁男性患者术前右肩抬高，手术融合至 T3（a，c）。在最后一次随访中，患者的颈部倾斜从术前 4°（b）增加至 11°（d）。尽管该患者术后肩部获得水平化，但是颈部倾斜发生了恶化

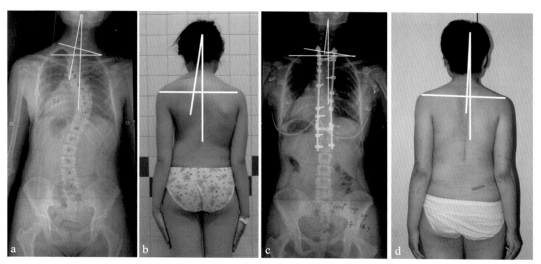

图 3.6　一名 12 岁女性，术前右肩抬高，手术融合至 T1（a，c）。颈部倾斜从术前的 13°（b）至末次随访的 6°（d）。这个患者颈部平衡良好，同时肩关节对称

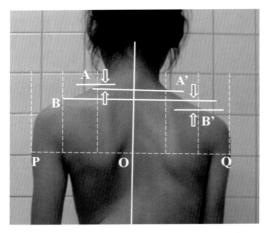

图 3.7 双肩高度差（shoulder height，SH）：经过较高侧腋下的水平线交上臂于 P（左）和 Q（右）两点，通过颈部中间的铅垂线交这条水平线于 O 点，OP、OQ 的三等分线分别交肩部于 A、B（左）和 A'、B'（右）。A 与 A' 之间的高度差定义为内侧双肩高度差（inner shoulder height，SHi），B 与 B' 之间的高度差定义为外侧双肩高度差（outer shoulder height，SHo）

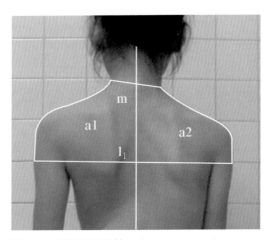

图 3.8 肩部面积指数 1（shoulder area index 1，SAI1）：由 m、l_1、肩部上缘及上臂外缘围成的部分被颈部正中线分成 a1、a2 两部分，a1/a2 定义为 SAI1（m 为连接双侧肩部及颈部拐点的连线，l_1 为经过较高侧腋下的水平线）

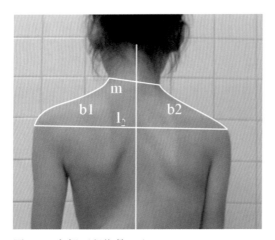

图 3.9 肩部面积指数 2（shoulder area index 2，SAI2）：由 m、l_2、肩部上缘围成的部分被颈部正中线分成 b1、b2 两部分，b1/b2 定义为 SAI2（m 为连接双侧肩部及颈部拐点的连线，l_2 为经过较低侧肩部与上臂拐点的水平线）

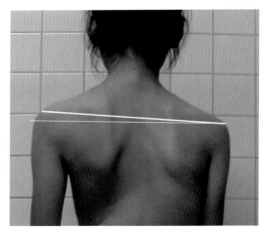

图 3.10 肩角（shoulder angle）：双侧肩部与上臂拐点的连线与水平线之间的夹角定义为肩角

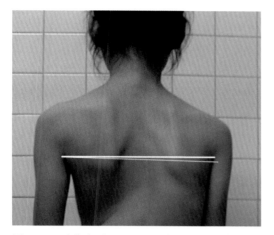

图 3.11 腋窝角（axilla angle）：通过双侧腋窝的连线与水平线之间的夹角定义为腋窝角

其他术前评估及准备

肺功能检查在一些医院用作常规术前检查。根据 AOSpine 论坛的德尔菲调查，50% 的专家认为在 Cobb 角为 40°~90° 的 AIS 患者，肺功能检查是最佳的选择，或者应用于常规评估[8]。胸椎侧凸顶椎较高的患者，随着冠状面及矢状面畸形严重程度的增加，患者用力肺活量的减少与之相关[9]。然而，侧凸角度与肺功能降低的相关性较低。在一个对严重脊柱侧凸患者（Cobb 角 100°）的回顾性研究中，患有严重限制性通气障碍的患者［如用力肺活量（FVC）比率为 65，第一秒用力呼气量（FEV1）比率为 65，呼气峰值（PEF）比值为 65］[10]术后肺部相关并发症发生率较高，胸廓成形术与上述并发症的发生高度相关。术后肺部并发症的发生率从 FVC 比率为 60 时的 2.72% 显著增加到 FVC 比

率为 40 的 31.6%[11]。我们通常在术后为有严重限制性通气障碍的患者安排重症监护室并以呼吸机支持患者呼吸。

尽管 AIS 患者通常不服用药物，但在术前应停止服用非甾体类抗炎药（NSAID）及口服避孕药等，因为 NASAID 会增加失血量[12]，口服避孕药则会增加患者发生血栓栓塞的风险。术前补铁和促红细胞生成素及自体献血被证明可以减少输血概率，以及降低疾病传播和不良免疫反应的发生。然而，根据德尔菲调查，作为维持血容量的手段，目前关于自体献血及促红细胞生成素的使用分别只有 37% 和 17%[8]。最近诸多研究发现，自体献血的使用率下降，而促红细胞生成素的使用也被认为性价比不高。如今仍然会采用其他措施以减少侧凸术中失血，如控制性降压麻醉、自体血回输和氨甲环酸等[13]。我们仍然倾向使用术前自体献血来避免患者进行同种异体的输血。

心理评估与术前准备

脊柱侧凸手术可能对患者及其家庭造成心理压力。难看的手术瘢痕、疼痛、社会支持的缺乏以及对于术后生活的调整并不少见。心理压力会对术后的疼痛控制造成显著的影响。为了帮助患者减轻心理压力，我们建议进行细致的术前讨论、病房参观以及临床心理医生的评估，可以帮助患者在术前更好地做好准备并改善他们的焦虑。

■ 影像学技术

X 线片

AIS 患者标准的术前影像学评估包括站立位的后前位（PA）及侧位全脊柱全长片或其等效 X 线片，评估柔软性的 X 线片以及屈曲位片。

应评估 PA 片中所有的骨性结构以排除先天性脊柱侧凸并确认 AIS 的诊断。侧凸的分型可以根据平片做出判断，各个弯的度数通过 Cobb 角进行测量。近端结构性胸弯（PT）由 T1 的倾斜、肩部的抬高及顶椎椎体旋转（AVR）来判定。放射学上 T1 倾斜度是指 T1 上终板与水平线的角度，正性 T1 倾斜是指在主胸弯向右的患者中，T1 上终板同水平线的角度为左侧近端椎体在上，右侧在下，即

Tl 左上角高于右侧（图 3.12）。双肩高度差（RSH）用于评估双肩不平衡或是肩上方的软组织（图 3.13）。根据 Nash 和 Moe 的方法，通过顶椎椎体椎弓根投影的不对称来评估 AVR。

除了结构性的 PT 弯外，术前双肩不平衡及颈部的倾斜对于是否将 PT 弯纳入融合节段也是需要考量的重要因素[14, 15]。然而，目前研究显示并没有任何影像学参数与临床双肩平衡具有良好的相关性[5]。对于左肩抬高的患者，仅矫正 MT 弯可能会导致术后左肩进一步抬高。相反，矫正了 MT 弯的右肩抬高的患者在术后会发生代偿，尽管患者可能因为强有力的 MT 弯的矫正而存在失代偿的风险。因此，医生应同时考虑侧弯角度柔韧性以及双肩是否水平。当诊断明确

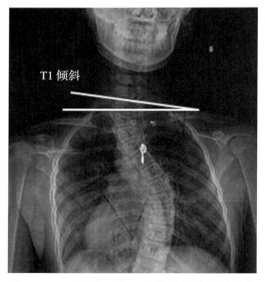

图 3.12　T1 倾斜：指 T1 上终板同水平线的角度，正性 T1 倾斜是指在主胸弯向右的患者中，T1 上终板同水平线的角度为左侧近端椎体在上，右侧在下，即 T1 左上角高于右侧

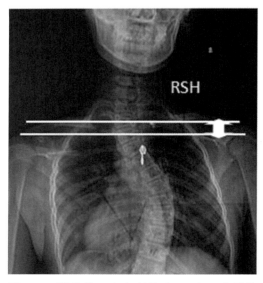

图 3.13　影像学双肩高度差（RSH）：肩锁关节上的软组织影的高度差。如果左边较高则为正值，右边较高则为负值

后，对于是否融合近端胸弯仍然是有争议的，这需要根据临床特征以及影像学表现对每个患者进行个体化诊治。

在后前位平片中，躯干平衡是一个重要的评估指标。在 PA 平片中医生可以测量 MT- 胸腰 / 腰弯的角度及比例，以及骶骨中央铅垂线（CSVL）与腰椎顶椎间的水平位移。与肩关节平衡相反，影像学的躯干偏移与外观上躯干偏移显著相关，其中 CSVL 与胸椎顶椎的水平距离与其相关性最高[16]。

术前评估腰椎畸形对于确定脊柱平衡及其与近端弯的关系非常重要。需要将骨盆倾斜纳入考量，并且在拍摄 X 线片前需要纠正下肢不等长。在 Lenke 分型中，根据腰椎顶椎与 CSVL 的距离可分为 A、B、C 3 个修正型。当 CSVL 位于胸腰或腰椎顶椎的整个凹侧内侧时（C型），腰椎应纳入融合节段。

在侧位片中，矢状面的测量参数包括胸椎后凸（TK）、腰椎前凸（LL）和矢状面垂直偏距（SVA）。根据 Horton 等[17]的一项前瞻性研究，全长侧位片的最佳拍摄姿势是将双手放在锁骨上使臀部可见。目前文献中并没有固定的 Cobb 角测量的共识，但通常使用 T2~T5、T5~T10、T10~L2，因为这些节段定义了是否为结构性弯并提供 Lenke 分型中矢状面的修正型分型的参考。然而，由于上胸椎解剖结构的重叠，局部脊柱后凸参数的可靠性较差。一些学者提出基于个体差异的脊柱矢状面非固定 TK 测量方式。在 Lenke 分型中，较小弯度中的胸或胸腰后凸（20°或是更大）被定义为结构性弯，矢状面的胸弯修正型定义为

在 T5~T12 节段小于 10°为平背，介于 10°~40°为正常，大于 40°时为后凸。

影像学中的柔软性评估

在 AIS 患者的术前影像学评估中，确定侧凸的柔软度也许是最重要的一项。理想的动力位 X 线片应能够在术前展示侧凸内在僵硬程度，从而使医生能够根据侧凸选择融合节段、截骨和前路松解的类型并预测术后疗效。由 AOSpine 畸形小组进行的关于 AIS 患者最佳手术护理的德尔菲调查发现，专家并未就哪种类型的动力位 X 线片能够最好地评估脊柱柔软度达成共识[8]。一些评估方法包括支点侧屈位像（fulcrum 像）、牵引、俯卧下推压和仰卧位屈曲像。

在 Lenke 分型中是通过仰卧位屈曲像来判断一个较小的冠状面弯是否为结构性。如果在弯曲像中剩余 25°甚至更多的 Cobb 角，则认为其为结构性弯并应纳入融合节段。然而，由于结构性弯的定义比较武断，医生试图不完全遵照这些指导原则从而减少融合节段。正如在 Lenke 3、4、6 型中"打破规则的人"所展示的那样[18]。

然而，弯曲像的主要缺点是需要患者的积极配合，因此侧凸柔韧度的评估结果将根据患者而改变。为了克服这个缺点，Cheung 和 Luk[19]描述了一种支点侧屈位像（FBR），让患者侧卧于一塑料圆筒上，圆筒置于侧凸顶椎对应的肋骨下（图 3.14）。这种被动和可重复的弯曲力量能够准确预测术后的矫正效果[19-21]。鉴于 FBR 预测术后矫正的能力，使用 FBR 来决定在胸弯选择性融合中融

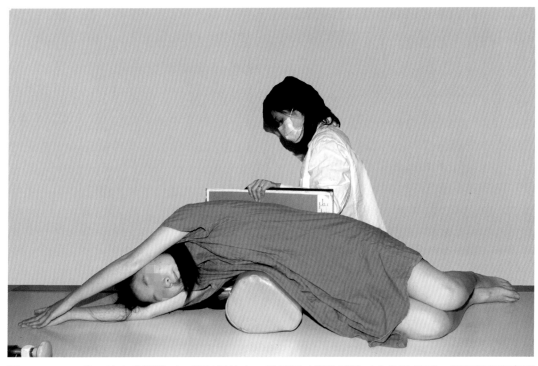

图 3.14　FBR 像：让患者侧卧于一塑料圆筒上，圆筒置于侧凸顶椎对应的肋骨下，使肩部离开床面时拍摄的脊柱 X 线正位像

合节段是一种新的方法[22]。

在结构性腰或胸腰弯的患者中，应当拍摄腰骶部（lumbosacral, LS）屈曲位片。主要目的是为了确定腰弯融合的下端融合椎（LIV）。在 LS 弯曲像中，如果在端椎尾侧的椎体与骨盆相对垂直，并且二者之间的椎间隙张开，则可以将其选为 LIV。然而，在 L5 僵硬倾斜的情况下，融合节段应当延伸至骶骨。

牵引在术前及手术室中的作用

在常规的弯型典型且侧凸并不僵硬的 AIS 患者中，AOSpine 的德尔菲研究认为术前的牵引并不需要（98%）[8]。

已发表的证据显示，牵引适用于弯度大于 100° 的僵硬侧凸，但其使用不应视为常规选择[23, 24]。

骨骼成熟度的评估

骨盆通常包括在全脊柱 X 线片中，并且髂骨隆突的发育程度（Risser 征）是骨骼成熟度最常用的间接指标。Joseph C. Risser 首先描述了髂骨隆突的骨化状态，它的发展与脊柱的成熟状态呈一定比例关系。目前使用的有 2 种不同版本的 Risser 系统：美国 Risser 分期系统将隆起的偏移分为髂嵴的 1/4，开始于前外侧并在后内侧进展；而法国 Risser 分期系统将隆起的偏移分为 1/3[25]。然而，有较高的比率会发生髂骨骨化发展异常以及在前后位片（AP）及 PA 片上的不一致。因此在临床中不应只使用它作为衡量骨骼成熟度的指标。

为了更好地确定骨骼成熟度，手掌与手腕的 X 线片应以每年或更高的频率进行拍摄。根据 Greulich 和 Pyle 所描述的，骨龄的估计是基于指骨骨骺从骨化的最早阶段到与骨干融合[26]。此外，Sanders 等[27] 表 示 根 据 Tanner 和 Whitehouse（TW3）的指骨骨骼年龄，指出指骨的"骨骺帽"与生长高峰密切相关。

然而，根据指骨骨骺闭合来判断骨骼成熟度的 Risser 征和身高发育高峰存在局限性，其与生长停止和侧凸进展程度相关性较差。针对这个问题，Luk 等[28] 提出了远端桡骨和尺骨（DRU）的分级。这个分级包括了 11 个桡骨分级（R1~R11）和 9 个尺骨分级（U1~U9），这个分级被发现能够准确确定生长高峰（R7 和 U5）和生长的结束（R10 和 U9）。月经初潮一般发生在生长高峰后的 1~2 个阶段。这种密切的关联可以帮助医生在支具治疗与手术治疗中作出选择。

计算机断层扫描（CT）

在大多数常规 AIS 患者中，术前脊柱 CT 不是必需的，它会使患者暴露于不必要的辐射下且没有明显的益处。然而，可能存在特殊的情况，这时 CT 能够使医生对患者脊柱畸形及其解剖结构有额外的认识并有助于术前计划。在一个被长期忽视或严重的 AIS 患者中，其解剖结构可能已经发生变化，平片上椎弓根的形态可能不够清晰，这种情况下 CT 有助于进行术前规划。如果计划使用计算机

辅助导航系统进行置钉，术前的 CT 能够有助于术中的配对。现有少数回顾性研究报道使用导航系统能够提供更精确的置钉但并不增加安全性（更少的椎弓根螺钉相关并发症及更少的再干预）。

磁共振成像（MRI）

德尔菲调查没有就 AIS 患者术前是否应常规全脊柱 MRI 而达成共识，但 Winter 等[29] 发现常规 AIS 患者出现脊柱内异常的概率较低，常规使用 MRI 可能并不需要。尽管如此，当出现非典型弯型（左侧短且尖锐的胸弯，右胸腰弯）、下肢神经系统检查异常或足部畸形、缺失或不对称的腹部反射、神经纤维瘤皮肤症状或隐形脊柱闭合不全时，MRI 检查是有必要的。

全脊柱 MRI 的目的是监测任何未确诊的脊柱内病变，这些病变可能是侧凸能够矫正的因素，同时 MRI 也是为了评估这些病变并判断是否应在矫形手术前治疗。脊柱脊髓异常包括脊髓栓系、脊髓空洞、Chiari 畸形、脊髓纵裂、脊髓膨出或脊髓脊膜膨出以及椎管内脂肪瘤。偶尔，可能会检测出造成脊柱畸形的椎体或是椎管内肿瘤。骨样骨瘤和成骨细胞瘤是与脊柱侧凸最常见的原发性脊柱肿瘤，脊柱内肿瘤可以是髓内的（如星形细胞瘤）或是髓外的（神经纤维瘤、脑膜瘤、脂肪瘤、皮样囊肿）。

■ 本章小结

AIS 术前影像学评估的目的是为了评估侧凸是否为结构性和侧凸的柔韧度，

以确定双肩以及冠状面躯干平衡,并了解患者脊柱矢状面情况,以便规划最佳的手术方案。有时需要额外的影像学评估来排除造成脊柱侧凸的原发病因或者进一步帮助制订手术方案。虽然 AIS 手术的一个重要目的是将患者矫正至特定的影像学参数,但是现在人们越来越多地认识到矫形手术的成功取决于患者外观美学上的恢复及患者的满意度。因此,医生必须仔细探讨临床评估,并将结果与影像学评估相结合,以在术后实现平衡及对称的疗效。

要点

- 需要进行完整的病史采集和体格检查以评估侧凸的病因是否为结构性及其柔韧度。
- AIS 患者需拍摄涵盖髋关节的站立位全脊柱正、侧位片及动力位片。
- 在常规患者中,不建议使用术前及术中牵引。
- 对于非典型弯型或在神经系统检查中发现异常的患者应拍摄 MRI 以排除潜在的椎管内异常。

难点

- 未能对患者进行良好评估并过度依赖影像学指标会导致令人不满的术后外观。
- 在选择融合节段时未评估侧凸柔韧性将导致矫正过度或矫正不足。

致 谢

我们要感谢邱勇教授为肩关节平衡部分做出的贡献。

参考文献

5 篇 "必读" 文献

1. Lee CF, Fong DY, Cheung KM, et al. A new risk classification rule for curve progression in adolescent idiopathic scoliosis. Spine J 2012;12:989–995
2. Fong DY, Cheung KM, Wong YW, et al. A populationbased cohort study of 394,401 children followed for 10 years exhibits sustained effectiveness of scoliosis screening. Spine J 2015;15:825–833
3. Grauers A, Danielsson A, Karlsson M, Ohlin A, Gerdhem P. Family history and its association to curve size and treatment in 1,463 patients with idiopathic scoliosis. Eur Spine J 2013;22:2421–2426
4. Kwan MK, Wong KA, Lee CK, Chan CY. Is neck tilt and shoulder imbalance the same phenomenon? A prospective analysis of 89 adolescent idiopathic scoliosis patients (Lenke type 1 and 2). Eur Spine J 2016; 25:401–408
5. Qiu XS, Ma WW, Li WG, et al. Discrepancy between radiographic shoulder balance and cosmetic shoulder balance in adolescent idiopathic scoliosis patients with double thoracic curve. Eur Spine J 2009;18: 45–51
6. Hwang SW, Samdani AF, Tantorski M, et al. Cervical sagittal plane decompensation after surgery for adolescent idiopathic scoliosis: an effect imparted by postoperative thoracic hypokyphosis. J Neurosurg Spine 2011;15:491–496
7. Ilharreborde B, Morel E, Mazda K, Dekutoski MB. Adjacent segment disease after instrumented fusion for idiopathic scoliosis: review of current trends and controversies. J Spinal Disord Tech 2009;22:530–539
8. de Kleuver M, Lewis SJ, Germscheid NM, et al. Optimal surgical care for adolescent idiopathic scoliosis: an international consensus. Eur Spine J 2014;23: 2603–2618

9. Dreimann M, Hoffmann M, Kossow K, Hitzl W, Meier O, Koller H. Scoliosis and chest cage deformity measures predicting impairments in pulmonary function: a cross-sectional study of 492 patients with scoliosis to improve the early identification of patients at risk. Spine 2014;39:2024–2033

10. Lao L, Weng X, Qiu G, Shen J. The role of preoperative pulmonary function tests in the surgical treatment of extremely severe scoliosis. J Orthop Surg Res 2013;8:32

11. Zhang JG, Wang W, Qiu GX, Wang YP, Weng XS, Xu HG. The role of preoperative pulmonary function tests in the surgical treatment of scoliosis. Spine 2005;30(2):218–221

12. Kelly MP, Zebala LP, Kim HJ, et al; International Spine Study Group. Effectiveness of preoperative autologous blood donation for protection against allogeneic blood exposure in adult spinal deformity surgeries: a propensity-matched cohort analysis. J Neurosurg Spine 2016;24:124–130

13. Yang B, Li H, Wang D, He X, Zhang C, Yang P. Systematic review and meta-analysis of perioperative intravenous tranexamic acid use in spinal surgery. PLoS One 2013;8:e55436

14. Lenke LG, Bridwell KH, O'Brien MF, Baldus C, Blanke K. Recognition and treatment of the proximal thoracic curve in adolescent idiopathic scoliosis treated with Cotrel-Dubousset instrumentation. Spine 1994;19:1589–1597

15. Ilharreborde B, Even J, Lefevre Y, et al. How to determine the upper level of instrumentation in Lenke types 1 and 2 adolescent idiopathic scoliosis: a prospective study of 132 patients. J Pediatr Orthop 2008;28:733–739

16. Sharma S, Andersen T, Wu C, et al. How well do radiological assessments of truncal and shoulder balance correlate with cosmetic assessment indices in Lenke 1C adolescent idiopathic scoliosis? Clin Spine Surg 2016;29:341–351

17. Horton WC, Brown CW, Bridwell KH, Glassman SD, Suk SI, Cha CW. Is there an optimal patient stance for obtaining a lateral 36" radiograph? A critical comparison of three techniques. Spine 2005;30:427–433

18. Clements DH, Marks M, Newton PO, Betz RR, Lenke L, Shufflebarger H; Harms Study Group. Did the Lenke classification change scoliosis treatment? Spine 2011;36:1142–1145

19. Cheung KM, Luk KD. Prediction of correction of scoliosis with use of the fulcrum bending radiograph. J Bone Joint Surg Am 1997;79:1144–1150

20. Cheung KM, Natarajan D, Samartzis D, Wong YW, Cheung WY, Luk KD. Predictability of the fulcrum bending radiograph in scoliosis correction with alternate-level pedicle screw fixation. J Bone Joint Surg Am 2010;92:169–176

21. Cheung WY, Lenke LG, Luk KD. Prediction of scoliosis correction with thoracic segmental pedicle screw constructs using fulcrum bending radiographs. Spine 2010;35:557–561

22. Luk KD, Don AS, Chong CS, Wong YW, Cheung KM. Selection of fusion levels in adolescent idiopathic scoliosis using fulcrum bending prediction: a prospective study. Spine 2008;33:2192–2198

23. Hamzaoglu A, Ozturk C, Aydogan M, Tezer M, Aksu N, Bruno MB. Posterior only pedicle screw instrumentation with intraoperative halo-femoral traction in the surgical treatment of severe scoliosis (>100 degrees). Spine 2008;33:979–983

24. Zhang HQ, Gao QL, Ge L, et al. Strong halo-femoral traction with wide posterior spinal release and three dimensional spinal correction for the treatment of severe adolescent idiopathic scoliosis. Chin Med J (Engl) 2012;125:1297–1302

25. Bitan FD, Veliskakis KP, Campbell BC. Differences in the Risser grading systems in

the United States and France. Clin Orthop Relat Res 2005;436:190–195

26. Greulich WW, Pyle SI. Radiographic Atlas of Skeletal Development of the Hand and Wrist, 2nd ed. Palo Alto, CA: Stanford University Press; 1959

27. Sanders JO, Browne RH, McConnell SJ, Margraf SA, Cooney TE, Finegold DN. Maturity assessment and curve progression in girls with idiopathic scoliosis. J Bone Joint Surg Am 2007;89:64–73

28. Luk KD, Saw LB, Grozman S, Cheung KM, Samartzis D. Assessment of skeletal maturity in scoliosis patients to determine clinical management: a new classification scheme using distal radius and ulna radiographs. Spine J 2014;14:315–325

29. Winter RB, Lonstein JE, Heithoff KB, Kirkham JA. Magnetic resonance imaging evaluation of the adolescent patient with idiopathic scoliosis before spinal instrumentation and fusion: A prospective, doubleblinded study of 140 patients. Spine 1976;97:855–858

4

未经治疗的小儿脊柱畸形远期后遗症

原著　Sergio Mendoza-Lattes, Faisal Konbaz
翻译　刘臻　曾昌淳

■ 引言

　　未经治疗的小儿脊柱畸形到成人期有多种多样的临床表现。纵向研究显示，患有迟发性特发性脊柱侧凸的患者和健康对照组相比有相对受限的功能障碍[1-3]。但是，未经治疗的小儿脊柱畸形远期后遗症也有可能表现为有症状的成人脊柱畸形，导致健康相关生活质量受损，尤其是在疼痛、功能、社会角色和心理健康等方面。这些表现在健康相关生活质量上的显著损害可被认为与其他慢性疾病（如糖尿病、慢性肺部疾病以及心力衰竭等）所致损害相当，甚至更严重[4,5]。由于未经治疗的脊柱侧凸所致远期后遗症的多变性及不确定性，患者常因此频繁咨询脊柱外科医生有关脊柱畸形的相关信息。他们通常会表达如下的担心："我会因此残废吗？""如果我怀孕了，这会加重侧凸角度吗？""我的肺会因为侧凸受到挤压吗？""我最终会残废或驼背吗？"本章节着力于回答这些疑问。获得未经治疗的儿童脊柱畸形自然史方面的精确信息将有助于患者和医师在考虑治疗方法时做出更有依据的选择。

青少年特发性脊柱侧凸的侧凸进展

　　青少年特发性脊柱侧凸进展最快的时期即青少年处于生长高峰的时候。骨骼发育成熟之后，又有研究者对侧凸进展进行了长达数十年的观察。在一长达40.5年的长期纵向随访当中，Weinstein和Ponseti[1]在68%的侧凸患者中发现了侧凸进展的证据（图4.1）。患者在骨骼发育成熟时若侧凸 <30° 则可相对安心，因为这一角度在今后加重的可能性不大。但侧凸大于 50° 的患者，尤其是胸弯在 50°~75° 之间的患者应该定期复查，因为他们在成人期更容易发生侧凸进展[1,6]。而对于伴有高度脊柱退变，侧凸角度在 80°~90° 之间的患者则更倾向于稳定，进展速度较慢。这可能和侧凸顶椎区关节强直、由于脊柱退变的影响所导致的侧凸僵硬增加，以及胸廓与髂骨接触所产生的相对"稳定"有关[6]（图4.1）。

　　胸弯的进展速率最快，尤其是 50°~75° 之间的胸弯，平均进展速率大约为 1°/ 年。因此，对于骨骼发育成熟时侧凸大于50°的患者应该考虑接受手术干预[1, 2, 6]（图4.2）。侧凸大于30°的胸腰弯或腰弯也倾向于进展，但是速率较胸弯慢，大约为0.5°/年。这两类侧凸有更高的潜在风险发展成水平或旋转脱位，而这常常与疼痛症状相关[1, 2, 6]。有一种特殊情况，腰弯在L3~L4和

L4~L5水平常常发展为侧方脱位，这是这类患者产生根性症状的最常见原因[7]。虽然胸弯进展程度可能更大，但是腰弯更有可能导致症状发生而导致需要手术治疗。最后，双主弯相较其他弯型能更好地适应年龄增长，表现出良好的保持冠状面平衡的能力。

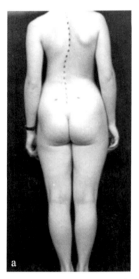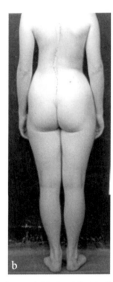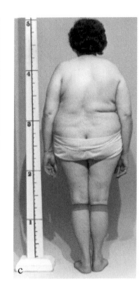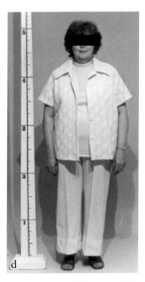

图4.1　青少年特发性脊柱侧凸自然史及侧凸进展。a.14岁，40°。b. 16岁，48°。c、d. 69岁，90°（来自 Stuart Weinstein, MD. 艾奥瓦大学矫形与康复外科）

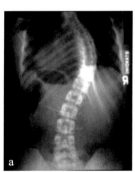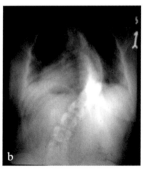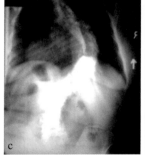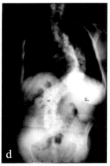

图4.2　青少年特发性脊柱侧凸自然史及侧凸进展。a. 21岁，53°。b. 43岁，63°。c. 53岁，86°。d. 66岁，94°（来自 Stuart Weinstein, MD. 艾奥瓦大学矫形与康复外科）（Weinstein SL, Ponseti IV. Curve progression in idiopathic scoliosis. J Bone Joint Surg Am 1983;65:447–455.）

心肺后遗症

远期心肺功能损害是未经治疗的脊柱侧凸所导致的最令人担心的临床结局。脊柱侧凸是脊柱的一种复杂三维畸形，它同样能影响胸廓的几何结构以及活动范围[8]。呼吸肌在此种情况下的生物力学条件较差，从而导致胸廓顺应性较差、肺部受限等问题[9]。尸体解剖相关研究已经显示了严重脊柱畸形患者伴有限制性肺部疾病的证据[2]，包括小气道疾病、肺不张以及时有发现的肺部萎缩[10]。异常的胸部解剖结构同样也能导致支气管树的扭曲变形甚至产生对支气管的直接压迫，引起广泛范围的通气不足[9]。

继发于胸弯和胸腰弯的肺部功能受损程度与侧凸的角度大小、僵硬程度以及胸椎后凸不足的严重程度之间存在比例关系[6, 8, 10-12]。在一项50年自然史的随访研究队列当中[3]，22%的患者表示在日常生活活动中会出现呼吸急促的症状。这一情况在侧凸 >80° 的患者中更为明显。这一结果在最近一项包含492名脊柱侧凸患者（94% 为 AIS 患者）的横断面研究中也有所体现，该研究在10%的患者中发现了存在严重限制性肺部疾病的证据（用力肺活量 <50%）[13]。除此之外，这些患者的胸腰弯角度和僵硬程度相较其他患者均显著增大（肺功能严重受损患者胸腰弯平均80°，侧凸柔韧性平均为29%；其余患者平均角度57°，柔韧性平均为46%）。另一项针对未经治疗脊柱侧凸患者的20年随访研究同样支持这一结论，并进一步总结出肺活量受损百分比是呼吸衰竭的强预测因素[14]。

既往研究结果提示限制性肺部疾病的肺部功能测试异常在中度侧凸（40°~60°）患者中仍有可能出现[15]。虽然这些患者在休息状态下的血气水平正常，但在运动状态下仍有显著异常的气体交换情况，导致低氧血症和高碳酸血症[16, 17]。

脊柱侧凸的发病年龄在心肺衰竭的发展中扮演了重要的角色。排除神经肌源性疾病，发展到心肺衰竭的患者主要为5岁前即首次发现侧凸的患者[18]。侧凸的严重程度能影响肺部的发育和功能，尤其是在8岁前，会对肺泡的生长和肺泡数量产生负面影响[16]。若不考虑侧凸严重程度，AIS 患者发展为呼吸衰竭的可能性很小。

肺部康复、呼吸肌和辅助肌肉的锻炼对于这些患者增强耐力、增加行走距离是十分必要的[19]。在极端条件下，无创呼吸机（noninvasive mechanical ventilation, NIMV）辅助呼吸亦能改善生存率[17]。

生 育

尽管患者存在部分忧虑，但若不考虑侧凸位置，生育似乎并不会对侧凸进展产生影响[20, 21]。侧凸弯度变化在单次生育和多次生育的女性患者中是相似的。

妊娠过程中常出现下腰部疼痛，晚期妊娠尤为明显。这一症状在侧凸患者和健康女性中的发生率相似[22]。对于侧凸患者而言，弯型并不会对背部疼痛的发生产生影响。同样，侧凸并不会增加胎儿及分娩相关并发症，剖宫产率与正常健康女性相比亦无显著差异[21]。

脊柱病变、背部疼痛及根性症状

背部疼痛在 AIS 患者中是相对罕见的，但对于未经治疗的脊柱侧凸是否会在成年期导致背部疼痛，常是患者及其家属比较关心并热衷讨论的话题。在艾奥瓦州进行的长达 50 年随访的自然史研究包含了 109 名未经治疗的脊柱侧凸患者及年龄、性别相匹配的健康队列，该研究为我们提供了有关腰部疼痛与未经治疗的脊柱侧凸间最为精确的评估分析[3]。虽然在疼痛强度和持续时间上二者无明显差异，但未经治疗的脊柱侧凸患者相较健康人更易发作急性或慢性背部疼痛（61%：35%）[3]。这一发现同样为其他纵向研究所支持[9, 12, 15, 22, 23]。疼痛症状可因许多常见的脊柱退变及病变过程产生，包括小关节病变、椎间盘退化、肌肉疲劳、冠状面或矢状面失平衡，以及椎间孔或中央管狭窄等。侧凸位置相较侧凸角度对背部疼痛的发展具有更强烈的影响。胸腰弯和腰弯比胸弯更易导致背部疼痛发生[10, 15, 23]。

当评估有症状的成人脊柱侧凸患者时，诊断侧凸是成年期原发性的（成人退变性脊柱侧凸）还是由 AIS 延续至成年期的往往十分困难。伴随侧凸的进展，僵硬程度随之增加，患者维持躯干平衡的能力也可能会随之丧失，最终会表现为一失平衡的脊柱状态。矢状面失平衡是与脊柱畸形伴疼痛症状最为相关的因素[24]。当冠状面失平衡程度在 4 cm 之内时，患者均能很好地耐受。借助于机体代偿机制，如骨盆后倾等用以维持机体平衡的患者仍有功能状态和生活质量方面的受损。最后，有症状的患者常常更容易发生腰椎水平和旋转脱位[1, 2, 6]（图 4.3）。

大约有 10% 的成人脊柱侧凸患者伴有根性症状[10, 15]。表现有坐骨神经痛的患者很可能是在近腰骶部局部侧凸的凹侧有症状性椎间孔狭窄[26, 27]，但对于表现为股神经疼痛的患者，狭窄更有可能发生在腰椎结构性侧凸的凹侧。

腰椎侧凸在长期随访下同样有很高概率发生骨性关节炎。在艾奥瓦州进行的长达 50 年的随访研究证实高达 88% 的伴有腰椎侧凸的患者有骨性关节炎的影像学表现。同时，这些影像学表现与背部疼痛的发生无显著相关性[2, 3]。

生活质量

除了背部疼痛的发生率较高，大部分未经治疗的脊柱侧凸患者在工作能力、进行日常生活活动方面与健康人群无明显差异。通过对该类患者进行长达 50 年的紧密随访，在艾奥瓦州进行的这项研究显示这些患者的功能状态与不伴侧凸的成年人相当，同样能参与工作、结婚以及生育。这些结论同样得到了另外的针对接受支具治疗的 AIS 患者 20 年以上随访研究的支持[20, 28]。不幸的是，未经治疗的患者其畸形会持续进展，患者会逐渐对自身外观产生不满；32% 的患者认为他们的生活因为侧凸受到限制[3, 28]。

死亡率

排除伴有神经肌源性或遗传病相关侧凸的患者，死亡率在有严重侧凸（>70°）的患者中显著增加，但死亡病例几乎均是早发性脊柱侧凸的患者[23]。

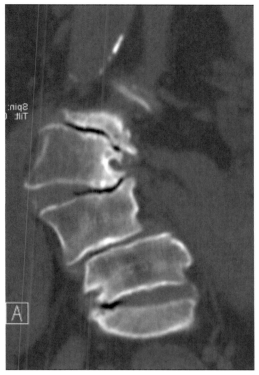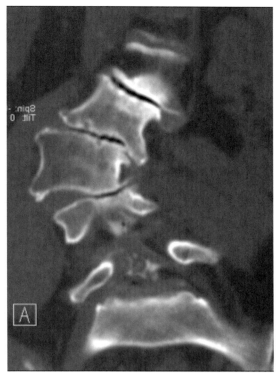

图 4.3　常见于成人退变性脊柱侧凸患者的椎体水平脱位与旋转脱位，常与频繁发生的疼痛症状相关。注意慢性适应性改变以及提示不稳定性的真空现象

侧凸严重程度会影响肺部及其功能发育，尤其是在 8 岁前，对肺泡发育及肺泡数量增长有显著负面影响[16]。因此，增加的死亡率几乎均是继发于呼吸衰竭[23]。青少年期发病的脊柱侧凸对死亡率则不会产生类似影响，即使是在严重脊柱畸形的情况下。一项包含 130 名患者长达 60 年的随访研究支持这些结论[23]。

■ 本章小结

· 继发于胸弯或胸腰弯的肺部功能受损

与侧凸角度、僵硬程度以及胸椎后凸不足的严重程度成正比。

· 侧凸发病年龄在心肺衰竭的发生发展中扮演重要角色，尤其是在初次诊断年龄小于 5 岁的患者当中。

· 未经治疗的脊柱侧凸患者相较不伴侧凸的人群更易发作急性或慢性腰部疼痛，但功能状态与正常人群相当。

· 生育并不会导致侧凸进展。

· 死亡率在严重脊柱侧凸的患者（>70°）中显著增加，但死亡病例几乎均是早发性脊柱侧凸的患者。

要点

◆ 理解侧凸进展的自然史，尤其是在侧凸 >50° 的患者当中。

◆ 当侧凸角度 >40° 时，限制肺部疾病将在肺功能测试上有明显体现，而当侧凸角度 >80° 时，则会产生相关症状。

◆ 生育并不会导致侧凸进展。

难点

◆ 虽然未经治疗的脊柱侧凸患者相较不伴侧凸的正常人群更易发作急性或慢性背部疼痛，但切勿将所有背部疼痛的发生原因均归咎于脊柱侧凸。

参考文献

5 篇"必读"文献

1. Weinstein SL, Ponseti IV. Curve progression in idiopathic scoliosis. J Bone Joint Surg Am 1983;65:447–455

2. Weinstein SL, Zavala DC, Ponseti IV. Idiopathic scoliosis: long-term follow-up and prognosis in untreated patients. J Bone Joint Surg Am 1981;63:702–712

3. Weinstein SL, Dolan LA, Spratt KF, Peterson KK, Spoonamore MJ, Ponseti IV. Health and function of patients with untreated idiopathic scoliosis: a 50-year natural history study. JAMA 2003;289:559–567

4. Pellisé F, Vila-Casademunt A, Ferrer M, et al; European Spine Study Group, ESSG. Impact on health related quality of life of adult spinal deformity (ASD) compared with other chronic conditions. Eur Spine J 2015;24:3–11

5. Bess S, Line B, Fu KM, et al; International Spine Study Group. The Health impact of symptomatic adult spinal deformity: comparison of deformity types to United States population norms and chronic diseases. Spine 2016;41:224–233

6. Agabegi SS, Kazemi N, Sturm PF, Mehlman CT. Natural history of adolescent idiopathic scoliosis in skeletally mature patients: A critical review. J Am Acad Orthop Surg 2015;23:714–723

7. Marty-Poumarat C, Scattin L, Marpeau M, Garreau de Loubresse C, Aegerter P. History of progressive adult scoliosis. Natural Spine 2007; 32:1227–1234

8. Qiabi M, Chagnon K, Beaupré A, Hercun J, Rakovich G. Scoliosis and bronchial obstruction. Can Respir J 2015;22:206–208

9. Leong JC, Lu WW, Luk KD, Karlberg EM. Kinematics of the chest cage and spine during breathing in healthy individuals and in patients with adolescent idiopathic scoliosis. Spine 1999;24:1310–1315

10. Barrios C, Pérez-Encinas C, Maruenda JI, Laguía M. Significant ventilatory functional restriction in adolescents with mild or moderate scoliosis during maximal exercise tolerance test. Spine 2005;30:1610–1615

11. Johari J, Sharifudin MA, Ab Rahman A, et al. Relationship between pulmonary function and degree of spinal deformity, location of apical vertebrae and age among adolescent idiopathic scoliosis patients. Singapore Med J 2016;57:33–38

12. Koumbourlis AC. Scoliosis and the respiratory system. Paediatr Respir Rev 2006;7:152–160

13. Dreimann M, Hoffmann M, Kossow K, Hitzl W, Meier O, Koller H. Scoliosis and chest cage deformity measures predicting impairments in pulmonary function: a cross-sectional study of 492 patients with scoliosis to improve the early identification of patients at risk. Spine 2014;39:2024–2033

14. Pehrsson K, Bake B, Larsson S, Nachemson A. Lung function in adult idiopathic scoliosis: a 20 year follow up. Thorax 1991;46:474–478

15. Jackson RP, Simmons EH, Stripinis D. Coronal

and sagittal plane spinal deformities correlating with back pain and pulmonary function in adult idiopathic scoliosis. Spine 1989;14:1391–1397

16. Reid L. Lung growth. Proceedings of a Third Symposium held at The Institute of Diseases of the Chest, Brampton Hospital, London, 1970

17. Gustafson T, Franklin KA, Midgren B, Pehrsson K, Ranstam J, Ström K. Survival of patients with kyphoscoliosis receiving mechanical ventilation or oxygen at home. Chest 2006; 130:1828–1833

18. Branthwaite MA. Cardiorespiratory consequences of unfused idiopathic scoliosis. Br J Dis Chest 1986;80:360–369

19. Fuschillo S, De Felice A, Martucci M, et al. Pulmonary rehabilitation improves exercise capacity in subjects with kyphoscoliosis and severe respiratory impairment. Respir Care 2015;60:96–101

20. Danielsson AJ, Wiklund I, Pehrsson K, Nachemson AL. Health-related quality of life in patients with adolescent idiopathic scoliosis: a matched follow-up at least 20 years after treatment with brace or surgery. Eur Spine J 2001;10:278–288

21. Danielsson AJ, Nachemson AL. Childbearing, curve progression, and sexual function in women 22 years after treatment for adolescent idiopathic scoliosis:a case-control study. Spine 2001;26:1449–1456

22. Cordover AM, Betz RR, Clements DH, Bosacco SJ. Natural history of adolescent thoracolumbar and lumbar idiopathic scoliosis into adulthood. J Spinal Disord 1997;10:193–196

23. Pehrsson K, Larsson S, Oden A, Nachemson A. Longterm follow-up of patients with untreated scoliosis. A study of mortality, causes of death, and symptoms. Spine 1992;17:1091–1096

24. Glassman SD, Berven S, Bridwell K, Horton W, Dimar JR. Correlation of radiographic parameters and clinical symptoms in adult scoliosis. Spine 2005;30:682–688

25. Lafage V, Schwab F, Patel A, Hawkinson N, Farcy JP. Pelvic tilt and truncal inclination: two key radiographic parameters in the setting of adults with spinal deformity. Spine 2009;34:E599–E606

26. Haefeli M, Elfering A, Kilian R, Min K, Boos N. Nonoperative treatment for adolescent idiopathic scoliosis:a 10- to 60-year follow-up with special reference to health-related quality of life. Spine 2006;31:355–366, discussion 367

27. Pugely AJ, Ries Z, Gnanapragasam G, Gao Y, Nash R, Mendoza-Lattes S. Curve characteristics and foraminal dimensions in patients with adult scoliosis and radiculopathy. Clin Spine Surge 2016; [Epub ahead of print]

28. Weinstein SL, Dolan LA. The evidence base for the prognosis and treatment of adolescent idiopathic scoliosis: The 2015 Orthopaedic Research and Education Foundation Clinical Research Award. J Bone Joint Surg Am 2015;97:1899–1903

5

早发性脊柱侧凸的手术策略

原著　Joshua S. Murphy, Burt Yaszay, Behrooz A. Akbarnia
翻译　史本龙　夏超

■ 引言

早发性脊柱侧凸（early onset scoliosis, EOS）的治疗是小儿脊柱外科的难题。Harrington 首先介绍了非融合内固定系统在 27 例小儿麻痹症脊柱侧凸和特发性脊柱侧凸患者中的应用，随后生长棒技术已经从开始的骨膜下置入 1 根棒和 2 个钩发展到目前的磁控生长棒。磁控生长棒仅需要在置入的时候进行麻醉，而延长仅需在无麻醉下进行延长即可[1, 2]。

随着对 EOS 自然史了解的深入，我们的手术技术和疗效在不断提高。在此过程中，一个短而直的脊椎已不再被接受。相反的，如果脊柱和胸部的生长可以得到良好的保持，进而维持正常的心肺发育和功能，一些脊柱畸形是可以接受的。此外，因为一种技术不能用于所有 EOS 患者，既往研究已经报道了多种治疗 EOS 的治疗方法。脊柱外科医师须根据患者情况选择个体化的治疗策略，目的不仅是获得最佳的矫形效果，而且需要改善心肺发育和维持生长潜能，同时将并发症的风险最小化。

本章介绍了多种可以维持脊柱生长的 EOS 手术技术，主要包括传统的生长棒技术、磁控生长棒和垂直可撑开的假体钛肋，以及生长维持技术，如 Shilla 和 Luque 生长棒等。其他生长调控技术，包括前路椎体钉和前路椎体拴系等因在 EOS 治疗中不常用，将在随后的章节讨论。

■ 单侧和双侧传统生长棒

生长棒技术的最佳手术适应证为特发性脊柱侧凸患者、神经肌源性脊柱侧凸患者或不伴有先天畸形的综合征脊柱侧凸等。有研究报道了双侧生长棒技术亦可适用于在仍有生长潜能的先天性脊柱侧凸患者[3]。对于没有生长潜能的患者、原发性胸廓畸形或胸廓发育不良综合征患者，生长棒可能不是一个有效的手术方式。另外，单侧和双侧生长棒系统的使用也可以被认为是一种治疗严重进展性早发性脊柱畸形 EOS 的有效治疗策略。

单侧生长棒手术技术（图 5.1）

　　虽然双侧生长棒已被证明是一个更稳定的结构，但单棒技术目前仍被用于部分早发性脊柱侧凸患者。对于体型瘦小、皮肤菲薄的 EOS 患者[4-6]，凸侧置棒可能会有明显凸起，而凹侧单棒技术则提供了一种较为安全的低切迹的构造。与所有生长棒技术一样，精细的术前计划和注重细节至关重要。

　　以下是我们推荐的技术。患者被带入手术室后，首先连接神经电生理监测，并进行全身麻醉。术前预防性使用抗生素，对背部进行消毒等准备并铺无菌巾覆盖。通常情况下，在内固定节段取正中切口。通过细致的止血，在近端和远端水平分别暴露筋膜。然后，我们分别暴露近端和远端一个棘突，并用血管钳做标记。术中成像用于明确手术节段。一旦节段确定，就可将 2~3 个邻近椎体凹侧暴露至骨膜下。保留近端和远端椎体之间的筋膜，生长棒一般放置在凹侧筋膜下平面，通常从尾侧向头侧穿棒。穿棒一旦完成后，就开始在远端椎体植入椎弓螺根钉，因为我们相信这提供了一个更坚实的远端基础。而近端可以使用钩，包括近端和远端 1 个椎体椎板的上下椎板钩。头侧椎体中，近端椎体可以使用抱紧椎板钩而远端椎体可以使用撑开椎板钩，从而可以实现 2 个椎板钩之间的加压抱紧。有时可以再向远端延长一节椎体用于加强内固定强度。对于

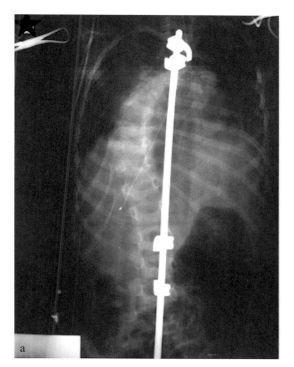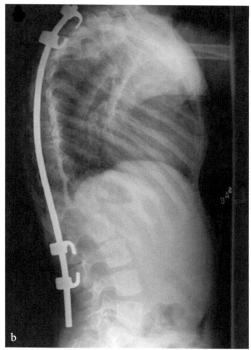

图 5.1　一例早发性脊柱侧凸（EOS）行 Shilla 手术的患者术后正（a）、侧位（b）X 线片（Scott J. Luhmann, MD. 提供）

单个钩无法植入的困难病例，近端椎体亦可以选用全椎弓根钉内固定。棒的尺寸选择取决于患者身材。对于大多数儿童，多使用一个 4.5~5.5 mm 的钛棒，而在年龄较大的儿童，可以使用较大直径的棒。当测量棒的长度时，通常额外预留 5~6 cm 的长度，以允许术中撑开，并保证允许足够的额外长度，使其能在随后的延长中保持足够的长度。根据所需要的矢状位形态进行弯棒。一旦置入棒，使用持棒钳夹住棒并旋转来矫正矢状面形态。通常是先拧紧近端内固定，然后调整远端内固定。远端棒应该超过螺钉或钩 4~5 cm 以用于保证随后的撑开延长。最后伤口用生理盐水冲洗，逐层关闭。

尽管这是我们推荐的技术，但随着时间推移，各种技术的变化也在不断发展，包括近端和远端都使用横连锚定，以提供更稳定的内固定，同时只在侧凸凹侧植入 1 根生长棒等。与单侧固定相比，这一技术可以更好地控制脊柱旋转，在使用单棒时可以考虑。

双侧生长棒技术（图 5.2）

安装程序操作与上面描述的单侧生长棒技术类似。通常可以通过 1 个或 2 个中线切口完成手术[7, 8]。一旦暴露棘突后即可放置血管钳，同时术中用术中透视确认相应节段。术中采用精细操作技术避免广泛暴露和减少自发融合的危险，仅需对预定的目标椎进行骨膜下剥离。

上端固定一般在 T2~T4 之间。在一个典型的双棒内固定系统，我们常需利用至少 4 个锚定（钩和螺钉）固定以获

得最大的稳定性。我们建议在上方使用 4 个椎板钩固定。Harrington[1] 主张用 1 个椎板上钩和 1 个椎板下钩，形成双侧钳构造。在患者脊柱横径小的情况下，椎板钩可能导致椎管狭窄，这时钩可以错开 2~3 个节段植入。此时，我们需要牢记的是，钩可能会阻碍在近端固定上使用横向连接器，在这种情况下，可以在下方钩的远端放置横连。虽然我们偏好使用钩，但如果由于患者的椎板解剖结构异常导致椎板钩植入困难，在这些情况下我们使用椎弓根螺钉内固定系统。Mahar 等[8] 认为与单纯钩相比，椎弓根螺钉能增加脊柱稳定性。因此，在使用近端钩时，我们总是使用横向连接器。如果需要在近端植入椎弓根螺钉，必须小心操作，特别是在过度后凸的患者中。植入物进入椎管的后果可能是灾难性的。

生长棒远端通常用 4 枚椎弓根螺钉进行固定。最远端固定椎（LIV）定义为最近端水平化腰椎。然而，在能行走的患者中，我们的手术目标是避免固定至骨盆，所以创建一个坚固、稳定的固定是很重要的。因此术中将局部进行自体骨移植和异体松质骨及脱钙骨基质等联合使用，可以增强固定节段的融合。一旦近端及远端基座已准备充分，术中需注意选择低切迹的内固定系统，常用的往往是 2 根 4.5 mm 的钛棒或不锈钢棒。测量后将棒剪成四段，近端 2 根棒（1 根左侧棒和 1 根右侧棒）根据矢状面角度进行适当的后凸弯棒。远端 2 根棒根据腰椎前凸弯棒。同侧的近端和远端棒通过连接器进行连接，通常需跨越胸腰椎交界处。适当的弯棒可以帮助矫正矢状

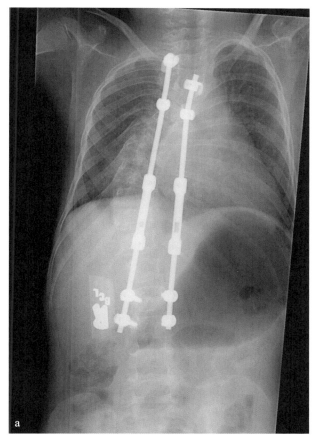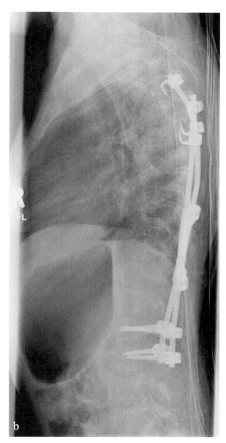

图 5.2　一例放置生长引导型双侧生长棒的 EOS 患者的正（a）、侧位（b）X 线片（Michael L. Schmitz, MD. 提供）

面畸形和重建柔软脊柱正常的形态。然而，我们必须谨慎小心，需要注意避免矢状面矫正过度，因为这可能会导致内固定失败，特别是在僵硬的脊柱侧凸患者中。必须注意的是，棒是通过筋膜下从尾侧向头侧方向穿棒，同时触摸棒的尖端以免进入胸膜腔。最后将棒固定在锚定钉或钩上。正如前文所述，如果在头侧使用全钩固定，则强烈建议在近端使用 1 个横连。如果使用 4 枚椎弓根螺钉系统则不必使用横连。

当使用连接器进行定期延长时，绝大部分的延长是通过松动上端棒的螺钉来完成的。因此，下端棒往往只有很短一部分固定在连接器上。进入连接器的棒不应做过多弯曲，因为连接器是直的，这将使过渡区的应力明显增加，可能妨碍延长。连接器多放置在胸腰椎突出最少的部位从而达到最低切迹的内固定。如果使用连接器的同时使用螺钉固定，螺钉可以位于内侧或外侧。将螺钉放置于内侧的好处是在将来的延长过程中的创伤更小。然而，放置于外侧则在低龄患者中可有较低的切迹。最后可以进行初次畸形的矫正和延长。需要注意避免过度撑开，以防即刻内固定失败或神经系统并发症等。我们倾向于固定融合后进行第一次撑开，每次撑开不超过 2 cm，以避免造成神经损伤。

传统的生长棒延长通常每 6~9 个月进行一次，一般患者可以在门诊或短期住院期间完成。然而，对有明显并发症的患者则可能需要住入病房或 ICU 观察。对于所有生长棒技术包括每次棒的延长，我们均使用术中神经电生理监测。Sankar 等[9] 的一项多中心回顾性研究分析了 252 例患者的 782 例生长棒手术（252 例生长棒植入、168 例内固定更换和 362 例延长），结果发现 4 例神经电生理变化，其中 2 例发生在最初的生长棒植入术，1 例发生在生长棒更换术，1 例发生在生长棒延长术。此外，Akbarnia 等[10] 报道了 1 例更换生长棒后迟发性神经功能障碍，患者术中体感诱发电位（SSEP）、Hoffman 征和肌电图（EMG）均正常。患者在对棒进行缩短后神经功能完全恢复。

对于双侧生长棒延长术，小的中线切口选择在连接器中间。在向侧方操作之前，皮肤切口应深达连接器以保持皮肤和软组织覆盖的完整性。将 2 个连接器充分暴露，拧松上方螺钉，先撑开需要优先延长脊柱一侧的棒，通常为凹侧棒。持棒钳放置在棒上，通过持棒钳和连接器之间的撑开来实现棒的延长。采用相同的技术进行对侧棒的延长。通常情况下，对侧撑开要与开始撑开侧相匹配，一定注意不要过度撑开。

人工假体钛肋扩张胸廓成形术（图 5.3）

胸廓发育不良综合征（TIS）患者的胸部发育不全，无力支持正常的呼吸和肺的生长[11, 12]。此综合征的自然史显示未治疗的早发性脊柱和胸壁畸形的病例死亡率较高，这是人工假体钛肋扩张胸廓成形术（VEPTR）的主要适应证。美国食品和药物管理局（FDA）已批准 VEPTR 技术治疗骨骼未成熟的 TIS 患者。使用 VEPTR 的禁忌证包括骨骼发育已成熟、肋骨强度太低、近端肋骨阙如等。总体手术策略取决于患者胸腔容积减小的类型。开放胸廓成形，也称为扩张胸廓成形术，主要用于单侧压缩的胸部畸形。这是该手术技术的重点。

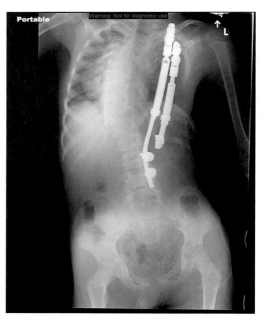

图 5.3　胸廓发育不良综合征患者行纵向扩张性人工假体钛肋扩张胸廓成形术（VEPTR）后正位 X 线片表现（Michael L. Schmitz, MD. 提供）

患者俯卧位下进行常规手术入路和操作。术后 24 h 内持续进行脊髓电生理监测和使用抗生素，直到拔除所有的引流管。首先，在第九和第十肋骨之间从外侧向椎旁肌做改良曲线切口，延伸到肋软骨前，需确定中、后斜角肌共同起止点以保护前方的神经血管束。一旦有肋骨完全暴露，椎旁肌暴露到内侧的横突尖时要非常谨慎，以免暴露脊柱和防止远期的自发融合。延长后的胸腔由混合 VEPTR 装置进行稳定，VEPTR 装置从近端到远端方向进行穿棒，避免穿透胸部造成心肺损伤。值得注意的是，18 个月以下的患者，单侧肋骨—肋骨 VEPTR 用于继发性椎管狭窄，从而避免使用脊柱钩。当患者为 2~3 岁时，VEPTR 可以转换为从近端肋骨到远端腰椎的混合结构。根据胸腔的大小，可以放置第二根 VEPTR 或放置用横条和直角肋骨架构建的 VEPTR 门式结构来增加表面积和分担负荷，第二个装置可以横向放置在腋后线。如果发现胸壁前方不稳定，则可根据需要添加额外的肋骨—肋骨 VEPTR 器械，注意它们的位置以及下方的神经血管束。

此时，应尽可能在胸廓三维平面上均获得平衡，以取得最大化的空间以容纳肺部。在伤口缝合之前，应尽可能使肩胛骨下降至正常的解剖位置，手臂抬高至头部以上，并检查 SSEP 是否出现急性胸廓出口综合征。如果存在发育异常的肋骨，可以通过胸廓成形术推入臂丛。观察的体征包括尺神经信号降低和脉搏减弱。如果这些指标正常，可以放松肩胛骨，使其位于更近端的位置。如果该

方法不起作用，则可能需要切除 VEPTR 外侧的第一肋和第二肋的前外侧部分，以在重建的胸腔中为 VEPTR 提供空间[12]。

VEPTR 装置就位后拉伸肌肉和皮肤以给扩大的胸腔提供充分的软组织覆盖。最后放置 2 个皮下引流管，组织分层闭合。通常将引流管保留至引流量在 24 h 内小于 50 mL。由于 VEPTR 本身具有限制活动作用，患者术后通常不需要佩戴支具，可尽早下床活动。

磁控生长棒（图 5.4）

目前美国只有 1 种经 FDA 批准的磁控生长棒（MCGR），即 MAGEC，（NuVasive 公司，圣地亚哥，CA）。该设备可用于治疗伴有 TIS 或有 TIS 风险的未成熟的进展性 EOS 患者。该系统包括可植入的棒与带有封闭磁铁的可调节的螺线管、手动牵引器、磁定位器和延长用的外部远程控制器（ERC）。棒有 70 mm 和 90 mm 2 种不同规格的制动器，分别能允许最长为 28 mm 和 48 mm 的牵引长度。

磁控生长棒目前的适应证与传统生长棒相似，包括未成熟的 EOS 患者或有 TIS 风险的患者。手术禁忌证包括感染或可能影响内固定的其他病理性改变、对植入材料或金属过敏者、携带心脏起搏器或其他电子设备者、年龄小于 2 岁或体重小于 11.3 kg（25 lb）或患者家属术后依从性差者。磁控生长棒植入不再是磁共振成像（MRI）的禁忌证，FDA 现在已删除此装置作为禁忌证的条款。

磁控生长棒的技术原则、节段选择和固定部位的准备与传统生长棒相似，

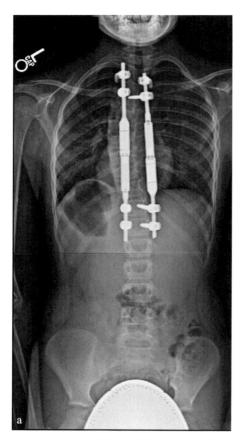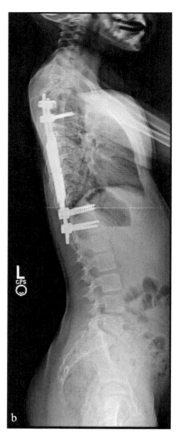

图 5.4　植入双磁控生长棒的 EOS 患者的正位（a）和侧位（b）X 线片（Michael L. Schmitz, MD. 提供）

如本章前面所述。给患者摆合理的体位，创造一个无菌的环境，并给予术前抗生素，选定的节段由 1 个长的或 2 个接近的（一个近端和远端）中线切口相连。内固定使用螺钉、钩、横连或组合，包括 2 个或多个节段，由患者的解剖和外科医生的操作习惯等决定。我们通常选择钩和 / 或椎弓根螺钉作为近端固定，而椎弓根螺钉用于远端固定。

关于棒的准备和弯棒，对于脊柱矢状面笔直的患者，在可能的情况下我们倾向于将螺线管放置于 T10 和 L2 之间。

应注意避免在螺线管上任意位置或 20 mm 以内弯棒，因为变形会妨碍延长器的使用。过度后凸的患者会增加近端拔出并发症的风险。如果患者需要长节段弯棒或身材短小，应用较短的 70 mm 制动器，可帮助留下更多的棒长度用于弯棒。

棒预弯至所需要的形态后需要在植入前测试螺线管以确保螺线管能正确延长。无菌手动牵引器可用于术中测试驱动器的工作状态。我们建议确保所提供的箭头均指向头部方向，同时逆时针旋转 1 周以确保棒运行正常。然后，将棒返回到中立位置，顺时针旋转 3 周以将棒缩短，但不是所有棒植入均必须用此种方式以避免人工干扰。当使用双棒时，我们倾向于先于凹侧上棒，两侧棒都先行近端固定，初步拧紧，如果必要的话可以在两棒之间植入横向连接器，然后将棒连接到远端固定上。首先撑开凹侧的棒其次是凸侧棒。除非使用钩，否则不需要使用横连。值得注意的是，当使用双棒时，选择相结合的 2 根单独的标准棒或 1 根标准棒和平行棒的标准很大程度上是由医生的偏好和独立棒牵引的需要来决定的。如果外科医生的偏好是让棒单独撑开，可选择 1 根标准棒和平行棒组合。无论棒的类型是哪种，均建议将螺线管制动器放置在相同的头 / 尾水平以获得最佳功能。一旦术中透视确认棒植入后，予以去皮质以进行脊柱融合。最后将软组织层层严密缝合。

目前在延长的方法和频率上无明确定论。目前理想的延长方法和频率还不十分明确。我们目前倾向于更为频繁地撑开，如每月或每隔 1 个月延长 2 mm 或 3 mm，我们认为这可能会减少软组织损伤和炎症反应。目前有 2 种技术可以用来延长双棒结构，同时延长 2 根棒或单独延长。何种技术更为优越还有待验证。

■ 生长导向技术：Shilla 技术（图 5.5）

Shilla 技术的目标是获得对畸形顶椎的控制，最大限度地增加生长中心的数量，并利用患者的生长潜能引导脊柱成长为正常形态。这个概念源于 Luque trolley 技术。Shilla 技术和 Luque trolley 技术的主要区别为 Shilla 剥离骨膜较少，被认为可以减少脊柱僵硬和自发融合，允许更多的脊柱生长和更好地维持整体矫正。此外，Shilla 技术可以减少顶椎旋转，使顶椎融合，从而使近端和远端生长，而 Luque trolley 技术由一对头侧双棒和一对尾侧双棒固定，顶椎平移而并不进行去旋转及 4 棒固定[13, 14]。

术前准备包括评估畸形严重程度和柔韧性，确定顶椎融合的位置是非常重要的。通常选择在屈曲位上显示获得最大矫正的 3 个或 4 个椎体进行融合，其目的是在所有平面上尽量恢复正常的脊柱形态。放置在侧凸顶端的螺钉有锁紧固定头以提供最大的矫正效果。

Shilla 椎弓根螺钉为固定螺钉，使棒在纵向方向上可以通过螺钉头滑动。这些螺钉置于顶椎的头尾侧以引导侧凸两端的脊柱生长和维持冠状面与矢状面矫正。这些螺钉通过肌肉放置，除了切开脊柱两侧的筋膜外无须去除软组织。骨膜下剥离仅限于顶端融合区。采用自体骨和脱钙骨基质松质骨进行骨融合。

患者首先俯卧在手术台上，进行无菌准备和预防性使用抗生素，在棘突中放置标记以确定预定节段。在顶椎区直接做中线切口，然后仔细止血到筋膜。在棘突两侧筋膜切开至距中线 1 cm，同时进行骨膜下剥离。在双侧将带固定头的椎弓根螺钉放置于顶椎。在一些情况下可能需要行后柱截骨术以获得更好的矫正，行去皮质以达到骨性融合。

Shilla 生长导向螺钉穿过肌层不需要导航，只需要术中透视。可以用足够直径的空心万向螺钉来固定椎弓根。Shilla 螺钉多双侧植入或错列植入。然而，必

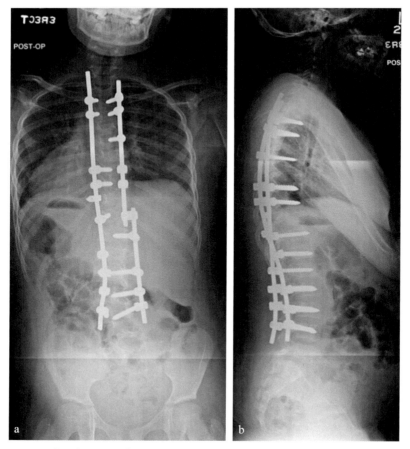

图 5.5　青少年特发性脊柱侧凸患者，行 Shilla 手术后正位（a）和侧位（b）X 线片

须确保它们的间隔足够远，以便于杆的滑动。如果担心螺钉误植入椎管，可以在头侧的近端椎体放置椎板下钢丝，保持骨膜和棘间韧带完整，放置椎板下钢丝只需要去除少量的黄韧带。对年龄较小的患者选择 4.5 mm 的棒，年龄较大的患者选择 5.5 mm 的棒。通过弯棒达到正常的矢状面形态，然后固定到螺钉上。在两端各留出一个节段的长度来允许后续的延长。

固定棒时同时进行顶椎去旋转。在顶椎螺钉使用固定螺钉锁紧棒，而 Shilla 椎弓根螺钉在近端和远端利用 Shilla 帽锁紧棒，对万向螺钉提供把持力。如果需要可在近端固定上放置横向连接器，以提供额外的稳定性。逐层封闭软组织，并放置引流管。患者术后第一次下床要佩戴一个定制的胸腰椎支具一直到术后 3 个月骨性融合。需要注意的是 4.5 mm 的棒一般会在术后 4~6 年发生断棒，5.5 mm 棒可能持续更长的时间 [15, 16]。

■ 新技术

除了传统的以撑开为基础的生长引导技术外，生长调节技术在儿童脊柱畸形治疗中的应用也越来越受到人们的关注，如生长调节使用 U 形钉或螺钉置入椎体前方，利用脊柱固有的生长，通过调节椎体的生长来矫正畸形等。这些技术在后面的章节中进行了讨论，在非常年幼的患者中并不普遍使用。

■ 本章小结

保留生长潜能的外科手术对 EOS 儿童是一种有效的治疗选择，但有相对较高的并发症风险。手术的最终目标是改善这些儿童的生活质量，而对 EOS 的治疗仍然是外科医生面临的挑战。一种技术不能用于所有形式的 EOS，因此外科医生需要为每一位患者选择适当的技术，最大限度地改善心肺功能和临床结果，同时使风险最小化。我们目前对 EOS 的自然史的了解是有限的，而且随着我们认知的不断提高，治疗方案也很有可能改进。重要的是外科医生要了解导致 EOS 的各种病因，并密切关注患者情况和潜在的疾病。

要点

- 优化患者健康、营养状况和手术技术的选择以及术中对软组织切除的精细控制能够降低术后并发症风险。
- EOS 是一种具有挑战性的脊柱与躯干畸形，根据不同病因学，可以对患者多个器官造成影响，并且一种

手术技术并不能治疗所有症状。医生需要根据每位患者不同的病情对手术技术进行选择。

- 早期识别与积极治疗并发症，尤其是感染，能够有助于减轻并发症的影响并保留植入物。
- TGR 的理想适应证：特发性、神经肌源性或是综合征性脊柱侧凸并且无先天性畸形的患者。
- MCGR 的理想适应证：特发性、神经肌源性或是综合征性脊柱侧凸患者，患者年龄至少 2 岁且体重大于 11.3 kg 同时不合并先天畸形，并在未来 2 年无须进行 MRI 检查。
- Shilla 的理想适应证：特发性、神经肌源性或是综合征性脊柱侧凸患者并且弯型为单主弯。
- VEPTR 的理想适应证：骨骼未成熟患者存在肋骨阙如、缩窄性胸壁综合征、胸廓发育不全或是先天性以及神经肌源性的 EOS 患者且无肋骨异常者。

难点

- 对于胸椎后凸增大的患者需要谨慎，这类患者可能在术后发生近端内固定拔出。对于有明显胸椎后凸的患者可以在术前使用 Halo 牵引或是松解进行预防。
- 将骨膜剥离的范围限制在置钉区域，能够有效减少术后脊柱发生自发融合，脊柱融合会限制患者的生长潜能以及可能会进一步加重患者的畸形。
- 在第一次手术及后续的撑开手术中，

确保不要对患者过度撑开，以降低近端植入物相关的并发症或是神经并发症。

参考文献

5 篇 "必读" 文献

1. Harrington PR. Treatment of scoliosis. Correction and internal fixation by spine instrumentation. J Bone Joint Surg Am 1962;44-A:591–610

2. Akbarnia BA, Cheung K, Noordeen H, et al. Next generation of growth-sparing techniques: preliminary clinical results of a magnetically controlled growing rod in 14 patients with early-onset scoliosis. Spine 2013;38:665–670

3. Elsebai HB, Yazici M, Thompson GH, et al. Safety and efficacy of growing rod technique for pediatric congenital spinal deformities. J Pediatr Orthop 2011; 31:1–5

4. Thompson GH, Akbarnia BA, Kostial P, et al. Comparison of single and dual growing rod techniques followed through definitive surgery: a preliminary study. Spine 2005;30:2039–2044

5. Zhao Y, Qiu GX, Wang YP, et al. Comparison of initial efficacy between single and dual growing rods in treatment of early onset scoliosis. Chin Med J (Engl) 2012;125:2862–2866

6. Akbarnia BA, Marks DS, Boachie-Adjei O, Thompson AG, Asher MA. Dual growing rod technique for the treatment of progressive early-onset scoliosis: a multicenter study. Spine 2005;30(17, Suppl):S46–S57

7. Akbarnia BA, Breakwell LM, Marks DS, et al; Growing Spine Study Group. Dual growing rod technique followed for three to eleven years until final fusion: the effect of frequency of lengthening. Spine 2008;33: 984–990

8. Mahar AT, Bagheri R, Oka R, Kostial P, Akbarnia BA. Biomechanical comparison of different anchors (foundations) for the pediatric dual growing rod technique. Spine J 2008;8:933–939

9. Sankar WN, Skaggs DL, Emans JB, et al. Neurologic risk in growing rod spine surgery in early onset scoliosis: is neuromonitoring necessary for all cases? Spine 2009;34:1952–1955

10. Akbarnia BA, et al. Does subcutaneous placement of the rods give better results in growing rod technique? J Child Orthop 2009; 3: 145–168

11. Campbell RM Jr, Smith MD, Mayes TC, et al. The characteristics of thoracic insufficiency syndrome associated with fused ribs and congenital scoliosis. J Bone Joint Surg Am 2003;85-A:399–408

12. Campbell RM. VEPTR expansion thoracoplasty. In: Akbarnia BA, Yazici M, Thompson GH, eds. The Growing Spine. Management of Spinal Disorders in Young Children. Berlin, Heidelberg: Springer-Verlag; 2016:669–690

13. Luque ER. Treatment of scoliosis without arthrodesis or external support: preliminary report. Clin Orthop Relat Res 1976;119:276

14. McCarthy RE, Luhmann S, Lenke L, McCullough FL. The Shilla growth guidance technique for early-onset spinal deformities at 2-year follow-up: a preliminary report. J Pediatr Orthop 2014;34:1–7

15. Akbarnia BA, Yazici M, Thompson GH, eds. The Growing Spine. Management of Spinal Disorders in Young Children. Berlin, Heidelberg: Springer-Verlag; 2016

16. McCarthy RE, McCullough FL. Shilla growth guidance for early onset scoliosis: results after a minimum of five years follow-up. J Bone Joint Surg Am 2015;97: 1578–1584

6

特发性脊柱侧凸的手术技术和融合节段选择

原著　André Luís Fernandes Andújar, Luis Eduardo Munhoz da Rocha, Cristiano Magalhães Menezes

翻译　史本龙　夏超

■ 引言

随着 Cotrel 和 Dubousset 在 20 世纪 80 年代提出了第三代内固定技术的发展，包括胸椎椎弓根螺钉的使用，King 分型[1] 变得过时，因此有必要开发一种新的分型体系，使青少年特发性脊柱侧凸（AIS）的手术治疗方案更准确。Lenke 等[2, 3] 提出了新的分型系统用来确定哪些弯是需要融合的。然而，它没有解决具体融合节段问题，如上端固定椎（UIV）和下端固定椎（LIV）。Suk 等[4] 也描述了一个分型系统，该系统提出要特别注意在胸弯、胸腰弯或腰弯患者中 LIV 的选择。手术治疗的主要目的是对畸形进行三维矫正，尽可能多地保留运动节段，使矢状面和冠状面保持平衡，同时获得肩部平衡。因此，选择合适的 UIV 和 LIV 对于实现这些目标极其重要。

本章节根据文献和我们的经验提出了对于各种弯型融合节段的临床规则。

■ 选择融合节段

第一步：哪些弯需要融合

在根据 Lenke 分型正确地确定弯型后[2, 3]，第一条规则是对所有主弯进行融合，第二条规则是将所有第二结构性弯进行融合[5]。然而，可能会有一些例外，特别是在一些可以做选择性融合的 Lenke 3C 和 6C 型侧凸[5]。即使在非结构性的 C 型 TL/L，是否融合这些侧凸仍是有争议的。

第二步：胸弯上端固定椎的选择（Lenke 1~4 型）

目标是术后保持肩部水平。最初，外科医生根据临床和影像学参数确定是否需要将上胸弯（PT）进行融合。在下列情况中需要对上胸弯进行融合：

· 上胸弯为结构性弯（即屈曲位片上上胸弯不能矫正到 25° 以下）。
· 临床评估左肩较高。

·从上胸弯到主胸弯的交界椎低于 T5（这些弯通常是结构性的）[6]。

·T2 和 T5 之间有超过 25° 的区域性后凸。

只要达到以上任意一条标准，就需要对上胸弯进行融合，否则肩膀很少会自发矫正或将存在外观上不可接受的近端后凸。在这种情况下，上端固定椎应该是 T2。允许从活动度较大的颈椎平稳过渡到一种刚性和融合的胸椎，T1 应避免作为上端固定椎。

如果无上述情况则没有必要对上胸弯进行融合，上端固定椎可能是主弯上方的中立椎（NV），通常为主弯的近端椎（PEV）或者其以上椎体。

第三步：胸弯下端固定椎的选择（Lenke 1~4 型）

结构性腰弯（Lenke 3、4 型）

当主胸弯合并结构性胸腰弯 / 腰弯（Lenke 3、4 型）时，对胸腰弯 / 腰弯进行固定通常是必要的。在这种情况下，下端固定椎应该是远端椎（DEV），这将在后面讨论。然而在一些 Lenke 3C 和 4C 型中，可以进行选择性胸椎融合而不需要对胸腰弯 / 腰弯进行融合。这个手术方案将在后面的 C 修正型中讨论。

非结构性腰弯（Lenke 1、2 型）

如果主胸弯合并非结构性胸腰弯 / 腰弯（Lenke 1、2 型），下端固定椎的选择是有争议的。为了方便和明确选择过程，我们将分别讨论 A、B 和 C 腰椎修正型。

A、B 修正型

根据 Miyanji 等[7]的研究，A、B 修正型不足以描述所有的 Lenke 1 型侧凸。这些作者进一步将 1A 型侧凸分为 1AL 和 1AR（图 6.1）。在 1AL 型侧凸，L4 向左倾斜，而在 1AR 型侧凸，L4 是向右倾斜。1AL 型侧凸的特征类似于 1B 型侧

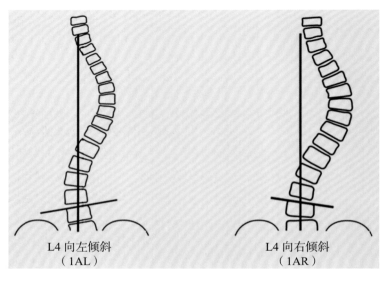

图 6.1 基于 L4 倾斜方向的 1AL 与 1AR 型侧凸的差异（Is the lumbar modifier useful in surgical decision making?:defining two distinct Lenke 1A curve patterns. Spine 2008;33:2545–2551. 经 Miyanji, Pawelek JB, Van Valin SE, Upasani VV, Newton PO. 许可转载）

L4 向左倾斜
（1AL）

L4 向右倾斜
（1AR）

凸。这些概念也可以用于 Lenke 2 型侧凸。

对于 1AL 和 1B 型侧凸，下端固定椎应该是稳定椎（SV），但对于一个 1AR 侧凸，SV 靠近远端使得存在缩短融合节段的可能[7]。据 Suk 等[8] 报道，通过下端椎和中立椎之间的关系来确定下端固定椎是最好的方式。当中立椎和下端椎之间椎体的数目是 1 或 0，则下端固定椎应选择中立椎。当这二者相差 2 个椎体或以上时，下端固定椎可能是中立椎近端的 1 个椎体（NV–1）。由于术后发生叠加现象和失代偿的风险高，下端固定椎不应该高于中立椎 2 个椎体（NV–2）[8]。

C 修正型

第一步是决定是否有可能进行选择性胸椎融合。选择性融合的定义是当主弯和胸腰弯 / 腰弯完全脱离中线时，只融合主弯，次要弯不融合保留活动度[5]。重要的是，对于胸腰弯 / 腰弯，中线为骶骨中垂线（CSVL），而主弯的中线为 C7 铅垂线（C7 PL）（图 6.2）。进行选择性融合的目的是为了尽可能多地保留活动的节段，这是 AIS 外科治疗中最具挑战性的决定。Lenke 等描述了选择性融合的临床和影像学的标准（框 6.1）[5]。即使符合以上所有的标准，由于出现术后不平衡的风险高，应避免对躯干向左偏移 2 cm 以上患者进行选择性融合（C7 PL–CSVL > 2 cm）[9]。

如果建议进行选择性融合，那么下端固定椎应该是稳定椎[10]。当不可能进行选择性融合，必须要对腰弯进行融合，并与我们下一小节将看到的腰弯选择相同的下端固定椎。

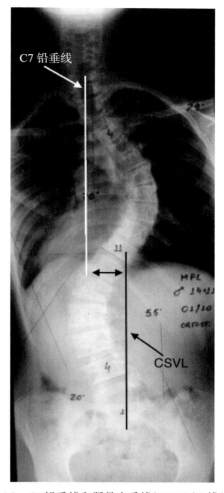

图 6.2 C7 铅垂线和骶骨中垂线（ CSVL ）X 线片。躯干的位移是前二者之间的距离

胸腰弯 / 腰弯上端固定椎的选择（Lenke 5、6 型）

对上端固定椎的选择取决于是否需要对胸弯进行融合。5 型侧凸融合节段通常不必要包括主胸弯，上端固定椎应该是上端椎[11, 12]。然而，在某些患者中需要对主胸弯进行融合，尤其是那些临床上有明显的胸部肋骨凸起或右肩高于左肩的患者。这是因为术后右肩将变得更

高，胸部肋骨隆起更加明显。对于 Lenke 6C 侧凸，决定是否进行选择性融合通常是更困难的。是否融合的临床和影像学标准与主胸弯伴 C 型腰椎修正型所使用的标准相似（框 6.2）。这是手术前需要与患者和家属讨论的一个重要问题。

对于选择性融合，上端固定椎通常是腰弯的上端椎[11, 12]。如果没有条件做选择性腰椎融合，主胸弯需要融合而上胸弯不需要，上端固定椎一般止于中立椎。

胸腰弯 / 腰弯下端固定椎的选择（Lenke 5、6 型）

下端固定椎通常是 L3 或 L4。据 Shufflebarger 等[11] 报道，下端固定椎应该是下端椎。Suk 等[4, 8] 将胸腰弯 / 腰弯分为 A 和 B 型，在 A 型侧凸中，屈曲位片上 L3 过骶骨中线，且 L3 旋转小于

2 级。在这些情况下，下端固定椎可能是 L3。当 L3 旋转大于 2° 或屈曲位片上 L3 过骶骨中线，下端固定椎应该是 L4[4, 8]。然而，在实践中 2 种规则通常是一致的。

■ 前路手术

对于特发性脊柱侧凸，选择前路手术的适应证如下：

同一入路进行矫形和内固定

AIS 患者前路脊柱固定只适用于单一结构性弯畸形（Lenke 1 或 5 型）。它可以通过胸椎胸腔镜的方法进行（Lenke 1 型）[13]。患者超重（>70 kg）、存在

框 6.1　选择性胸弯融合的影像学与临床标准

影像学标准

- MT ： TL/L 比例大于 1.2 （Cobb、AVT、AVR）
- TL/L 较 MT 更弯曲（理想情况下在屈曲位片上小于 25°）
- 胸腰段无大于 10° 的过渡性后凸（T10~L2<10°）

临床标准

- 患者右肩高或双肩平衡
- 胸段躯体偏移比腰线不对称更明显
- 胸弯比腰弯更大且比值至少为 1.2

缩写：MT：主胸弯；TL/L：胸腰 / 腰弯；AVT：顶椎偏移；AVR：顶椎旋转。

框 6.2　选择性 TL/L 融合的影像学与临床标准

影像学标准

- TL/L ： MT 比例大于 1.25 （Cobb、AVT、AVR）
- MT 较 TL/L 更弯曲（理想情况下在屈曲位片上小于 25°）
- 胸腰段无大于 20° 的过渡性后凸（T10~L2<20°）

临床标准

- 患者左肩高或双肩平衡
- 腰线不对称比胸段躯体偏移更明显
- 腰弯比胸弯更大且比值至少为 1.2
- 患者、家属及外科医生在术前均可接受胸廓畸形

引自：Lenke LG, Edwards II CC, Bridwell KH. The Lenke classification of adolescent idiopathic scoliosis: how to organizes curve patterns as a template to perform selective of the spine. Spine 2003; 28:S199–S207.

过度后凸、僵硬型侧凸（屈曲位片上矫正小于 25%）和侧凸大于 70° 是禁忌证[14]。融合节段应该包括所有的侧凸节段（上端椎到下端椎）。目前，前路手术还没有得到广泛应用的原因很多：适应证有限、处理假关节或内固定失败等并发症困难、通常需要进行背侧联合手术、使用胸腔镜进行内固定的学习曲线较为漫长。此外，有些研究显示脊柱后路手术能取得与前路手术相似的或更好的结果，而后路手术是脊柱外科医生最熟悉的方法[13, 15]。

一期前路松解，二期后路固定融合

随着椎弓根螺钉的使用和许多采用后方入路的截骨和短缩技术的发展（Ponte 截骨、Smith Petersen 截骨、经椎弓根截骨、后路全脊椎切除），目前已不再需要前路松解使僵硬型侧凸（> 70°）更柔韧[13]，以避免破坏肋骨导致的肺功能损害。尽管如此，当没有术中神经电生理监测或手术医生不熟悉这些后路截骨技术时，医生仍然可以使用前路手术。目标是松解脊柱，这允许随后的后路手术获得更大的矫正率，以降低假关节和神经损伤的风险。

在骨骼不成熟的患者中防止曲轴现象[16]

前路手术也可以用在年龄非常小的患者来防止曲轴现象，特别是最终融合时 Y 软骨仍开放的患者，进行 360° 融合终止脊柱前方生长[17, 18]。然而，既往研究表明椎弓根螺钉具有控制脊椎前柱生长的能力，从而降低曲轴现象的风险，因此并不需要前路融合来阻止这些年龄非常小患者的脊柱前柱生长[19]。

患者存在明显胸椎后凸不足

虽然 AIS 患者后凸不足常见，但真正的胸椎前凸是很少见的。事实上，对于这些罕见的 AIS 病例，前路脊柱手术仍是最好的适应证。前路手术在前方短缩脊柱，恢复胸椎后凸[13]。但在大多数伴有前凸的 AIS 患者，可以通过多个 Ponte 截骨同时使用更为坚硬的棒，如铬钴或不锈钢棒来获得更好的矢状面形态。

■ 本章小结

随着现代椎弓根螺钉及 Lenke 分型系统[2, 3]的发展，我们已经可以预测不同弯型 AIS 患者的术后预后。对于 AIS 患者选择正确的融合节段需要精确的临床和影像学评估，本章已经阐述了确定上端固定椎和下端固定椎的方法。融合节段的选择对于实现 AIS 脊柱三维序列恢复的同时保持尽可能多的活动节段是至关重要的。

要点

I. 明确 Lenke 分型并确定 SV 和 NV[3]。

II. 主胸弯。

  A. UIV 是否包括上胸弯？

    1. 是：T2。

    2. 否：近端 NV。

  B：LIV。

    1. 结构性 TL/L 弯：选择腰椎远端 EV。

    2. 非结构性 TL/L 弯：

      a. 腰椎修正型 AL 型或 B 型：SV。

b. 腰椎修正型 AR 型：NV 或 NV–1。

c. 腰椎修正型 C 型：是否选择性融合？

   i. 是：选择 SV。

   ii. 否：选择腰椎远端 EV。

Ⅲ. TL/L 弯是否选择性融合？

A. 是：近端 EV 到远端 EV。

B. 否：近端胸椎 NV 到远端 EV。

难点

- 患者行 X 线检查时体位摆放不充分（未能保持双手位于肩部以上，双膝关节伸直）。

- 对于局部结构性因素重视不够（如 T2~T5 后凸以及 T10~L2 局部后凸）[3]。

- 在骨骼未成熟的患者中行选择性融合时欠考虑。对于 Y 软骨未闭合的患者，为避免近端叠加现象、曲轴现象以及腰弯矫正不足，应避免使用选择性融合[20]。

- 未能使用良好的融合技术以获得牢固融合。

- 选择融合节段时未考虑体格检查，特别是双肩水平、躯干平衡及旋转畸形。

- 术前伴有失平衡的患者行后路选择性融合术后发生失平衡的风险较高[9]。此类患者应避免行后路胸弯选择性融合。

■ 参考文献

5 篇 "必读" 文献

1. King HA, Moe JH, Bradford DS, Winter RB. The selection of fusion levels in thoracic idiopathic scoliosis. J Bone Joint Surg Am 1983;65:1302–1313

2. Lenke LG, Betz RR, Harms J, et al. Adolescent idiopathic scoliosis: a new classification to determine extent of spinal arthrodesis. J Bone Joint Surg Am 2001;83-A:1169–1181

3. Kim HJ, de Kleuver M, Luk K. Online reference in clinical life: Deformity. AO Surgery Reference. https://www2.aofoundation.org/wps/portal/surgery?show Page=diagnosis&bone=Spine&segment=Deformity Published July 2013; accessed May 2016

4. Suk SI, Kim JH, Kim SS, Lim DJ. Pedicle screw instrumentation in adolescent idiopathic scoliosis (AIS). Eur Spine J 2012;21:13–22

5. Lenke LG, Edwards CC II, Bridwell KH. The Lenke classification of adolescent idiopathic scoliosis: how it organizes curve patterns as a template to perform selective fusions of the spine. Spine 2003;28:S199–S207

6. Lenke LG, Bridwell KH, O'Brien MF, Baldus C, Blanke K. Recognition and treatment of the proximal thoracic curve in adolescent idiopathic scoliosis treated with Cotrel-Dubousset instrumentation. Spine 1994; 19:1589–1597

7. Miyanji F, Pawelek JB, Van Valin SE, Upasani VV, Newton PO. Is the lumbar modifier useful in surgical decision making?: defining two distinct Lenke 1A curve patterns. Spine 2008;33:2545–2551

8. Suk SI, Lee SM, Chung ER, Kim JHK, Kim WJ, Sohn HM. Determination of distal fusion level with segmental pedicle screw fixation in single thoracic idiopathic scoliosis. Spine 2003;28:484–491

9. Demura S, Yaszay B, Bastrom TP, Carreau J, Newton PO; Harms Study Group. Is

decompensation preoperatively a risk in Lenke 1C curves? Spine 2013;38:E649–E655

10. Trobisch PD, Ducoffe AR, Lonner BS, Errico TJ. Choosing fusion levels in adolescent idiopathic scoliosis. J Am Acad Orthop Surg 2013;21:519–528

11. Shufflebarger HL, Geck MJ, Clark CE. The posterior approach for lumbar and thoracolumbar adolescent idiopathic scoliosis: posterior shortening and pedicle screws. Spine 2004;29:269–276, discussion 276

12. Geck MJ, Rinella A, Hawthorne D, et al. Anterior dual rod versus pedicle fixation for the surgical treatment in Lenke 5C adolescent idiopathic scoliosis: a multicenter, matched case analysis of 42 patients. Spine Deform 2013;1:217–222

13. Newton PO, Upasani VV. Surgical treatment of the right thoracic curve pattern. In: Newton PO, O'Brien MF, Shufflebarger HL, et al, eds. Idiopathic Scoliosis: The Harms Study Group Treatment Guide. New York:Thieme; 2010:200–223

14. Letko L, Jensen RG, Harms J. The treatment of rigid adolescent idiopathic scoliosis: releases, osteotomies, and apical vertebral column resection. In: Newton PO, O'Brien MF, Shufflebarger HL, et al, eds. Idiopathic Scoliosis: The Harms Study Group Treatment Guide. New York: Thieme; 2010:188–199

15. Geck MJ, Rinella A, Hawthorne D, et al. Comparison of surgical treatment in Lenke 5C adolescent idiopathic scoliosis: anterior dual rod versus posterior pedicle fixation surgery: a comparison of two practices. Spine 2009;34:1942–1951

16. Dubousset J, Herring JA, Shufflebarger H. The crankshaft phenomenon. J Pediatr Orthop 1989;9:541–550

17. Lapinksy AS, Richards BS. Preventing the crankshaft phenomenon by combining anterior fusion with posterior instrumentation. Does it work? Spine 1995; 20:1392–1398

18. Shufflebarger HL, Clark CE. Prevention of the crankshaft phenomenon. Spine 1991; 16(8, Suppl):S409–S411

19. Suk SI, Kim JH, Cho KJ, Kim SS, Lee JJ, Han YT. Is anterior release necessary in severe scoliosis treated by posterior segmental pedicle screw fixation? Eur Spine J 2007;16:1359–1365

20. Sponseller PD, Betz R, Newton PO, et al; Harms Study Group. Differences in curve behavior after fusion in adolescent idiopathic scoliosis patients with open triradiate cartilages. Spine 2009;34:827–831.

7

新型非融合生长技术治疗儿童脊柱侧凸

原著　Caglar Yilgor, Ahmet Alanay
翻译　孙旭　徐亮

■ 引言

对处于生长发育阶段的儿童，部分矫形手术常常不能获得满意的矫形效果，这主要由于过早的行脊柱融合手术常伴发较多的远期并发症，甚至危及患者的生命。在脊柱的生长和发育过程中，过早的脊柱融合手术会减缓甚至抑制脊柱纵向生长，影响椎管、胸廓以及肺组织的发育等。最终会导致躯干短缩、曲轴现象、远端叠加现象，甚至呼吸功能障碍。

在充分认识该类手术术后并发症的基础上，一些医生开始提出"延迟策略"的概念[1]。这些非手术以及手术治疗的目的在于：如果不能完全避免脊柱融合手术，则尽可能推迟终末融合手术的时间。其中，非手术治疗方法包括牵引、石膏和支具。手术治疗的目的在于控制畸形进展的同时保证脊柱、胸廓以及肺组织生长发育[2]。

相比于传统的延迟策略，生长调控技术，如椎体 U 形钉和椎体椎弓根螺钉栓系技术，可以提供更好的矫形效果，在部分患者中甚至可达到终末融合效果。生长调控方法主要经前路手术在侧弯凸侧进行加压，保留脊柱的内在生长潜能，调控畸形节段的生长以防止侧凸进一步进展，并达到一定程度的侧凸矫形效果[3]。

■ 非融合技术概述

非融合技术的目的主要是在矫正畸形的同时，维持脊柱、胸廓、肺组织的正常发育，与此同时保持矫形效果并尽可能推迟终末融合手术时间。常见的非融合技术可分成 4 类（表 7.1）。其中，生长保留/刺激、生长引导和生长调控是 3 种主要的非融合技术理念。而第四种非融合技术即混合技术，是指联合运用 2 种以上非融合技术伴或不伴局部融合的手术方法。本章节详细介绍生长调控技术，其他非融合技术详见本书第五章。

生长保留和刺激技术主要以内固定撑开为基础，通过对侧凸的上下端椎进行固定，从而保留中间椎体的生长潜能。这类技术主要根据内固定的位置以及类型来命名。通过对具有生长发育潜能的椎体定期撑开，以达到控制和矫正畸形的效果，同时尽可能地维持脊柱及胸廓的正常生长发育[4,5]。但在随访过程中，椎旁韧带纤维化、关节僵硬和自发性融合现象等并发症限制了该类技术的广泛

表 7.1 治疗早发性脊柱侧凸以及未发育成熟的青少年脊柱侧凸的非融合手术技术

	后路脊柱撑开术
生长保留/刺激	·单侧生长棒 ·双侧生长棒 ·磁力生长棒 ·可扩张胸廓成形术 ·垂直可延伸钛肋
生长引导技术	·Shilla 技术 ·新型 Lueque 技术 ·滑动生长棒
生长调控技术	·椎体钉 ·椎体栓系技术
混合技术	·凸侧加压 + 凹侧撑开 ·局部融合 + 生长刺激 ·牵引相关生长治疗 ·非融合及多阶段截骨手术

应用[6, 7]。此外，术后常伴发脱钩、断棒、伤口愈合困难、脊柱失平衡等诸多并发症，有些甚至需要计划内或非计划再次手术处理[8]。虽然近期研发出的磁力生长棒可通过体外撑开降低患者手术次数，但其矫形效果尚未达到该技术理想的临床疗效[8]。

生长引导技术无需对脊柱纵向撑开，其主要通过在顶椎区凸侧加压控制畸形进展，同时降低交界区的纵向应力，保留脊柱正常的生长潜能。大多数患者中，这些自动滑动系统在初次手术后，不需要过多的手术干预，同时能够有效控制脊柱侧凸进展，美中不足的是技术保留的生长潜能可能低于预期[9]。

混合技术常常包括凸侧生长阻滞加凹侧纵向撑开[10]、短节段脊柱融合加生长棒纵向撑开及纵向撑开辅助生长引导

技术。Maruyama 等[11] 报道了一种新型非融合手术技术，即通过开胸行多节段椎体楔形截骨但不固定的手术治疗发育成熟或未成熟的青少年特发性脊柱侧凸（AIS）患者。

■ 儿童脊柱侧凸的生长调控技术

对于骨骼发育未成熟且合并中度特发性脊柱侧凸的患儿，其治疗多以随访观察和支具治疗为主[12, 13]。对于青春期初始脊柱侧凸介于 21°~30° 的患者，接受观察随访后，约 75% 患者后期需要手术治疗。对于初始侧凸度数大于 30° 的患者而言，观察随访后，其手术率接近 100%[14]。此外，观察随访需要定期拍摄 X 线片。患者及其家属也常因进展的可能性产生较大的心理压力。

因此，支具也成为常规保守治疗方案，尽管既往研究对于支具治疗的有效性报道不一。近期的一项关于青少年特发性脊柱侧凸支具治疗的临床研究显示合理佩戴支具可使近 50% 的患者免于手术治疗[13]。但前提是每天佩戴支具时间为 16~23 小时。支具本身较厚重，存在一定束缚感，尤其在夏天，患者会感觉明显的不舒适。此外，支具治疗的周期主要取决于患者初次佩戴支具时的年龄，通常需要 3~5 年，部分患者需要更长的治疗周期。由于支具治疗需要良好的依从性，同时支具治疗过程中常会掺杂社会因素，因此支具治疗的有效性常常受到影响。此外，相比于同等程度而未接受支具治疗的脊柱侧凸患者而言，接受支具治疗的患者心理压力较大，甚至觉得躯干的不对称随支具治疗而进一

步加重[15, 16]。

从逻辑上讲，患者接受支具治疗，不是为了避免手术，而是为了避免脊柱融合，尽管后者是如今脊柱侧凸治疗中最有效可行的术式。过早行脊柱融合手术还会减少脊柱活动性，抑制脊柱、胸廓的生长发育，甚至会导致邻近节段退变[17~19]。

而生长调控技术具有维持脊柱生长、控制侧凸进展和避免脊柱过早融合的优势。因此，其可作为支具治疗无效而持续进展的脊柱侧凸的替代治疗方案。这种生长调控技术通过凸侧加压支撑，保留患儿脊柱正常的生发育。侧弯凸侧加压原理基于 Hueter-Volkmann 定律，即椎体生长板的压力越大，其生长速度越慢[20]。

■ 椎体 U 形钉技术

对骨骼发育未成熟且处于青春期末的青少年患者而言，椎体 U 形钉技术可作为支具保守治疗无效的替代治疗方案。

椎体 U 形钉技术起源于 20 世纪 50 年代，主要将 U 形钉跨越椎间盘固定于椎体。Hueter-Volkmann 原理首先在幼犬中进行测试[21]，然后应用于 3 例脊柱侧凸患者中[22]。

但由于实际应用中内固定安装困难，这项技术一直未被有效推行。直到近期，记忆镍钛合金和视频辅助胸腔镜技术的应用才使得这项技术再次得以推行[23]。镍钛合金是一种生物相容的形状记忆金属合金，它是以冷却状态植入体内。其内固定的尖端为直角。一旦金属温度升高达到体温，尖端便在椎体中收缩，提供一个轻微的压缩力并降低拔出的风险[24]。

手术方法

对于胸椎侧凸患者，取侧卧位，凸侧向上[25]。术前常常在凹侧面的腋下放置滚轮，以增强术后矫形效果。术中需要联合运用可视胸腔镜、单肺通气和二氧化碳鼓气等装置。术前需要透视观察椎体形态。U 形钉先经冷冻保存。

术中从一侧端椎开始向另一侧端椎逐步置钉。术中注意钝性剥离软组织，避免损伤周围血管。每个节段在置钉前使用试模以衡量内固定大小。为了增加侧凸矫正，可以在顶椎区凸侧临时加压，后迅速安装 U 形钉固定。理想的内固定植入需要将 U 形钉贴近椎体的终板[25]。U 形钉放置在矢状面的肋骨头前方。对于前凸不足的患者，置钉位置需要更靠前。术中透视定位后，在椎体侧方植入 U 形钉。上述步骤在置钉过程中需要反复进行。最后，在手术结束时，放置胸腔引流管[25]。

对于腰弯，直接选择小切口[25]，经后外侧腹膜入路[26]。直接将腰背肌向后方牵开或在椎间盘的中后缘用电刀切开后钝性分离。在椎体的后外侧植入 U 形钉，常常固定 3~4 个椎体[25]。

术中应尽量取得最大程度的侧凸矫正，因为当术后即刻侧凸矫正小于 20°时，术后常可以取得最佳矫形效果[25]。

结 果

椎体 U 形钉主要是抑制椎体凸侧脊柱的生长，其原理类似于骨骺阻滞。记忆金属利用压力对脊柱凸侧生长板的生长进行阻滞。理论上，该内固定的应用可以避免后期行终末不对称融合手术。

但固定节段的僵硬可能导致固定节段椎间盘退变以及自发性融合现象的发生。Betz 等[24]证明了在青少年特发性脊柱侧凸患者中应用 U 形钉的可行性及安全性。

由于 U 形钉对不同位置的脊柱侧凸矫正效果不同，所以评估 U 形钉临床疗效时应独立评估胸椎侧凸和腰椎侧凸的矫形效果。Betz 等[28]对接受 U 形钉治疗的 39 例年龄大于 8 岁的患者进行随访，其术前平均侧凸约 52°，在术后 1 年的随访中，约 87% 的患者侧凸进展 ≤ 10°。长期的随访研究显示对于胸椎畸形小于 35° 及所有腰椎侧凸患者，约 78% 的患者侧凸进展小于 ≤ 10°[25]。

随后，该团队进一步对比分析了 U 形钉和支具对高进展风险的中度脊柱侧凸的患者的治疗效果。对于 25°~34° 的胸椎侧凸患者，U 形钉和支具治疗的有效率分别为 81% 和 61%。而对于 35°~44° 的胸椎侧凸患者，U 形钉和支具治疗的有效率分别为 18% 和 50%。对于 25°~34° 的腰椎侧凸患者，U 形钉和支具的有效率相似，分别为 80% 和 81%；而对于更大的腰椎侧凸而言，其有效率分别为 60% 和 0。但对于大于 35° 的腰椎侧凸患者而言，U 形钉和支具的有效性难以定论，因为纳入的患者中接受 U 形钉治疗的只有 5 例，接受支具治疗仅 2 例[29]。

对于大于 35° 的胸椎侧凸患者而言，既往研究一直认为 U 形钉的矫形效果较差[25, 28, 29]。在 U 形钉矫正效果差的患者中，固定椎体多维持稳定，但固定椎体邻近节段常出现侧凸进展[30]。相比之下，一项纳入 12 例年龄小于 10 岁的研究显示 U 形钉可有效矫正侧凸 30°~39° 的胸椎及腰椎畸形，主要原因在于该部分患者的弯型相对稳定，邻近椎体侧凸未见明显进展[31]。

文献中 U 形钉术后相关的并发症报道虽较少，但包括内固定脱出、断钉、侧弯矫正过度、气胸、先天性膈疝破裂、胸腔积液和肠系膜上动脉综合征等[25, 29, 32, 33]。

适应证

对于正在接受观察或者支具保守治疗的患者而言，决定何时进行椎体 U 形钉手术十分困难[25]。更好地识别侧凸进展风险有助于判断患者是否适合接受 U 形钉治疗。

既往文献中推荐的手术指征包括[29]：①女性 <13 岁，男性 <15 岁；② Sanders 评分[34] <5 分；③胸椎侧凸 ≤ 35°，腰椎侧凸 ≤ 45°；④胸椎后凸 ≤ 40°。但是，美国食品药品监督管理局（FDA）并未明确指明椎体 U 形钉用于上述适应证的治疗。

如果初次植入 U 形钉术后侧凸 >20°，建议晚间佩戴矫形支具，直到侧凸度数 <20° 或者骨骼发育已成熟[25]。对于胸椎侧凸为 35°~45° 或侧凸 <35° 但屈曲位片上仍 >20° 的患者，推荐采用椎体椎弓根螺钉栓系治疗[29]。

对于生长潜能较大且同时合并中等程度脊柱侧凸的患者，既往文献中尚缺乏椎体 U 形钉相较于支具治疗有效性及安全性的临床循证报道（等级 4，病例系列研究）（图 7.1）。

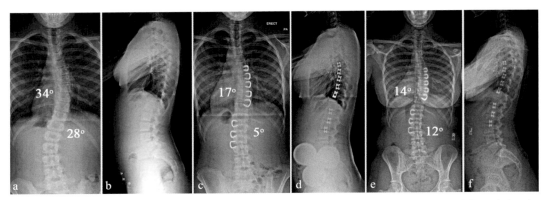

图 7.1　11 岁女孩，发现胸椎侧凸 34° 和腰椎侧凸 28°。其 Risser 为 0，尽管前期接受支具治疗，但侧凸仍持续进展。因此接受 T5~T11 椎弓根螺钉固定，T12~L3 椎体栓系治疗。a，b. 术前影像学资料。c，d. 术后冠状面平衡较前明显改善。e，f. 术后 5 年，该患者侧凸基本维持稳定（由 Amer Samdani 提供）

■ 椎体椎弓根螺钉栓系技术

椎体椎弓根螺钉栓系技术通过聚乙烯栓绳连接侧弯凸侧的椎体钉，加压收缩增加侧凸的矫形和控制。该技术主要应用于发育未成熟的青少年特发性脊柱侧凸患者中。术中可使用可视胸腔镜辅助。凹侧残存的生长潜能使得凹侧椎体继续生长，从而减轻侧凸畸形。

该技术的生物学机制最早在幼猪[35]及山羊[36]的动物模型中得以验证。同时在山羊的模型中，既往研究对比分析了椎体 U 形钉与椎体椎弓根螺钉栓系技术的矫形效果[37]。研究结果显示椎体椎弓根螺钉栓系技术矫形效果明显优于 U 形钉。椎体栓系技术可以保留脊柱柔韧性，减少因脊柱不对称产生的过大负荷，同时防止内固定松动。在随访过程中，椎体 U 形钉周围常常可以观察到透亮线，但椎体椎弓根螺钉栓系技术中，聚乙烯栓绳的加压可以有效防止术后螺钉的松动，而椎体较好的柔韧性可增加椎体的

活动，减少自发性融合的风险[38]。

手术方法

患者的体位及胸腔镜步骤与椎体 U 形钉类似。为椎弓根螺钉栓系做准备，将胸膜沿着侧凸的长度依次从肋骨头前方椎体的外侧切开[39]。术中仔细处理节段血管。同时注意保护椎间盘组织。

从一侧端椎向另一侧端椎依次植入内固定。可以直接置钉，也可以使用三爪钳辅助置钉。将螺钉插入肋骨头的前方，并穿过椎体凹侧面。通过这样的置钉方式，依次从头端向尾端置钉，一直到 L1 或者 L2 椎体水平。对于 L3（有时在 L2）水平，常常需要经腹膜后的小切口入路。

聚乙烯栓绳最终穿出尾端螺钉并在内固定螺钉处打结。通过系绳的牵拉和脊柱的平移来实现侧凸的矫正，之后拧紧螺帽。减掉多余的栓绳，两端约保留 2 cm 长度便于术后调整，最后放置胸腔引流管。术后 4~6 周内建议佩戴支具保护。

胸椎椎体椎弓根螺钉栓系也可同时配合腰椎U形钉技术矫正脊柱侧凸畸形。

结　果

在动物模型取得良好矫形效果的基础上，该技术随后首次应用于治疗1例8.5岁合并40°胸椎侧凸的患者中。初次术后，侧凸矫正至25°，48个月后，随着凹侧脊柱的继续生长，侧凸最终残留8°[40]。随后，通过对32例接受椎体栓系治疗的脊柱侧凸患者随访1年，也证实了该技术良好的侧凸矫形效果[39]。此外，肋骨隆起角度也改善近50%，这可能是由于脊柱侧凸属三维畸形，单平面的矫形可能同时影响其他平面畸形的转归[41]。

随后多项研究相继报道了类似的矫形效果[39,42]。然而，尽管该技术的总体矫形效果尚可，其仍需要长时间的随访进一步证明其临床有效性。此外，尚有10%~15%的患者在随访中出现侧凸过度矫正的趋势。这部分患者可能需要再次行胸腔镜手术松解栓绳。

在一项近期的临床研究中，学者们发现冠状面Cobb角和冠状面平衡情况在1~2年的随访中总体较术前都有改善或基本维持稳定[39,42]。其中，主胸弯及远端代偿性腰弯在随访中有进一步好转的趋势，但近端代偿性胸弯初次术后即基本维持稳定，随访过程中未见明显好转。

术后侧凸矫形结果的改善程度主要取决于术后随访的时间。对于主胸弯，12.5%的患者在随访中可获得10°的改善。然而，部分患者出现侧凸的过度矫正，甚至出现反向侧凸。随访中，28%的患者有5°~10°的矫正，56%的患者基本维持稳定（即差异不超过5°），3%的患者出现矫正丢失[39]。

矢状面上，术后即刻胸椎后凸及腰椎前凸较术前稍有降低，但在随访过程中又恢复至初始角度[39,42]（图7.2）。

在横断面上，术后椎体旋转的矫正

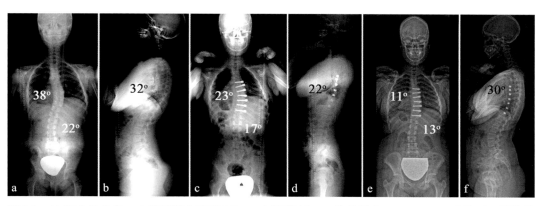

图7.2　11岁女性患者，入院诊断右胸弯38°，左腰弯22°，胸椎后凸32°。a，b. 术前正、侧位片示患者接受椎体栓系治疗（本中心第一例患者）。c，d. 术后即刻正、侧位片示胸椎侧凸和腰椎侧凸分别矫正至23°和17°，胸椎后凸为22°。e，f. 术后24个月（13岁）时胸椎侧凸和腰椎侧凸分别为11°和13°，胸椎后凸为30°。患者Risser已达5级

率约 40%；约 88% 的患者术前肋骨隆起 ≥ 10°，但术后 1 年随访时肋骨隆起 >10° 的患者仅占 28%，2 年随访时，进一步下降至 18%[39, 42]。

总体冠状面和矢状面平衡参数在随访中基本维持稳定[42]。然而肩平衡未见明显改善。迄今为止，既往研究中所有的患者都不需要行脊柱终末融合，且大体上保留了脊柱活动度。随着手术经验的积累，手术时间和预计失血量较前也有明显下降[42]。

既往研究中，未见对于该技术术后感染、神经以及内固定并发症的报道[39, 42]。部分患者出现持续性肺不张可能需要支气管镜检查（图 7.3）。理论上，术后患者脊柱侧凸畸形可能存在进展，但其可能性较低；只要患者骨骼存在一定的生长潜能，该侧弯就有好转的可能。而过度矫正常常发生在 Risser 小于 0 的患者中。随着手术经验的增加以及术中矫形程度控制的水平提高，术后脊柱侧凸过度矫正的发生率将进一步降低[39]。

适应证

虽然与椎体 U 形钉适应证相似，但理论上椎体椎弓根螺钉栓系技术中栓绳能更精准地矫正冠状面平衡，同时增加凸侧矫形力。因此，对于侧凸 >35°，且预计 U 形钉治疗无效的患者，可采用椎体椎弓根螺钉栓系治疗。

目前该技术的适应证包括：①特发性脊柱侧凸为 35°~60°，且骨骼发育未成熟的患者；②柔韧度达 50% 或屈曲位片上侧凸 <30°；③胸椎后凸 <40°；④椎体旋转 <20°。骨骼成熟度的评价主要包括：Risser ≤ 2，Sanders 评分 ≤ 4，以及月经状态[42]。但是，术中应用的内固定材料并未得到 FDA 批准。

虽然椎体椎弓根螺钉栓系技术治疗更严重的脊柱侧凸的有效性尚有待证实，

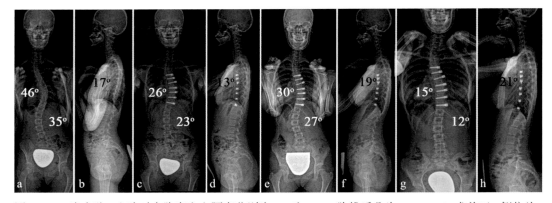

图 7.3 11 岁女孩，入院时右胸弯和左腰弯分别为 46° 和 35°，胸椎后凸为 17°。a，b. 术前正、侧位片。c，d. 患者接受胸椎栓系治疗后，右胸弯和左腰弯分别为 26° 和 23°，胸椎后凸为 13°。e，f. 随访 4 个月后发现胸椎侧凸及腰椎侧凸较术后即刻均有进展，右胸弯和左腰弯分别为 30° 和 27°，胸椎后凸矫正至 13°。g，h. 术后 1 年（12 岁）时，右胸弯和左腰弯分别为 15° 和 12°，胸椎后凸为 21°，患者此时 Risser 为 2 级

但患儿家族史、身高、父母身高和第二性征等也成为影响该技术术后矫形效果的因素[42]。例如，椎体椎弓根螺钉栓系技术同样可以应用于侧凸 >60° 但屈曲位片上 <30° 的患者。同样，对于胸椎后凸和椎体的旋转角上限也不是绝对的。尽管恢复胸椎后凸也是脊柱侧凸矫形手术的目标之一[43, 44]，但术后应避免残留过大的胸椎后凸。为了防止前路手术术后残留胸椎后凸过大，胸椎后凸 >40° 应视作前路手术的禁忌证。虽然顶椎置钉稍微偏向后方可以达到一定的去旋转作用，但对于肋骨隆起 >20° 的患者，因术后难以获得良好的矫正，故不推荐椎体椎弓根螺钉栓系治疗[39]。

尽管既往文献报道该技术可用于 8.5 岁的患儿，但该技术最理想的患儿应为 10 岁及以上的儿童[40]。主要原因在于目前的内固定材料不适合应用于年龄较小且椎体较小的儿童，强大应力可能导致侧凸的过度矫正。对于出现术后脊柱侧凸过度矫正的患者，既往研究尚未证实内固定取出可以让患者恢复脊柱形态，因此经前路椎体椎弓根螺钉栓系技术不推荐应用于年龄小于 8 岁的患者[8]。

总而言之，与非手术治疗、传统非融合延迟手术以及终末融合手术相比，椎体椎弓根螺钉栓系术对于特定的患者是一种安全有效且可行的手术方法。

■ 本章小结及未来方向

当今的脊柱外科手术飞速发展，在完善伦理以及医保的前提下，矫形技术也有着良好的发展前景。患者们较过去更关注疾病的诊断、治疗方案以及临床转归。微创矫形、保留生长潜能以及脊柱活动性的应用，并且微电子技术可以在监测体内内环境变化的同时及时做出应答，因而有望能得到进一步发展。

对于儿童脊柱侧凸而言，经前路行凸侧加压的生长调节手术有望成为替代支具和终末融合的治疗方案。虽然目前该技术的适应证较为局限，但可以避免终末融合手术及其相关并发症，因而具有一定的应用前景。今后仍需要长期随访进一步证明该技术的临床有效性。应用非融合技术治疗年幼的儿童及青少年脊柱侧凸是革命性发展，这种一期非融合手术可以对侧凸进行长时间的矫正。现如今，学者们都在探索脊柱侧凸非融合技术。

脊柱医学未来的发展或许可以完全避免手术，通过非侵入性地应用外部抑制剂（如波或射线）的形式来限制椎体凸侧生长板的生长或刺激凹侧生长板的生长。最终目标是探索脊柱侧凸的病因学，进而预防该疾病的发生与发展。

要点

- 椎体 U 形钉的推荐手术指征：①女性 <13 岁，男性 <15 岁；② Sanders 评分 <5 分；③胸弯 ≤ 35°，腰弯 ≤ 45°；④胸椎后凸 ≤ 40°。
- 因为术后即刻胸椎侧凸 <20° 临床预后较好，所以术中应尽量获得最大程度的侧凸矫形。
- 如果术后即刻侧凸 >20°，推荐晚上使用支具保护治疗，直至侧凸

<20° 或骨骼发育成熟。

◆ 如果胸椎侧凸为 35°~45° 或者尽管小于 35° 但屈曲位片上 >20° ，推荐使用椎体椎弓根螺钉栓系技术。

◆ 目前前路椎体椎弓根螺钉栓系的适应证主要包括：①特发性脊柱侧凸为 35°~60° 且骨骼发育未成熟的患者；②柔韧度达 50% 或屈曲位片上侧凸 <30° ；③胸椎后凸 <40° ；④椎体旋转 <20° 。

◆ 为了避免术后出现过度矫正现象，术中应正确判断凸侧加压力。

难点

◆ 为了避免前路椎体椎弓根螺钉栓系伴发胸椎过度后凸，胸椎后凸 >40° 应视为椎体 U 形钉和椎弓根螺钉栓系技术的禁忌证。

◆ 对于肋骨隆起大于 20° 的患者同样不建议采用椎体 U 形钉及椎体椎弓根螺钉栓系技术，因为其临床预后较差。

■ 参考文献

5 篇 "必读" 文献

1. Johnston CE. Delaying tactics: traction, casting and bracing. In: Yazici M, ed. Non-idiopathic Spine Deformities in Young Children. Heidelberg: New York: Springer; 2011:109–121

2. Akbarnia BA. Management themes in early onset scoliosis. J Bone Joint Surg Am 2007;89(Suppl 1): 42–54

3. Guille JT, D'Andrea LP, Betz RR. Fusionless treatment of scoliosis. Orthop Clin North Am 2007;38:541–545, vii

4. Olgun ZD, Ahmadiadli H, Alanay A, Yazici M. Vertebral body growth during growing rod instrumentation: growth preservation or stimulation? J Pediatr Orthop 2012;32:184–189

5. Yilmaz G, Huri G, Demirkran G, et al. The effect of posterior distraction on vertebral growth in immature pigs: an experimental simulation of growing rod technique. Spine 2010;35:730–733

6. Cahill PJ, Marvil S, Cuddihy L, et al. Autofusion in the immature spine treated with growing rods. Spine 2010;35:E1199–E1203

7. Flynn JM, Tomlinson LA, Pawelek J, Thompson GH, McCarthy R, Akbarnia BA; Growing Spine Study Group. Growing-rod graduates: lessons learned from ninety-nine patients who completed lengthening. J Bone Joint Surg Am 2013;95:1745–1750

8. Cunin V. Early-onset scoliosis: current treatment. Orthop Traumatol Surg Res 2015;101(1, Suppl):S109–S118

9. Odent T, Ilharreborde B, Miladi L, et al; Scoliosis Study Group (Groupe d'étude de la scoliose); French Society of Pediatric Orthopedics (SOFOP). Fusionless surgery in early-onset scoliosis. Orthop Traumatol Surg Res 2015;101(6, Suppl):S281–S288

10. Alanay A, Dede O, Yazici M. Convex instrumented hemiepiphysiodesis with concave distraction: a preliminary report. Clin Orthop Relat Res 2012;470: 1144–1150

11. Maruyama T, Kitagawa T, Takeshita K, et al. Fusionless surgery for scoliosis: 2–17 year radiographic and clinical follow-up. Spine 2006;31:2310–2315

12. Nachemson AL, Peterson LE. Effectiveness of treatment with a brace in girls who have adolescent idiopathic scoliosis. A prospective, controlled study based on data from the Brace Study of the Scoliosis Research Society. J Bone Joint Surg Am 1995;77:815–822

13. Weinstein SL, Dolan LA, Wright JG, Dobbs MB. Effects of bracing in adolescents with idiopathic scoliosis. N Engl J Med

2013;369:1512–1521

14. Charles YP, Daures JP, de Rosa V, Diméglio A. Progression risk of idiopathic juvenile scoliosis during pubertal growth. Spine 2006;31:1933–1942

15. Fällström K, Cochran T, Nachemson A. Long-term effects on personality development in patients with adolescent idiopathic scoliosis. Influence of type of treatment. Spine 1986;11:756–758

16. Misterska E, Glowacki M, Latuszewska J. Female patients' and parents' assessment of deformity- and brace-related stress in the conservative treatment of adolescent idiopathic scoliosis. Spine 2012;37:1218–1223

17. Danielsson AJ, Romberg K, Nachemson AL. Spinal range of motion, muscle endurance, and back pain and function at least 20 years after fusion or brace treatment for adolescent idiopathic scoliosis: a casecontrol study. Spine 2006;31:275–283

18. Green DW, Lawhorne TW III, Widmann RF, et al. Long-term magnetic resonance imaging follow-up demonstrates minimal transitional level lumbar disc degeneration after posterior spine fusion for adolescent idiopathic scoliosis. Spine 2011;36:1948–1954

19. Kepler CK, Meredith DS, Green DW, Widmann RF. Long-term outcomes after posterior spine fusion for adolescent idiopathic scoliosis. Curr Opin Pediatr 2012;24:68–75

20. Mehlman CT, Araghi A, Roy DR. Hyphenated history: the Hueter-Volkmann law. Am J Orthop 1997;26: 798–800

21. Nachlas IW, Borden JN. The cure of experimental scoliosis by directed growth control. J Bone Joint Surg Am 1951;33A:24–34

22. Smith AD, Von Lackum WH, Wylie R. An operation for stapling vertebral bodies in congenital scoliosis. J Bone Joint Surg Am 1954;36:342–348

23. Hershman SH, Park JJ, Lonner BS. Fusionless surgery for scoliosis. Bull Hosp Jt Dis (2013) 2013;71:49–53

24. Betz RR, Kim J, D'Andrea LP, Mulcahey MJ, Balsara RK, Clements DH. An innovative technique of vertebral body stapling for the treatment of patients with adolescent idiopathic scoliosis: a feasibility, safety, and utility study. Spine 2003;28:S255–S265

25. Betz RR, Ranade A, Samdani AF, et al. Vertebral body stapling: a fusionless treatment option for a growing child with moderate idiopathic scoliosis. Spine 2010; 35:169–176

26. Uribe JS, Arredondo N, Dakwar E, Vale FL. Defining the safe working zones using the minimally invasive lateral retroperitoneal transpsoas approach: an anatomical study. J Neurosurg Spine 2010;13:260–266

27. Hunt KJ, Braun JT, Christensen BA. The effect of two clinically relevant fusionless scoliosis implant strategies on the health of the intervertebral disc: analysis in an immature goat model. Spine 2010;35:371–377

28. Betz RR, D'Andrea LP, Mulcahey MJ, Chafetz RS. Vertebral body stapling procedure for the treatment of scoliosis in the growing child. Clin Orthop Relat Res 2005;434:55–60

29. Cuddihy L, Danielsson AJ, Cahill PJ, et al. Vertebral body stapling versus bracing for patients with highrisk moderate idiopathic scoliosis. Biomed Res Int 2015;2015:438452

30. Lavelle WF, Samdani AF, Cahill PJ, Betz RR. Clinical outcomes of nitinol staples for preventing curve progression in idiopathic scoliosis. J Pediatr Orthop 2011;31(1, Suppl):S107–S113

31. Theologis AA, Cahill P, Auriemma M, Betz R, Diab M. Vertebral body stapling in children younger than 10 years with idiopathic scoliosis with curve magnitude of 30 degrees to 39 degrees. Spine 2013;38:E1583–E1588

32. Laituri CA, Schwend RM, Holcomb GW III. Thoracoscopic vertebral body stapling for treatment of scoliosis in young children. J

Laparoendosc Adv Surg Tech A 2012;22:830–833

33. Trobisch PD, Samdani A, Cahill P, Betz RR. Vertebral body stapling as an alternative in the treatment of idiopathic scoliosis. Oper Orthop Traumatol 2011; 23:227–231

34. Sanders JO, Khoury JG, Kishan S, et al. Predicting scoliosis progression from skeletal maturity: a simplified classification during adolescence. J Bone Joint Surg Am 2008; 90:540–553

35. Newton PO, Farnsworth CL, Upasani VV, Chambers RC, Varley E, Tsutsui S. Effects of intraoperative tensioning of an anterolateral spinal tether on spinal growth modulation in a porcine model. Spine 2011; 36:109–117

36. Braun JT, Ogilvie JW, Akyuz E, Brodke DS, Bachus KN. Creation of an experimental idiopathic-type scoliosis in an immature goat model using a flexible posterior asymmetric tether. Spine 2006;31:1410–1414

37. Braun JT, Akyuz E, Ogilvie JW, Bachus KN. The efficacy and integrity of shape memory alloy staples and bone anchors with ligament tethers in the fusionless treatment of experimental scoliosis. J Bone Joint Surg Am 2005;87:2038–2051

38. Newton PO, Upasani VV, Farnsworth CL, et al. Spinal growth modulation with use of a tether in an immature porcine model. J Bone Joint Surg Am 2008;90: 2695–2706

39. Samdani AF, Ames RJ, Kimball JS, et al. Anterior vertebral body tethering for immature adolescent idiopathic scoliosis: one-year results on the first 32 patients. Eur Spine J 2015;24:1533–1539

40. Crawford CH III, Lenke LG. Growth modulation by means of anterior tethering resulting in progressive correction of juvenile idiopathic scoliosis: a case report. J Bone Joint Surg Am 2010;92:202–209

41. Newton PO, Yaszay B, Upasani VV, et al; Harms Study Group. Preservation of thoracic kyphosis is critical to maintain lumbar lordosis in the surgical treatment of adolescent idiopathic scoliosis. Spine 2010; 35:1365–1370

42. Samdani AF, Ames RJ, Kimball JS, et al. Anterior vertebral body tethering for idiopathic scoliosis: twoyear results. Spine 2014;39:1688–1693

43. Lonner BS, Lazar-Antman MA, Sponseller PD, et al. Multivariate analysis of factors associated with kyphosis maintenance in adolescent idiopathic scoliosis. Spine 2012;37:1297–1302

44. Sucato DJ, Agrawal S, O'Brien MF, Lowe TG, Richards SB, Lenke L. Restoration of thoracic kyphosis after operative treatment of adolescent idiopathic scoliosis: a multicenter comparison of three surgical approaches. Spine 2008;33:2630–2636

8

青少年特发性脊柱侧凸手术治疗的远期疗效

原著　Manabu Ito, Katsuhisa Yamada, Ekkaphol Larpumnuayphol
翻译　毛赛虎　刘卓劼

■ 引言

　　青少年特发性脊柱侧凸（AIS）的手术治疗历史可以追溯到 100 年前[1]。随着 20 世纪中叶金属植入物应用于脊柱矫形手术领域，脊柱畸形的手术效果得到了显著提升[2]。由于大多数接受手术治疗的 AIS 患者年龄都在 20 岁以下，故此类患者初次术后的预期寿命将超过 50 年。为了评估 AIS 手术矫形的终身价值，针对患者术后疗效及其对健康相关参数影响的远期随访研究必不可少。基于至少 10 年随访的相关研究（表 8.1），本章讨论了以后路及前路手术治疗 AIS 的远期临床疗效。涉及的内容包括各种手术侧凸畸形的矫正率、手术相关的并发症、翻修手术的发生率与原因、远期肺功能以及下端固定椎（LIV）下方的腰椎间盘退变。青少年接受手术治疗的目的是预防畸形进展在成年后带来的不良后果。而对于 AIS 患儿，手术治疗能否预防腰椎间盘退变以及残留脊柱畸形的进一步发展，从而减少成年后畸形相关的严重临床问题的发生，至今仍是一个需要解答的重要问题。

■ 青少年特发性脊柱侧凸手术治疗史

　　在 20 世纪一二十年代，Russell Hibbs[1] 施行长节段、非固定的原位后路脊柱手术，术后以石膏固定长期制动。20 世纪 50 年代末，Paul Harrington[2] 首次使用金属植入物来矫正脊柱畸形和促进脊柱融合。他引入了一种可以凹侧撑开、凸侧加压的钩棒系统（图 8.1）。在 20 世纪 70 年代，通过椎板下不锈钢丝和 L 形棒的混合应用，Eduardo Luque[3] 为 AIS 的手术治疗带来了进一步的发展。他的这种技术首先应用于神经源性脊柱侧凸的治疗，随后应用于特发性脊柱侧凸。下一代的脊柱内固定手术是由 Cotrel 和 Dubousset[4]（CD 内固定）在 20 世纪 80 年代初引入的。他们提出了一种新的矫形概念，即旋棒操作，以在矫正脊柱侧凸畸形的同时矫正其旋转畸形。CD 内固定是一个由双棒及多个钩子所组成的框架结构（图 8.2）。1990 年前后，类

表 8.1 AIS 患者前路及后路手术长期随访的临床研究（大于 10 年）

	PMID	作者	杂志	年份	患者数量	平均随访时长（年）	内固定系统
1	25996533	Iida T	Spine	2015	51（Harrington 49、Luque 2）	22.6（20~29）	Harrington 或 Luque
2	23595075	Sudo H	J Bone Joint Surg Am.	2013	32（Lenke 5C）	17.2（12~23）	前路双棒 KASS 系统
3	23169073	Sudo H	Spine	2013	25（Lenke 1 MT）	15.2（12~18）	前路脊柱融合（ASF）KASS
4	23064806	Min K	Eur Spine J	2013	48 Lenke 1（A=19，B=8，C=14），7 Lenke 2（腰椎修正型 A=2, B=4, C=1）	10	后路椎弓根螺钉
5	22037534	Akazawa T	Spine	2012	66	31.5（21~41）	后路 58（Harrington45，Harrington 及钢丝 6、Chiba 棒 7），前路 8（Dwyer3、Zielke5）
6	21971127	Larson AN	Spine	2012	28（AIS 1B，1C，3C）：19 例选择性融合，9 例长节段融合		TSRH 或 CD 系统
7	21494198	Gitelman Y	Spine	2011	49	10.7（8~16）	Group 1A（n=17）：前路脊柱融合 Group 1B（n=9）：前后路联合脊柱融合 Group 1C（n=12）：后路脊柱融合及胸廓成形术 Group 2（n=11）：后路脊柱融合
8	21289549	Green DW	Spine	2011	20	11.8（9.4~15.1）	后路节段性融合（10：双棒、椎弓根螺钉、钩、钢丝；9：双棒及钩；1：双棒、钢丝
9	20081516	Kelly DM	Spine	2010	18	16.97（12~22）	前路脊柱融合
10	19910755	Bartie BJ	Spine	2009	171	19	Harrington
11	19752706	Takayama K	Spine	2009	32（AIS 18）	21.1	Harrington：7，CD：8，Zielke：2，Dwyer：1
12	19713874	Takayama K	Spine	2009	32（AIS 18）	21.1	Harrington：7，CD：8，Zielke：2，Dwyer：1
13	18519315	Helenius I	J Bone Joint Surg Am	2008	190	14.8	

（续表）

	PMID	作者	杂志	年份	患者数量	平均随访时长（年）	内固定系统
14	17762812	Bjerkreim I	Spine	2007	44，单主弯	单主弯 10（EQ，ODI），5（Xp）	CD
15	16924553	Benli IT	Eur Spine J	2007	109	11.3	TSRH
16	16449899	Danielsson AJ	Spine	2006	135	23.2±1.6（20.3~26.5）	Harrington
17	15864669	Mariconda M	Eur Spine J	2005	24	22.9（20.2~27.3）	单一 Harrington 分离棒
18	15706345	Helenius I	Spine	2005	Harrington: 11 对，USS: 10 对	男性 14.3（6.7~23.0），女性 14.1（6.4~23.7）	Harrington: 11 对，CD: 9 对，USS: 10 对
19	15526199	Niemeyer T	Int Orthop.	2005	41	23（11~30）	Harrington
20	15371703	Remes V	Spine	2004	CD: 57；USS: 55	CD: 13.0（11.2~15.0），USS 7.8（6.1~10.5）	CD 或 USS
21	14668498	Helenius I	J Bone Joint Surg Am.	2003	57	13	CD
22	14501939	Danielsson AJ	Spine	2003	139	23.2（20.3~26.6）	Harrington
23	12131746	Götze C	Spine	2002	82	16.7（11~22）	Harrington
24	11805664	Helenius I	Spine	2002	78	20.8（19.1~22.4）	Harrington
25	11563612	Danielsson AJ	Eur Spine J.	2001	146	23.3（20.3~26.6）	Harrington
26	11389396	Padua R	Spine	2001	70	23.7（15~28）	Harrington

（续表）

PMID	作者	杂志	年份	患者数量	平均随访时长（年）	内固定系统
27	11242379	Danielsson AJ	Spine	2001	139	23.2（20.3~26.6）	Harrington
28	11259948	Danielsson AJ	Acta Radiol.	2001	32	23.2	Harrington
29	10984785	Pérez-Grueso FS	Spine	2000	35	最少 10	CD
30	7642667	Connolly PJ	J Bone Joint Surg Am	1995	83	12（10~16）	Harrington
31	2326715	Kohler R	Spine	1990	21 腰椎 / 胸腰椎	最少 10	Dwyer
32	2141336	Dickson JH	J Bone Joint Surg Am.	1990	206	21	Harrington

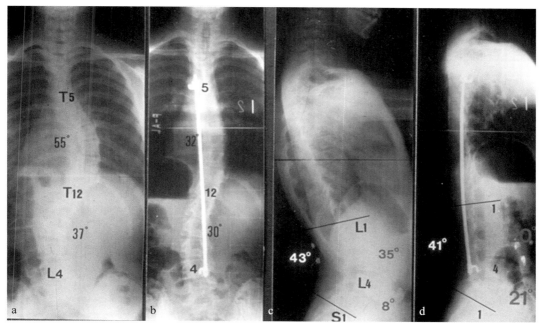

图 8.1　哈林顿器械术前（a，b）、术后（c，d）（单牵引棒、双钩）X 线片

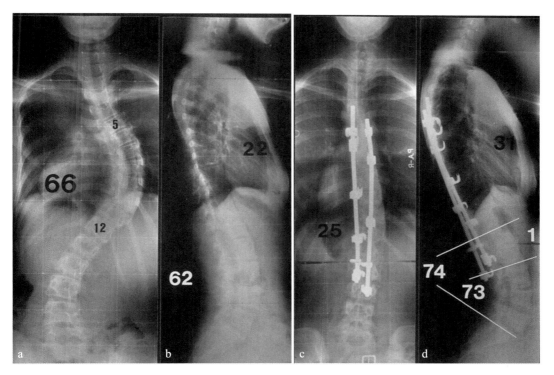

图 8.2　CD 器械术前（a，b）、术后（c，d）（2 根棒、多个钩）X 线片

似的脊柱内固定系统，包括德州苏格兰共济会医院（TSRH）内固定系统（达拉斯，德州）、Isola 脊柱系统（雷纳姆，马萨诸塞州）（图 8.3）和莫斯—迈阿密系统（德普伊，华沙，印第安纳州）相继被研发。使用的植入物包括双棒和多个钩子、椎板下钢丝，以及椎弓根螺钉。近年来，为了防止金属腐蚀和保护脊髓，新型椎板下植入物如钛缆和高分子聚酯带已经被研发出来。

Suk 等[5]在 1995 年报道了椎弓根螺钉（pedicle screw, PS）应用于脊柱侧凸矫正手术后，PS 内固定在 2000 年左右成为手术治疗特发性脊柱侧凸的一种标准技术（图 8.4）。这种经椎弓根的固定系统使得外科医生可以运用各种矫形技术，如去旋转、平移、节段性撑开—加压和原位弯棒等，较之前的内固定系统而言，能更好地实现脊柱侧凸的三维矫正[6]。过去的 10 年中，直接椎体旋转（direct vertebral rotation, DVR）[7]、双棒同时旋转及其他新技术的出现使 PS 内固定技术有了显著的改进[8]。

就 AIS 手术的前路内固定技术而言，20 世纪 70 年代[9]出现的 Dwyer 系统是其中最早的一种。这种前路系统由凸侧的椎体螺钉及螺钉间的柔韧线缆组成，其效果是在凸侧施加压力。Zielke 用螺纹杆对该系统进行了改进，而在 TSRH 系统中则改用了实心棒。20 世纪 80 年代，Kaneda 装置被研制出并用于治疗胸腰椎 / 腰椎的爆裂性骨折。1989 年，Kaneda 装置被改良为一种多节段前路脊柱系统，并被用于矫正胸腰段脊柱侧凸[10]。Kaneda 装置的一个独特之处是每个椎体

中均有 2 枚椎体螺钉，配合双棒可获得更好的生物力学状态和脊椎矢状面序列的恢复（图 8.5）。自 20 世纪 90 年代起[11]，视频辅助胸腔镜技术（video-assisted thoracoscopic technique, VATS）作为一种治疗胸椎侧凸的微创手术已被应用至今。该技术包括前路椎间盘切除和内镜引导下的单棒内固定融合，通常用于轻度胸椎侧凸。由于后路矫形手术的发展，目前而言，前路手术治疗 AIS 仅选择性地用于胸腰椎或腰椎侧凸的患者中。

后路手术疗效

Harrington 内固定系统

Lykissas 等[12]对 489 名接受 Harrington 内固定手术治疗（H- 内固定）的患者进行了 meta 分析，其平均随访时间为 20.7 年。术前平均 Cobb 角为 59.4°（55.8°～63.0°），末次随访时为 41.8°（38.6°～45.0°）。Cobb 角的平均矫正率为 24.7%。术前胸椎后凸角均值为 35.3°（28.9°～41.7°），末次随访时为 27.5°（20.6°～34.7°）。H- 内固定的主要矫正作用源于凹侧撑开，因此该系统易于在术后引起平背综合征，这是 H- 内固定系统的一个主要局限之处（图 8.1）。就 H- 内固定术后融合率而言，Lykiaas 等报道其假关节发生率为 3.1%。其他与 H- 内固定术后融合率相关的研究所报道的融合率达 93%～100%。Mariconda 等[13]报道了应用脊柱侧弯研究协会（SRS）评分评估的 H- 内固定术后功能疗效，该评分最高可达 120 分。该研究的 SRS 评分为 100.8 分，且患者

评分与对照组之间在所有分项上均无统计学差异。至于手术翻修率，在 Lykasas 等的研究中，459 例患者有 38 例（8.3%）再次手术，其部分原因是假关节 10 例、下腰痛 7 例、植入棒移除以缓解根性疼痛 1 例。Danielsson 等[14] 报道了 8 例翻修手术（5.1%），3 例因锁扣移位、2 例因平背症状、1 例因假关节、2 例植入物移除。而在 Padua 等[15] 的研究中，70 例患者有 48 例（68.6%）需要移除植入物，其主要原因是植入物相关疼痛 10 例、断棒 3 例、侧凸进展 5 例。

CD 内固定系统

Lykasas 等[12] 对 184 例接受 CD 内固定手术治疗的患者的中期和远期临床疗效进行了 meta 分析（图 8.2）。患者术前 Cobb 角为 54.6°（95% 可信区间，52.9°～56.2°），均值为 27.4°（21.9°～33°）。Cobb 角的平均矫正率为 49.8%。术前胸椎后凸角平均为 23.9°（14.4°～33.4°），末次随访时为 33.5°（30.8°～36.2°）。CD 内固定术后患者的胸椎后凸角增加了 10°。其成功融合率为 98.3%，177 例患者中术后假关节仅发生 3 例（1.7%）。Pérez-Grueso 等[16] 报道了以 SRS 评分评估的 CD 内固定术后功能疗效，其得分为（96.7±9.8）分，且患者得分与对照组相比在所有分项上均有差异。在 Remes 等[17] 的研究中，SRS 评分平均为 97 分，有 6 例患者（11%）术后频发腰痛。在远期翻修率方面，Bjerkreim 等[18] 报道，44 例患者中有 1 例因术后躯干不平衡而需要延长融合节

段，另有 5 例患者由于手术部位感染（SSI）需要移除植入物。在 Remes 等的研究中，57 例患者中有 4 例由于 SSI 移除植入物，另有 1 例术后出现神经功能损害，通过改用 H- 内固定系统以缓解症状。术中发生椎板骨折 4 例（7%），尾钩移位 6 例（10%）。

混合内固定（图 8.3）

Benli 等[19] 报道了 109 例经 TSRH 治疗的患者的远期疗效。其随访时间为（136.9±12.7）个月。患者术前 Cobb 角为 60.8°，末次随访时为 28.2°。平均矫正率为 50.5%±23.1%。随访期间 Cobb 角的平均矫正丢失为 5.3°±5.8°。Green 等[20] 所做的另一项远期随访研究发现术前 Cobb 角为 55°±11°，而末次随访时为 25°±10°（矫正率为 55.5%）。其随访时长为 11.8 年。在 Benli 等的研究中，术后融合率为 90.8%（109 例患者中 10 例出现骨不连），而在 Green 等的研究中则为 100%。至于 SRS-22 问卷的功能结果，2 项研究均发现每个分项的平均得分为 3.6~4.6 分。矫正丢失小于 10° 的患者在自我形象和精神状态分项的得分往往高于矫正丢失大于 10° 的患者。就翻修手术而言，Benli 等报道了 4 例因术后神经功能障碍而行的植入物移除。10 例患者因骨不连而再次手术。4 例因术后手术部位感染（3 例早发、1 例迟发）而行植入物移除。而在 Green 等的研究中，没有需要翻修手术的患者。3 例患者因自身要求行择期的植入物移除。

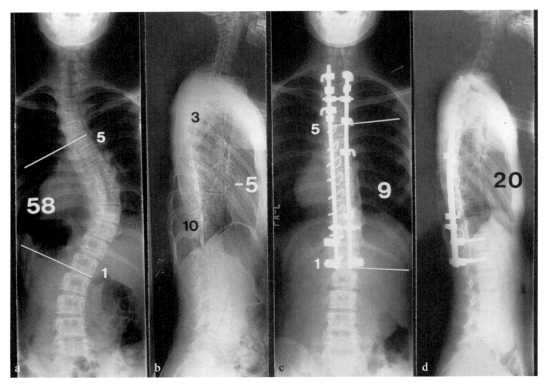

图 8.3　混合系统术前（a，b）、术后（c，d）X 线片（ISOLA；2 根矫形棒、钩、椎板下钢丝、远端椎弓根螺钉）

全椎弓根螺钉系统（图 8.4）

由于椎弓根螺钉系统应用不具有悠久历史，鲜有研究报道其远期临床疗效。Min 等[21] 报道了 48 例 Lekes 1 型和 2 型 AIS 患者经 PS 内固定术后的矫正率为 55%。这批患者的随访时长为 10 年。SKK 等报道了 203 例 King 2、3、4 及 5 型患者，其总体矫正率为 69%。有若干研究称，PS 内固定术后胸椎后凸角有减小的趋势。然而，Min 等和 Suk 等研究发现 PS 内固定术后胸椎后凸角不仅不会减小，反而会增大，平均可达 5°。2 项研究中术后融合率均为 100%。而术后 10 年随访时的功能性临床结果（SRS–24 问卷，最高得分 120 分）为（95 ± 22）分。Min 等的研究中再手术率为 12.5%（6 例患者由于 SSI 而行植入物移除）。Suk 等则发现在术后早期阶段，SSI 的发生率为 1.5%，其中有 1 例患者需要移除植入物。尽管发生了 SSI，这些患者在末次随访时仍获得了牢固的骨融合。在此二人的研究中，无一例患者因交界区或神经并发症而需要再次手术。然而，由于全 PS 内固定系统对侧凸畸形的高矫正率，近年来开始出现 PS 内固定术后肩部不平衡的相关报道。对于这一问题，有 2 种解决方法：①上端固定椎（UIVs）应包

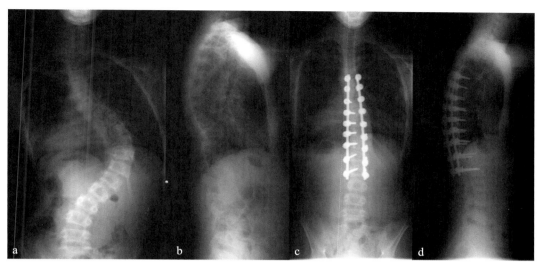

图 8.4 全椎弓根螺钉系统术前（a，b）、术后（c，d）X线片

含 T2；②对右胸弯患者降低其矫正率，以免抬高左肩。

有文献报道，在 AIS 患者行脊柱融合术后，经全 PS 内固定系统治疗的患者其交界区病变发生率与经混合内固定系统治疗的患者相比并无太大区别，即使全椎弓根螺钉内固定系统较后者在生物力学上更为僵硬[22]。另一项研究则发现在行脊柱融合术治疗的 AIS 患者中，术前 UIV 近端后凸与其术后进展具有相关性[23]。AIS 行脊柱融合术后交界区病变的发展可能是一个多因素的事件，需要进一步研究才能得出相关结论。

前路手术

前路手术常用于胸腰段和胸段侧凸的 AIS 患者。Kohler 等[24]报道了他们应用 Dwyer 系统治疗腰椎 / 胸腰椎侧凸的远期疗效。其随访时长均大于 10 年。

患者术前 Cobb 角为 56°，术后为 5°（矫正率为 91.1%）。随访期间，这批患者的平均矫正丢失达 10° 以上。在矫正丢失大于 10° 的患者中，线缆的断裂和骨不连颇为常见。Kelly 等[25]报道了 18 例应用 Dwyer、TSRH 或 Zieke 内固定系统施行胸腰椎融合术患者的临床结果。其平均随访时长为 17 年。患者术前 Cobb 角为 49.3°，末次随访时为 25.6°（矫正率为 48%）。术前胸椎后凸角为 21°（5°~40°），末次随访时为 23°（13°~37°）。Sudo 等[26]报道了应用一种名为 KASS 的双棒系统行胸腰椎前路融合术治疗 30 例 Lenke 5 型患者的远期疗效（图 8.5）。其平均随访时长为 17.2 年。患者术前 Cobb 角为 55.6°，末次随访时为 11.3°（矫正率为 79.8%）。随访期间的矫正丢失为 3.4°。术前胸椎后凸角（T5~T12）为 12.8°，末次随访时为 15.8°。

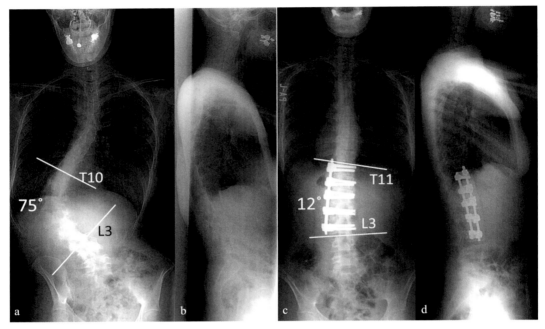

图 8.5 胸腰段侧凸采用 KASS 术（2 个椎体螺钉），术前（a，b）、术后（c，d）X 线片

针对胸椎侧凸，Tis 等[27]报道了他们应用一种名为 OASF 的单棒系统经开放前路手术治疗 85 例 Lenke 1 型患者的临床结果。患者术前 Cobb 角为 52°，末次随访时为 25°（矫正率为 50%）。初始胸椎后凸角为 28°±13°，5 年随访时为 38°±10°。Sudo 等[28]报道了其应用 KASS 双棒系统手术治疗 25 例 Lenke 1 型患者的疗效。其矫正率为 56.7%，而矫正丢失达 9.2°。术前胸椎后凸角（T5~T12）为 10.6°，末次随访时为 20.5°。这批患者的平均随访时长为 15.2 年。

目前对 AIS 前路手术融合率的相关报道较少。虽然 Kohler 等[24]在其研究中提及应用 Dwyer 内固定系统术后单节段的骨不连并不少见，但文中并没有关于融合率的准确描述。Sudo 等[26]则表示在 Lenke 5 型患者中其融合率可达 100%，而在 Lenke 1 型的患者中为 96%（24/25 例）。

Kelly 等[25]应用 SRS-30 问卷（最高得分 115 分）评估了 98 例经前路手术治疗的患者的术后功能结果，其平均得分为 98 分。文中并未对不同植入物之间的差别进行准确描述。Sudo 等的报道展示了其患者在 SRS-30 中全部 30 个分项的各项平均得分。其中最高得分为 5 分，最低则为 1 分[26, 28]。

在 Kelly 等的研究中，2 例患者须行翻修手术，1 例 Dwyer 螺钉断裂，另 1 例 Zielke 棒断裂。而在 Tis 等的研究中，3 例（4%）患者需要翻修，包括 1 例植入物断裂和 1 例侧凸进展；虽然共有 5

例患者发生断棒，4 例患者发生近端螺钉拔出，但是这些患者并未行翻修手术。Sudo 等的研究则发现 2 例 Lenke 5 型患者需要进行额外的后路手术，1 例因为手术部位邻近节段退变，另 1 例因为胸椎侧凸进展。Lenke 1 型患者亦有 2 例须行额外的治疗：1 例因骨不连行后路手术，另 1 例则因植入物穿入胸腔引起间歇性咳嗽伴咯血而需要移除植入物。

至于呼吸功能相关检查，Sudo 等[26]报道了胸椎侧凸患者开放前路手术后 10 年以上随访结果，发现其百分比预计的用力肺活量（%FVC）和第一秒用力呼气容积（%FEV$_1$）均显著降低（分别为 73% 和 69%；P=0.000 4 和 0.001 6）。然而，这些患者并未出现与肺功能减退相关的症状。该研究表示胸腰椎 / 腰椎侧凸的前路开放手术并不会引起肺功能相关的严重并发症。Lonner 等[29]则报道了一个相反的结果：开放的前路手术，如须切除 3~5 根肋骨的胸廓切开术或胸廓成形术，会使患者在 2 年随访时出现显著的肺功能减退[29]。

腰椎间盘的退变

Nohara 等[30]研究了 AIS 患者远端非融合节段的腰椎间盘退变（DD）及下腰痛（LBP）的发生率。该研究将患者分为 3 组：手术组（n=52）、非手术轻度侧凸组（n=45）及非手术重度侧凸组（n=52）。患者随访时长超过 10 年。该研究应用 X 线片和磁共振图像评估腰椎间盘退变程度。61.5% 的手术组患者发现有椎间盘退变，非手术轻度侧凸组为 47.7%，非手术重度侧凸组则为 84.4%。

下腰痛症状则出现在 51.9% 的手术组患者、64.4% 的非手术轻度侧凸组患者及 84.4% 的非手术重度侧凸组患者中。椎间盘退变和下腰痛的发生率在手术组与非手术轻度侧凸组之间对比均为显著差别。而手术组与非手术重度侧凸组的患者中椎间盘退变及下腰痛的发生率则有显著的差别。这些结果表明，与非手术的重度侧凸患者相比，经手术治疗的 AIS 患者 10 年随访时椎间盘退变及下腰痛的发生率明显下降。手术组患者椎间盘退变最常发生的节段是 L5/S1，而非手术组则是 L3/4 和 L4/5。Green 等[20]报道了相同的结果，其术后患者有 45%（20 例）发生了 L5/S1 的椎间盘退变（Pfirrmann 分级 3 级以上），为最常见的椎间盘退变节段。

呼吸功能

Gitelman 等[31]研究了 2 组患者术后远期的肺功能：组 1，胸腔手术患者；组 2，无胸腔手术患者。他们发现组 1 患者的 %FVC 和 %FEV$_1$ 在术后 10 年随访时均有显著下降。组 2 患者的 FVC 反而有明显上升，%FVC 和 %FEV$_1$ 则没有变化。他们因此得出结论：胸腔手术会导致远期肺功能减退。Saito 等[32]研究了经手术治疗的 AIS 患者 10 年以上随访时的呼吸功能。该研究将患者分为 3 组：组 1，后路矫形融合术组（n=25）；组 2，后路矫形融合术伴胸廓成形组；组 3，开放前后路联合脊柱融合术组。在组 1 和组 3 的患者中，术前 FVC 和 %FVC 在末次随访时均有显著上升。一个可能的原因是胸椎侧凸的后路手术矫形可以扩大胸腔的容积，进而改善肺功能。组2患者FVC和%FVC在术前和末次随访之间对比并无差别。本研究的作者由此总结出行胸廓手术，如胸廓成形术和AIS后路矫形合并前路开胸术，在10年随访时对患者的肺功能没有损害。尽管此类手术在一定程度上侵犯了胸廓的完整性，其对重度胸椎侧凸畸形患者脊柱及胸廓的矫形作用仍会有利于远期肺功能的改善。而另一项研究报道，如需切除3~5根肋骨的开胸术或胸廓成形术，尽管开放的前路手术（伴或不伴内镜辅助）会使患者在2年随访时出现显著的肺功能减退，但胸腰椎侧凸的患者经胸腰段入路的手术治疗并不会引起肺功能的减退[29]。

翻修手术

2006年，Richards等[33]报道了一项当时样本量最大（1 046例）的关于AIS初次融合术后翻修手术的研究。他们发现术后15年内翻修手术率为12.9%。2009年Luhmann等[34]研究发现AIS患者脊柱融合术后5.7年随访的翻修率为3.9%（41/1 057例），仅为Richards等发现的不到1/3。他们的研究发现在初次手术平均26个月后出现了47例翻修手术。其中20例（43%）因假关节、非固定区侧凸进展或交界区后凸而行脊柱翻修手术，16例（34%）因SSI，7例（15%）因疼痛和/或皮下隆起而行植入物移除，2例（4%）因植入物松动而行翻修，还有2例（4%）为选择性的胸廓成形术。后路手术的翻修率为3.7%，前路为4.3%，而前后路联合手术的翻修率则为4.1%。不同术式之间翻修率并无显著差异。不

同研究中AIS患者初次脊柱融合术后翻修率的差异更有可能是患者自身状况、手术医生经验以及医院设备条件等多方面因素的综合作用所造成的。

■ 本章小结

青少年特发性脊柱侧凸的手术治疗已有100年的历史。随着20世纪中叶脊柱金属植入物在脊柱畸形矫形方面的应用和发展，脊柱畸形手术治疗的临床疗效得到了显著的改善。各种后路脊柱内固定手术的平均矫正率为：Harrington内固定系统为25%，CD内固定系统为50%，混合内固定系统为55%，全椎弓根螺钉系统为70%。前路术式治疗AIS中，KASS系统应用于胸弯患者的矫正率为57%，胸腰弯及腰弯的患者则为80%。不管前路或是后路手术，90%~100%的患者可达成功的脊柱骨融合。初次侧凸手术后翻修率为4%~13%。翻修手术最常见的原因：43%为假关节和非融合节段的侧凸进展，34%为手术部位的感染，15%为植入物相关的疼痛。对比手术治疗患者与保守治疗患者间腰椎间盘退变及下腰痛的发生率发现，手术患者在远期随访时功能疗效更佳。此项研究结果是早期手术治疗对AIS患者往后生活质量有显著改善的强有力的证据。因此，当AIS患者侧凸进展达手术指征时应推荐手术治疗。虽然前路开放手术在治疗胸弯患者时会对其远期随访时的肺功能造成一定的损伤，但这并未对这些患者的日常活动带来困扰。对严重胸弯患者而言，开胸前路松解结合后路内固定术

可以有效增加胸廓容量，克服手术治疗对胸廓侵犯所带来的影响。

要点

- 全椎弓根螺钉内固定系统治疗侧凸畸形，其矫正率可高达 70%。
- 应用椎弓根螺钉的后路矫形手术的新近发展有助于恢复生理性胸椎后凸。
- 前路矫形手术对柔软的胸腰弯 / 腰弯患者来说是很好的选择。
- 相对于非手术治疗，恰当的手术治疗可帮助 AIS 患者预防下端固定椎以下的腰椎间盘退变，降低下腰痛发生的风险。但固定到 L5 可能无法达到上述效果。
- 新近出现的全椎弓根螺钉系统的融合率可达 100%，其远期随访翻修率低于 13%。

难点

- 应用如 Harrington 内固定的牵引装置会减小胸椎后凸，造成平背症状。
- 全椎弓根螺钉内固定由于其高矫正率，易造成术后双肩失衡。
- 虽然前路开放手术在治疗胸弯患者时可能会一定程度地降低其远期随访时的肺功能，但这并未对这些患者的日常活动带来困扰。
- AIS 术后翻修的常见原因有：假关节形成、LIV 以下的侧凸进展、手术部位感染以及植入物相关疼痛。

■ 参考文献

5 篇"必读"文献

1. Hibbs RA. An operation for progressive spinal deformities. NY Med 1911;93:1013
2. Harrington PR. Treatment of scoliosis. Correction and internal fixation by spine instrumentation. J Bone Joint Surg Am 1962;44-A–591–610
3. Luque ER. Segmental spinal instrumentation for correction of scoliosis. Clin Orthop Relat Res 1982;163: 192–198
4. Cotrel Y, Dubousset J, Guillaumat M. New universal instrumentation in spinal surgery. Clin Orthop Relat Res 1988;227:10–23
5. Suk SI, Lee CK, Kim WJ, Chung YJ, Park YB. Segmental pedicle screw fixation in the treatment of thoracic idiopathic scoliosis. Spine 1995;20:1399–1405
6. Suk SI, Lee SM, Chung ER, Kim JH, Kim SS. Selective thoracic fusion with segmental pedicle screw fixation in the treatment of thoracic idiopathic scoliosis: more than 5-year follow-up. Spine 2005;30:1602–1609
7. Lee SM, Suk SI, Chung ER. Direct vertebral rotation: a new technique of three-dimensional deformity correction with segmental pedicle screw fixation in adolescent idiopathic scoliosis. Spine 2004;29:343–349
8. Ito M, Abumi K, Kotani Y, et al. Simultaneous double rod rotation technique in posterior instrumentation surgery for correction of adolescent idiopathic scoliosis. Technical note. JNS: Spine 2010;12:293–300
9. Dwyer AF, Newton NC, Sherwood AA. An anterior approach to scoliosis. A preliminary report. Clin Orthop Relat Res 1969;62:192–202
10. Kaneda K, Shono Y, Satoh S, Abumi K. New anterior instrumentation for the management of thoracolumbar and lumbar scoliosis. Application of the Kaneda two-rod system. Spine 1996;21:1250–1261, discussion 1261–1262

11. Lenke LG. Anterior endoscopic discectomy and fusion for adolescent idiopathic scoliosis. Spine 2003;28(15 Suppl):S36–S43

12. Lykissas MG, Jain VV, Nathan ST, et al. Mid- to longterm outcomes in adolescent idiopathic scoliosis after instrumented posterior spinal fusion: a metaanalysis. Spine 2013;38:E113–E119

13. Mariconda M, Galasso O, Barca P, Milano C. Minimum 20-year follow-up results of Harrington rod fusion for idiopathic scoliosis. Eur Spine J 2005;14:854–861

14. Danielsson AJ, Romberg K, Nachemson AL. Spinal range of motion, muscle endurance, and back pain and function at least 20 years after fusion or brace treatment for adolescent idiopathic scoliosis: a casecontrol study. Spine 2006;31:275–283

15. Padua R, Padua S, Aulisa L, et al. Patient outcomes after Harrington instrumentation for idiopathic scoliosis: a 15-to28-year evaluation. Spine 2001;26: 1268–1273

16. Pérez-Grueso FS, Fernández-Baíllo N, Arauz de Robles S, García Fernández A. The low lumbar spine below Cotrel-Dubousset instrumentation: long-term findings. Spine 2000;25:2333–2341

17. Remes V, Helenius I, Schlenzka D, Yrjönen T, Ylikoski M, Poussa M. Cotrel-Dubousset (CD) or Universal Spine System (USS) instrumentation in adolescent idiopathic scoliosis (AIS): comparison of midterm clinical, functional, and radiologic outcomes. Spine 2004;29:2024–2030

18. Bjerkreim I, Steen H, Brox JI. Idiopathic scoliosis treated with Cotrel-Dubousset instrumentation: evaluation 10 years after surgery. Spine 2007;32:2103–2110

19. Benli IT, Ates B, Akalin S, Citak M, Kaya A, Alanay A. Minimum 10 years follow-up surgical results of adolescent idiopathic scoliosis patients treated with TSRH instrumentation. Eur Spine J 2007;16:381–391

20. Green DW, Lawhorne TW III, Widmann RF, et al. Long-term magnetic resonance imaging follow-up demonstrates minimal transitional level lumbar disc degeneration after posterior spine fusion for adolescent idiopathic scoliosis. Spine 2011;36:1948–1954

21. Min K, Sdzuy C, Farshad M. Posterior correction of thoracic adolescent idiopathic scoliosis with pedicle screw instrumentation: results of 48 patients with minimal 10-year follow-up. Eur Spine J 2013;22:345–354

22. Kim YJ, Lenke LG, Kim J, et al. Comparative analysis of pedicle screw versus hybrid instrumentation in posterior spinal fusion of adolescent idiopathic scoliosis. Spine 2006;31:291–298

23. Lee GA, Betz RR, Clements DH III, Huss GK. Proximal kyphosis after posterior spinal fusion in patients with idiopathic scoliosis. Spine 1999;24:795–799

24. Kohler R, Galland O, Mechin H, Michel CR, Onimus M. The Dwyer procedure in the treatment of idiopathic scoliosis. A 10-year follow-up review of 21 patients. Spine 1990;15:75–80

25. Kelly DM, McCarthy RE, McCullough FL, Kelly HR. Long-term outcomes of anterior spinal fusion with instrumentation for thoracolumbar and lumbar curves in adolescent idiopathic scoliosis. Spine 2010; 35:194–198

26. Sudo H, Ito M, Kaneda K, Shono Y, Abumi K. Longterm outcomes of anterior dual-rod instrumentation for thoracolumbar and lumbar curves in adolescent idiopathic scoliosis: a twelve to twenty-three-year follow-up study. J Bone Joint Surg Am 2013;95:e49

27. Tis JE, O'Brien MF, Newton PO, et al. Adolescent idiopathic scoliosis treated with open instrumented anterior spinal fusion: five-year follow-up. Spine 2010;35:64–70

28. Sudo H, Ito M, Kaneda K, Shono Y, Takahata M, Abumi K. Long-term outcomes of anterior spinal fusion for treating thoracic adolescent idiopathic scoliosis curves: average 15-year

follow-up analysis. Spine 2013;38:819–826

29. Lonner BS, Auerbach JD, Estreicher MB, et al. Pulmonary function changes after various anterior approaches in the treatment of adolescent idiopathic scoliosis. J Spinal Disord Tech 2009;22:551–558

30. Nohara A, Kawakami N, Tsuji T, et al. Intervertebral disc degeneration during postoperative follow-up more than 10 years after corrective surgery in idiopathic scoliosis: comparison between patients with and without surgery. J. Spine Res 2013;4:1651–1655 (Japanese)

31. Gitelman Y, Lenke LG, Bridwell KH, Auerbach JD, Sides BA. Pulmonary function in adolescent idiopathic scoliosis relative to the surgical procedure: a 10-year follow-up analysis. Spine 2011;36:1665–1672

32. Saito T, Tsuji T, Suzuki O, et al. Pulmonary function in idiopathic scoliosis relative to the surgical procedure: Long time follow-up analysis. J. Spine Res 2014;5: 1528–1532 (Japanese)

33. Richards BS, Hasley BP, Casey VF. Repeat surgical interventions following "definitive" instrumentation and fusion for idiopathic scoliosis. Spine 2006;31: 3018–3026

34. Luhmann SJ, Lenke LG, Bridwell KH, Schootman M. Revision surgery after primary spine fusion for idiopathic scoliosis. Spine 2009;34:2191–2197

9

儿童脊柱畸形术后翻修

原著　Lawrence G. Lenke
翻译　毛赛虎　刘卓劼

引言

翻修手术是儿童脊柱畸形手术的一项重要并发症，也是衡量青少年手术治疗成本与风险时须着重考虑的一点。儿童脊柱畸形患者术后翻修明显比成人畸形患者少见。然而，在这类患者中需要一次或多次翻修手术的情况多种多样。翻修手术的病因可分为早发性和迟发性两类。矫形效果欠佳、手术切口相关并发症、植入物相关并发症以及神经功能相关并发症通常发生在术后早期，需要及时干预。随后，非融合节段的畸形进展、假关节形成以及交界区病变等并发症也可能发生。但手术切口和植入物相关并发症可以在术后多年出现，某些患者身上也曾较早地出现了交界区病变。所以，明确儿童脊柱畸形术后是否需要翻修的关键在于鼓励患者定期随访，医生要在临床症状与影像学两方面仔细评估患者。本章讨论了儿童脊柱畸形患者的术后翻修，重点阐述了翻修手术的预防及其策略的制订。

矫形效果欠佳的临床及影像学结果

就儿童脊柱畸形患者而言，针对各类畸形的手术选择颇为多样。显然，在现今节段性椎弓根螺钉内固定盛行的时代，单纯后路的刚性内固定加彻底的脊柱融合是主流的手术选择，适用于所有儿童脊柱畸形患者。但这类手术为了增大畸形的矫正，常伴有各种后路的脊柱截骨。作为另一种选择，仍有部分医生选择现已少见的前路脊柱松解来治疗严重的冠状面或矢状面畸形，并以此减少某些 Lenke 1 型和 5 型患者的融合节段数。随着畸形患者体型以及侧弯僵硬程度的增大，手术并发症以及翻修的发生率将越来越高，治疗这类患者的难度也越来越大。

在不用的研究中心，AIS 患者术后20 年翻修率的差异颇为明显，从约为13% 到不足 4% 不等[1, 2]。其翻修原因颇为相似，最常见的是与内固定及融合相关的问题，如植入物移位、侧凸进展、躯干失衡及假关节形成，最终导致翻修手术。然而，上述研究多为在椎弓根螺钉广泛应用之前进行的病例收集，而应用椎弓根螺钉的儿童脊柱畸形手术翻修率远低于应用钩或钉钩混合的手术[3]。脊柱矫形内固定结构最重要的部分就是确保头尾两端坚强的内固定。我们建议内固定结构的末端最少有 4 枚坚固的螺钉锚定，如果患者或其畸形程度要求更高，则可增至 6 枚。相对而言，内固定的质量与数量相比是同等重要的。因此，术中在内固定结构植入后医生必须确保置钉的牢固。每次手术都应从影像学及生物力学（如体内评估内固定的稳定植入）两方面确认其置钉的牢固。如果在手术台上都没能确保内固定的稳定植入，那患者站立或活动时其内固定则更不可能保持稳固。

为降低翻修手术的发生率，畸形的分型和融合节段的选择是需要重点考虑的因素。对 AIS 患者的分型及其相应地治疗，至今学术界仍未有定论[4]。虽然 Lenke 分型系统是最为广泛应用的分型方法，但与之相悖的情况也是存在的，此时推荐的融合节段可能不仅仅包括患者的结构性弯。最难的在于如何在 1 型主胸弯及 2 型双胸弯患者中实现术后的双肩平衡[5]。某些大主胸弯伴近端非结构性胸弯（如 1 型主胸弯）的患者术前双肩是平衡的，但当上端固定椎（UIV）为 T4 或 T5 时，主胸弯的显著矫正会导致术后左肩抬高。即使上端固定椎为 T2 或 T3，如果术中双肩没有很好摆正，也会出现同样问题。术后"左肩高"可能是 AIS 术后的常见情况，但只有一部分患者需要为之进行翻修手术。

另一个颇有争议的问题是 Lenke 1C、2C 甚至 3C 和 4C 的患者何时应用选择性融合（STF）。虽然很多时候为了保存功能可以尝试不融合非结构性的腰弯，但如果发生术后失代偿则将需要做翻修手术[6]。最常见的 2 个原因是选择了不恰当的患者施行 STF 和胸弯的过度矫正以致腰椎无法适应[7]。此外，矢状面胸段或胸腰段矫正过度或不足，以及脊柱周围软组织松弛的患者更易于发生术后并发症，包括交界区后凸等[8]。经选择性胸弯融合术的患者，若术后冠状面或矢状面的失代偿无法自行矫正，则须行翻修手术，延长其内固定及融合至下腰段、L3 或更常见的 L4。

对骨骼发育未成熟的患者而言，无论是 AIS 还是其他病因，其手术治疗都颇具挑战，如果往后的生长发育导致畸形的进展，则可能需要进行翻修手术。在仍保有显著脊柱生长潜能的患者中，内固定结构上下两端的侧凸加重及顶椎区的畸形进展导致的曲轴现象，是施行翻修手术的重要原因。翻修手术往往要求延长内固定是下端固定椎（LIV）至 L4，某些情况下甚至达 L5。有趣的是，在本中心的临床实践中，发育未成熟的患者在经成功的 STF 后并未发现太多的腰弯进展相关并发症；反而是在发育未成熟的经选择性腰椎融合术后的患者不配合术后支具治疗的情况下会出现胸弯的畸形加重，最终需要追加胸弯的内固定融合。这类翻修手术需要延长腰段内固定至上胸段，并辅以节段性的顶椎螺钉固定从而降低今后生长发育导致胸段畸形进展的可能性。如图 9.1 所示，一名骨骼发育未成熟的 55° Lenke5 CN 型 AIS 女患儿。经后路 T11~L4 的选择性腰椎内固定融合术后，该患者的胸弯从术后 2 月时的 50° 进展至术后 2 年时的 65°。她的腰弯从 39° 增至 49°，胸椎后凸也增大到 69° 以上。她接受了后路翻修手术，包含植入物取出及融合情况

探查，继而是胸弯和腰弯顶椎的后柱截骨，最终完成从 T3 到 L5 的内固定融合。发育未成熟的脊柱做短节段融合总会带来非融合节段畸形进展的风险，这是一个普遍规律。患者和其家属需要提前了解这一点，以避免对术后可能出现的并发症感到难以接受[9]。

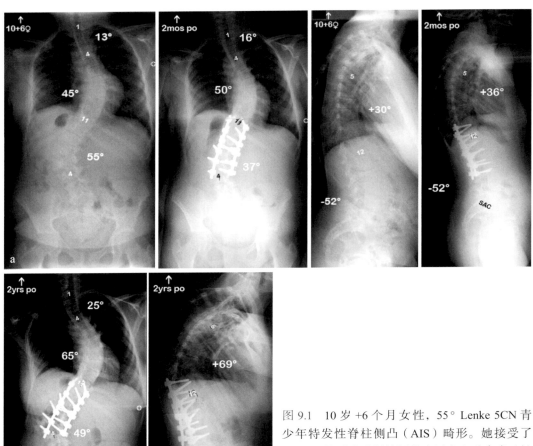

图 9.1　10 岁 +6 个月女性，55° Lenke 5CN 青少年特发性脊柱侧凸（AIS）畸形。她接受了 T11~L4 的后路选择性腰椎内固定和融合术（她有 6 个功能正常的腰椎）。a. 术后 2 个月，腰椎曲线稳定在 39°，但胸弯开始增大至 50°。b. 术后 2 年继续生长，胸弯增加到 65°，腰弯增加到 49°，胸椎后凸增加到 +69°

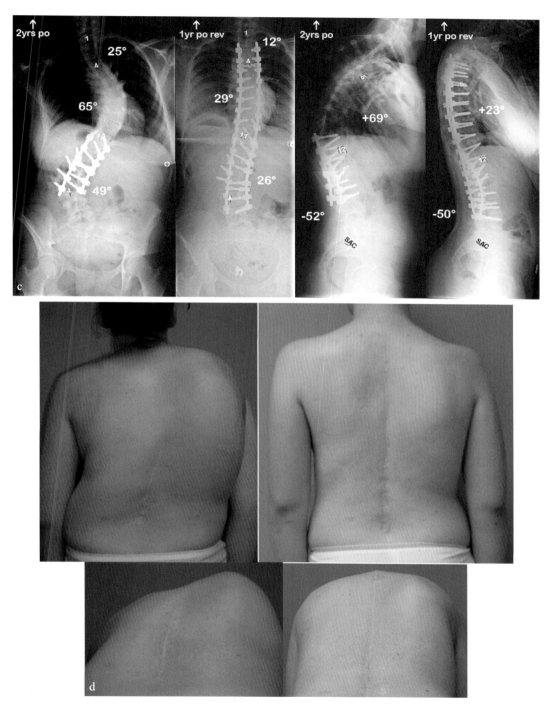

图 9.1（续） c. 她因此接受了一次翻修手术，包括植入物移除和融合情况探查（T11~L4 充分融合），之后多节段 PCO 截骨后，最终融合节段为 T3~L5。她的术后影像学形态非常好。d. 翻修术前和术后临床照片显示了临床矫正效果

■ 手术切口相关并发症

发生急性和慢性切口深部感染仍是儿童脊柱畸形术后翻修的一个常见原因。神经肌源性脊柱侧凸的患者其手术切口感染率远比 AIS 患者高，但所有患者均有可能发生切口感染。围术期适时标准化静脉注射抗生素，联合手术部位万古霉素粉末的广泛应用，无疑降低了世界上许多医疗中心的急性切口深部感染率。然而，如丙酸杆菌这样的慢性无痛性的正常皮肤菌群感染，仍然是一种罕见但棘手的并发症，通常需要彻底取出植入物来根除。切口感染的主流治疗方法为保留植入物，对可疑切口的早期积极引流和清创，加以术后的切口引流及基于培养和药敏结果的长期静脉内及口服抗生素[10]。对神经肌源性脊柱侧凸患者来说，围术期预防性地应用革兰阴性抗生素，以及在切口边缘应用皮肤胶，以防止继发性尿液或粪便局部污染，有助于降低急性切口感染率。在最为复杂的患者中，如高位脊髓脊膜膨出患者和组织覆盖率较低的患者，利用整形外科技术来缝合复杂的手术切口可以帮助这些具有挑战性的病例成功实现伤口愈合。

■ 伴或不伴假关节的植入物相关并发症

内固定结构出现问题时，翻修手术往往不可避免。可能出现的问题包括植入物的皮下隆起、移位及伴或不伴假关节的断裂。植入物皮下隆起几乎都发生于顶椎区畸形矫正不足的体瘦患者中，其胸弯顶椎的凸侧为好发部位。单向钉

或低切迹植入物的应用可以降低这类并发症的发生率。因近端或远端植入物拔出或移位所引起的植入物突出则是内固定上下端翻修的常见原因。此类并发症在后凸或侧后凸患者中多见，特别是在内固定结构在上端或下端过短或大幅矫形后头尾锚定未能达理想的稳固状态时。这些患者的翻修手术难度很大，因为旧的植入物往往会破坏或侵蚀相近的骨质结构，即便可以做到，在这些节段行翻修手术也相当困难。这种情况下常须将内固定向上下延展数个节段。此外，原发的脊柱畸形需要使用包括全脊柱切除术在内的脊柱截骨技术来矫正，以预防类似的植入物并发症再次发生。一般情况下，翻修术前的头环重力牵引（halo-gravity traction, HGT）有助于近端胸段或颈胸段后凸的矫正。图 9.2 为一名 15 岁多发性神经纤维瘤女性患者。其胸段侧后凸的病史很长，经历过 2 次前路和 5 次后路脊柱内固定融合手术，从儿时的原位融合固定到最后因植入物突出和畸形进展而行的后路植入物取出。最终她侧凸度数为 110°，后凸则达 160°。其三维 CT 和 MRI 显示了畸形所导致的严重变形，她的脊髓在后凸的顶椎处受压隆起。在数周牵引后，她接受了 3 个节段的 VCR，以及 C7~L3 的后路内固定融合。

■ 神经并发症

通过普遍应用术中脊髓及神经根检测（IOM）技术，脊柱畸形矫形手术的目标之一是避免术后出现神经并发症[11]。周密而细致的术中操作可以减少术中神

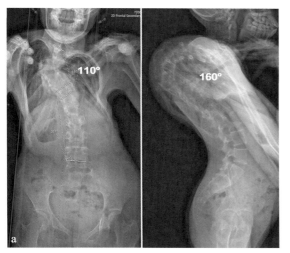
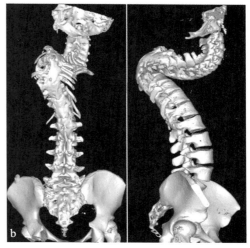

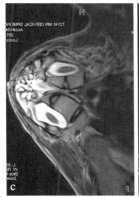
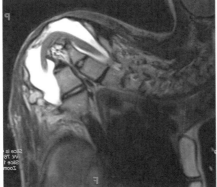
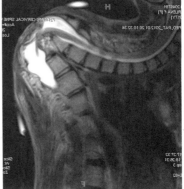

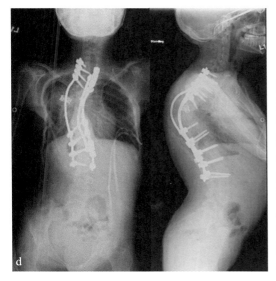

图 9.2 一名患有神经纤维瘤病的 15 岁女孩有长期胸椎后凸畸形病史，她在儿童时期接受过 2 次前路脊柱融合和 5 次后路内固定 / 融合治疗，均为原位融合，最终都因植入物突起而选择移除植入物。a. 脊柱侧凸进展到 110° 且伴 160° 后凸。b. 三维 CT 扫描显示了其脊柱严重扭曲，并能发现先前几次后路融合手术的痕迹。c. 术前矢状位胸椎 MRI 显示后凸严重，在 T5、T6 和 T7 这 3 个椎体的顶点处，脊髓被顶起。d. 患者接受 C7~L3 三节段全脊柱切除术（VCR）及后路固定融合。术后 X 线显示冠状面和矢状面序列得到了明显改善

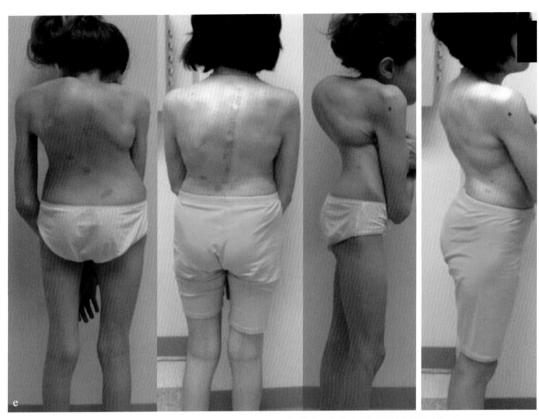

图 9.2（续）　　e. 术前和术后照片显示她的躯干畸形得到了显著的矫正

经并发症实时监控的报警，并改善术中监测的数据[12]。尽量将术中监测数据恢复至基线水平，这样患者术后重获基线神经功能的可能性才最大。虽然现今 IOM 技术在预测脊髓损伤方面很出色，但其检测周围神经并发症的敏感性和特异性则未达相应的水平，此类并发症最常见的是椎弓根误置导致的术后神经根性症状[13]。因神经并发症而行的翻修手术中，最常见的原因可能是偏内椎弓根螺钉的取出或重新定位。此外，过长且邻近大血管或其他内脏的椎弓根螺钉可能术后也需调整或取出。少数情况下，儿童脊柱畸形患者术后可能发生迟发脊髓损伤，并需要翻修手术立即处理。这类脊柱减压往往是针对术后血肿、凝胶基质材料等其他物质或截骨术后残留的骨 / 椎间盘碎片引起的碰撞挤压，抑或是针对交界区病变而行的矫正。术后是否行 CT 或 MRI 检查受到多种因素的影响，最终基于医生的个人选择，但若患者的脊髓损伤不断进展，翻修手术应及时施行，而明确迟发神经并发症的发生原因通常有利于手术的顺利进行。

■ 交界区病变

内固定结构的头尾两端在术后往往更容易出现问题，尤其在后凸畸形的矫形术后。随着强有力的椎弓根螺钉以及截骨术式的应用，后凸矫形往往已超出了患者生理适应范围，使得术后交界区后凸等并发症更为严重[14]。最常见的交界区并发症为近端交界区后凸（PJK），其定义为以 UIV 及 UIV 上方 2 个椎体的上终板测量所得的 Cobb 角增大 10° 或以上[15]。儿童患者术后 PJK 大部分是影像学上的异常，并无太大的临床意义。然而，超过 20° 或 30° 的 PJK 往往会引起疼痛及内固定头侧的畸形进展[16]。近端交界区后凸可能涉及的发病机制有：原有内固定的松动，UIV 节段或其上方的骨折以及 UIV 上方椎体的脱位。在某些特殊情况下，严重 PJK 导致的脊髓成角牵拉隆起可引起神经症状。

当 PJK 引起足够的临床症状或影像学畸形时，需行翻修手术，要确定新的适当的 UIV 以及矫正并发的后凸畸形。前期的头环重力牵引有助于畸形的矫正，特别是对涉及颈段或颈胸段的头侧 PJK 患者而言，此外，牵引对近端胸段 PJK 的患者也是有效的。在选择翻修手术的 UIV 时，可固定 / 融合跨过头侧第一个前凸的椎间盘，类似于后凸矫正选择 LIV 的策略[17]。最不理想的情况下，PJK 翻修的固定 / 融合节段必须包括所有后凸的椎间盘，为了避免 PJK 复发，手术节段应尽量接近第一个前凸椎间盘。无论是

原发后凸畸形矫正还是 PJK 翻修，我们都建议植入稳固的椎弓根螺钉[16]。

侧凸或后凸矫形手术的远端交界区并发症常与 LIV 过高或尾端固定不充分相关[18]。显然，相比于钩或钢丝固定，椎弓根螺钉的应用降低了远端交界区并发症的发生率[3]。但是，尾端的椎弓根螺钉需要良好地放置在 LIV 上，实现稳定的三柱固定，以支撑内固定结构底端的高负重。其翻修手术通常须将内固定向远端延展至少一个节段，偶尔还要辅以椎板钩，必要时考虑采用最远端融合椎的椎间融合。

■ 本章小结

儿童脊柱畸形术后翻修的适应证多种多样。为了最佳地矫正现有畸形，并避免以后的并发症及再次手术，翻修手术时明确原发病情及先前的治疗，在此基础上合理制订翻修计划尤为重要。虽然儿童脊柱患者的翻修手术比成人患者少见，这仍是一项重要的临床问题。这些儿童患者也值得我们尽最大努力通过安全的翻修手术以改善其预后。

在规划儿童脊柱手术时，外科医生须留意可能导致翻修手术的潜在不良事件。医生要对手术的术式及内固定融合节段有明确的计划，保证术后患者脊柱处于平衡状态且具有足够的支撑力。本章讨论了儿童脊柱畸形患者术后可能导致再次手术的并发症，重点阐述了这些并发症的预防及治疗。

要点

- 通过适当的透视及其他影像学检查全面彻底地评估每个儿童脊柱畸形患者，以了解其病理解剖特点，是相当重要的。
- 应用 Lenke 分型系统将 AIS 患者分型对手术的融合节段选择有指导意义，也全面分析了 AIS 畸形的二维影像学特征。
- 通过回顾先前的影像学资料以明确翻修手术的原因尤为重要，继而制订一个可避免再次出现问题的手术策略。

难点

- 在治疗骨骼未成熟患者时，医生要格外谨慎，因为术后继续生长发育可能会引起畸形进展。
- 矢状面畸形显著矫正后，近端或远端的交界区病变可导致翻修手术，特别是当内固定不充分时。
- 脊柱植入物的取出，即便是在已牢固融合的节段上，也可能因融合骨质的弯折或断裂而导致畸形进展，故应尽量避免取出植入物。

■ 参考文献

5 篇 "必读" 文献

1. Richards BS, Hasley BP, Casey VF. Repeat surgical interventions following "definitive" instrumentation and fusion for idiopathic scoliosis. Spine 2006;31:3018–3026

2. Luhmann SJ, Lenke LG, Bridwell KH, Schootman M Revision surgery after primary spine fusion for idiopathic scoliosis. Spine 2009;34:2191–2197

3. Kuklo TR, Potter BK, Lenke LG, Polly DW Jr, Sides B, Bridwell KH. Surgical revision rates of hooks versus hybrid versus screws versus combined anteroposterior spinal fusion for adolescent idiopathic scoliosis. Spine 2007;32:2258–2264

4. Lenke LG, Betz RR, Harms J, et al. Adolescent idiopathic scoliosis: a new classification to determine extent of spinal arthrodesis. J Bone Joint Surg Am 2001;83-A:1169–1181

5. Luhmann SJ, Lenke LG, Erickson M, Bridwell KH, Richards BS. Correction of moderate (<70 degrees) Lenke 1A and 2A curve patterns: comparison of hybrid and all-pedicle screw systems at 2-year follow-up. J Pediatr Orthop 2012;32:253–258

6. Skaggs DL, Seehausen DA, Yamaguchi KT Jr, et al. Assessment of the lowest instrumented vertebra tilt on radiographic measurements in Lenke "C" modifier curves undergoing selective thoracic fusion in adolescent idiopathic scoliosis. Spine Deform 2016; 4:125–130

7. Crawford CH III, Lenke LG, Sucato DJ, et al. Selective thoracic fusion in Lenke 1C curves: prevalence and criteria. Spine 2013;38:1380–1385

8. Gomez JA, Matsumoto H, Colacchio ND, et al. Risk factors for coronal decompensation after posterior spinal instrumentation and fusion for adolescent idiopathic scoliosis. Spine Deform 2014;2:380–385

9. Chang MS, Bridwell KH, Lenke LG, et al. Predicting the outcome of selective thoracic fusion in false double major lumbar "C" cases with 5- to 24-year follow-up. Spine 2010;35:2128–2133

10. Hedequist D, Haugen A, Hresko T, Emans J. Failure of attempted implant retention in spinal deformity delayed surgical site infections. Spine 2009;34: 60–64

11. Thuet ED, Winscher JC, Padberg AM, et al.

Validity and reliability of intraoperative monitoring in pediatric spinal deformity surgery: a 23-year experience of 3436 surgical cases. Spine 2010;35:1880–1886

12. Vitale MG, Skaggs DL, Pace GI, et al. Best practices in intraoperative neuromonitoring in spine deformity surgery: Development of an intraoperative checklist to optimize response. Spine Deform 2014;2:333–339

13. Raynor BL, Padberg AM, Lenke LG, et al. Failure of intraoperative monitoring to detect postoperative neurologic deficits: A 25-year experience in 12,375 spinal surgeries. Spine 2016;41:1387–1393; [Epub ahead of print]

14. Kim HJ, Bridwell KH, Lenke LG, et al. Patients with proximal junctional kyphosis requiring revision surgery have higher postoperative lumbar lordosis and larger sagittal balance corrections. Spine 2014;39: E576–E580

15. Cho SK, Kim YJ, Lenke LG. Proximal junctional kyphosis following spinal deformity surgery in the pediatric patient. J Am Acad Orthop Surg 2015;23: 408–414

16. Kim YJ, Lenke LG, Bridwell KH, et al. Proximal junctional kyphosis in adolescent idiopathic scoliosis after 3 different types of posterior segmental spinal instrumentation and fusions: incidence and risk factor analysis of 410 cases. Spine 2007;32:2731–2738

17. Kim YJ, Bridwell KH, Lenke LG, Kim J, Cho SK. Proximal junctional kyphosis in adolescent idiopathic scoliosis following segmental posterior spinal instrumentation and fusion: minimum 5-year follow-up. Spine 2005;30:2045–2050

18. Lowe TG, Lenke L, Betz R, et al. Distal junctional kyphosis of adolescent idiopathic thoracic curves following anterior or posterior instrumented fusion: incidence, risk factors, and prevention. Spine 2006; 31:299–302

10

脊椎滑脱：分类和自然史

原著　Kariman Abelin-Genevois, Pierre Roussouly
翻译　孙旭　杜长志

■ 引言

　　L5~S1 滑脱是指骶骨平台上的 L5 椎体向前方的错位或滑移。此处的解剖形态最早被 Herbiniaux（比利时产科医生）于 1782 年报道。L5~S1 滑脱可后天获得，也可以是发育性的，且常发生于幼儿期。滑脱既可以发生于前柱或后柱的发育性损害（发育性或发育不良性）后，也可以出现在峡部崩裂，即峡部骨折（获得性的或峡部裂）后。关于单侧或双侧峡部损害的发生率，6 岁的儿童为 4%，成年人则增加到 6%[1]。自发性愈合仅仅存在于部分单侧损害时。由于后弓的生物力学损害或骶骨穹隆样改变，双侧峡部损害可引起脊椎滑脱。

　　本章节主要讨论脊椎滑脱自然史的最新观点，同时回顾分析有关分类系统。通过对其自然史的讨论，以强调患者年龄在疾病诊断、滑脱和畸形潜在恶化等病史中的作用。此外，我们提出了一个新的将年龄整合入滑脱的疾病特点和预后的方法。

■ 脊椎滑脱分类

　　早期脊椎滑脱分类主要依据 L5 椎体和骶骨的关系，包括姿势特点和解剖特点。这些特点最初被作者认为是发病原因，他们将滑脱分为峡部裂性和发育不良性两大类。近年来，L5 椎体和 S1 的关系在脊柱整体形态中的作用被广泛研究，这些研究引发了新的分类（定义了治疗决策和预后改善），同时强调了腰骶部矢状面重建的必要性。Marchetti 和 Bartholozzi 等[2]基于严重程度将脊椎滑脱细分为低度和高度。之后，Hresko 和 Labelle 等[3]整合脊柱骨盆平衡等最新发现，打破了常规的单纯描述分类，更加关注功能分析。他们的新方法引导外科医生基于局部平衡特点来制订手术策略。最新版本的 SDSG（Spinal Deformity Study Group）分类虽然描述了治疗选择，但其仅有对滑脱情况的简单评估。

　　的确，滑脱严重程度和出现脊柱不平衡可以代表病情进展的阶段，但是可能并不能作为评估预后的因素。滑脱发生的年龄和穹隆样骶骨这 2 个指标可能可以更好地评估预后。我们提出了一个新的分类系统，该标准可以进行预后评估和指导制订治疗策略。

早期的脊椎滑脱分类描述了 L5 椎体和骶骨的关系，包括姿势因素和解剖因素。这些因素被认为是峡部裂性和发育不良性滑脱的致病因素。最近，L5 椎体和 S1 的病态关系在脊柱的整体形态中的作用被广泛研究，这些研究引发了新的分类（指导治疗决策和手术计划），同时强调了腰骶部矢状面重建的必要性[4]。

Meyerding 分级系统

1932 年，Meyerding[5] 研究了梅奥诊所的 207 例脊椎滑脱患者，通过分析他们的人口统计学和临床特点，基于半脱位程度，提出了椎体滑脱率的分级系统，从 1 度（25%）到 4 度（100%）。后来，又加入了 5 度来表示 4 度的完全脱位。Meyerding 坚信外伤和生物力学超负荷比如外伤、怀孕和特殊职业需求是脊椎滑脱发生的病因。同时，他还指出先天性后柱损害与滑脱的发生密切相关。该分类虽仅是描述性的，却是评估滑脱严重程度的首次尝试。

这个首次尝试的分级系统后期被学者质疑，因为当骶骨呈穹隆样改变时，该方法无法评估滑脱程度。确实，该方法将 L5 和 S1 表述为线性脱位关系，同时，在圆形或穹隆样骶骨出现时，无法使用该方法。

局部解剖分类：发育不良性和峡部裂性滑脱

临床上最常使用的分类系统是 Wiltse[6] 提出的，后来 Newman 又进行了改良。该分类系统描述了滑脱产生的机制。Wiltse 分类将滑脱分为了 5 类：

Ⅰ.发育不良型

Ⅱ.峡部裂型

　a.峡部裂

　b.峡部延长

　c.急性骨折

Ⅲ.创伤型

Ⅳ.退变型

Ⅴ.病理型

基于该分类系统，儿童和青少年最常见的为发育不良型（Ⅰ型）和峡部裂型（Ⅱ型）。

Ⅰ型滑脱和 L5 与 S1 先天发育不良有关。Fredrickson 等[1] 发现脊椎滑脱中，L5 和 S1 的发育不良高发。腰椎后份结构的先天畸形被认为是进展性滑脱出现的关键因素。Fredrickson 和后来的 Beutler 等[7] 描述了在相关畸形基础上滑脱进展的发生情况。Lonstein[8] 也比较了这 2 种类型，表明穹隆样骶骨是因前份生长受干扰后出现的先天性损害，是导致腰骶部后凸形成的诱发因素。

Wiltse 并没有描述前份发育不良性改变在滑脱进展中的作用（我们将在该章节的后面部分讨论这些改变的重要作用）。此外，Wiltse 也没有将峡部延长从引起 L5 滑脱的真性滑脱中区别出来。这些差异对我们来说似乎与临床和治疗相关，随着闭合性脊椎滑脱的滑脱程度加重，椎管体积会逐渐减少，最终导致椎管狭窄。

关于峡部裂性滑脱，峡部断裂早期仅仅为峡部裂，并没有出现滑脱。最常见的机制是获得性的疲劳骨折。Wiltse 和 Fredrickson 等表明，峡部裂是直立行走后产生的，其发生率随着年龄的增加而增加，7 岁的发生率为 5%，骨骼成熟后为 7%[1, 6]。Wiltse 基于治疗过程，将其分为 3 个亚型：峡部裂应力骨折无愈合表现（纤维组织包裹在峡部损害处）；峡部延长（愈合过程出现在发育不良性的后部）；急性创伤性骨折（可能也入选为Ⅲ型）。峡部延长也可能被归为Ⅰ型，都与 L5 和 S1 的后弓先天发育不良有关。

1997 年，Marchetti 和 Bartholozzi 等[2] 提出了一个新的分类系统，该分类将发育性滑脱从获得性滑脱中区分了出来。他们基于发育不良改变程度，将其细分为低度和高度 2 个亚组。低度发育不良组，其骶骨平台平坦，L5 椎体为矩形。高度发育不良组，其特点是穹隆样的骶骨椎体终板和梯形的 L5 椎体。基于发育不良性改变的进展风险，作者希望该分类能够指导脊椎滑脱患者的治疗。

尽管这一分类可能有助于改善高度发育不良滑脱的治疗，但它既没有阐明哪些情况是需要外科治疗的，也不能为选择原位融合还是手术复位提供依据。

获得性滑脱包括创伤性、医源性、病理性和退变性，与超负荷的压力作用于峡部有关。同样，这一分类尽管强调了导致滑脱进展过程的一些预后因素，但并没有提供稳定和恢复脊柱形态学和恢复脊柱平衡的治疗策略。

Wiltse 和 Marchetti Bartholozzi 的分类均不以指导滑脱的治疗决策为目的。直到矢状面平衡观念的出现，这种滑脱现象才被整合到脊柱整体平衡中，并在治疗建议中起重要作用。

整体解剖分类

在 21 世纪早期，为了区分平衡和不平衡的情况，L5 和骶骨之间的病理关系被整合到脊椎平衡的整体中。一旦滑脱被认定为破坏脊柱平衡，就需要行复位和固定的手术治疗。

During 等参与的学术组织首次将腰骶部姿势参数联系起来[9]，他们定义了骨盆骶骨角，即骨盆入射角（PI）的补角。在他们最初的研究中，他们也是第一个报道脊柱骨盆角在脊椎滑脱和对照组之间有显著差异[9]。

2004 年，Labelle 和 Roussouly 等[10] 发现，特定的骨盆形态与脊椎滑脱有关，而 PI 与滑脱程度密切有关，这表明高 PI 是导致脊椎滑脱的风险因素。后来，一些学者，如 Huang[11] 和 Whitesides 等[12]，批判了 PI 的预后价值。其认为剪切型和胡桃夹型可通过不同机制引起滑脱[13]。

剪切型以高 PI 为特点，由于大的 SS 增加了 L5~S1 的局部剪切应力（图 10.1）。腰椎前凸的 70% 以上体现在 L4~S1 下弧，一般和 SS 等值。Inoue[14] 还进一步明确了骶骨形态和方向的预后价值，强调了骶骨形态的重要性。他们还描述了骶骨平台角（STA），即 S1 上终板和其后端的夹角，并证实了在儿童和青少年的 L5~S1 滑脱患者的骶骨解剖形态与一般人不同。

胡桃夹型与低 PI 相关。滑脱是由 L4 下关节突在 L5 峡部上的直接应力产生的。由于腰椎前凸较小且主要表现在 L4、L5 和 S1 水平，因此很难与 1 型矢状面形态（Roussouly 分类[15]）联系起来（图 10.2）[16]。

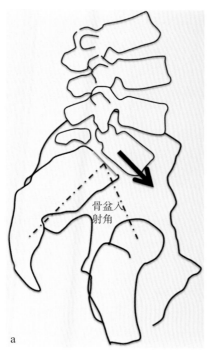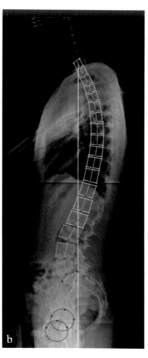

图 10.1　a. 在较大骨盆入射角（PI）情况下，骶骨倾斜角（SS）增大导致剪切力形成和 L5 滑移。b. L5 疼痛患者的 X 线片，PI =78°，SS = 58°

2007 年，Hresko 等[3] 提出了一种新的分类系统，它既包括滑脱程度，也包括矢状位脊柱骨盆平衡。这一新的分类系统可评估进展，并指导制订治疗决策。这个新分类的主要目的是整合之前的分类系统，尤其是 Bartholozzi 和 Marchetti 等提出的分型，同时考虑脊柱骨盆平衡理念，这可以提高对人类脊柱疾病的认识。随着对矢状面序列的进一步认识和对脊柱矢状位参数的分析，有关脊柱平衡和不平衡因素的特征得到了更好的总结。Hresko 等基于骨盆是否平衡（图 10.3）将高度滑脱分为 2 类。PT 和 SS 在对照组和骨盆平衡患者之间是相似的。骨盆不平衡（旋后）患者的矢状面脊柱序列与骨盆平衡患者和对照组不同，这表明在骨盆不平衡的患者应考虑行手术

复位。在这些患者中，滑脱率与区域局部穹隆样改变、L5 椎体楔形变、腰骶部后凸（由 Dubousset 描述[17]）和高的 L5 入射角等密切相关[18]。

然而，这一分类只根据骶骨形态变化的重要性来描述高度脊椎滑脱的后果。但是，强调产生 L5~S1 滑脱机制的概念也很重要。事实上，骶骨穹隆的存在，与后份发育不良有关，导致从失代偿发生的那一刻起 S1 椎体发生旋转移位（图 10.4）。

SDSG 分类

Labelle 等[19] 和 SDSG（一个国际化的脊柱外科医生组织），建立了一个包含低度和高度 SPL 患者的临床和影像学数据库。从这些数据中，SDSG 试图简化

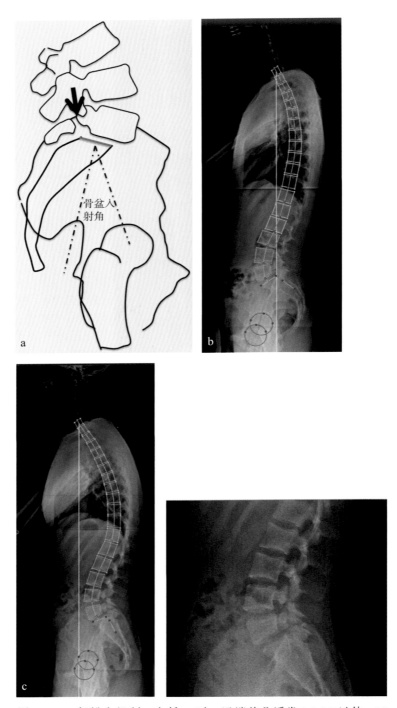

骨盆入射角

图 10.2　a. 胡桃夹机制：在低 PI 时，远端前凸诱发 L4~L5 过伸。L5 峡部断裂是由 L4 椎体面冲击造成的。b. Roussouly 分类 1 型骨盆的 18 岁男子的 X 线照片。PI=48°。注意 L4~L5 的过伸。c. 一名 20 岁腰痛 男子的 X 线片。PI 是非常低的 37°。可见多水平峡部崩裂（L3、L4、L5），分型为 1 型

平衡　　　　　　　　　　　　后倾

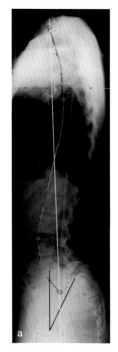
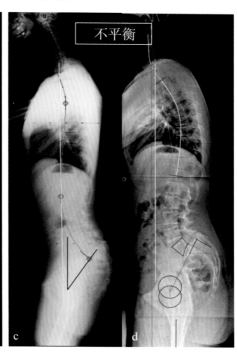

图 10.3　Hresko 分类的 X 线片。a，b. 平衡良好且无骨盆后倾的患者。C7 铅垂线在股骨头后方。c. 骨盆后倾增加和腰椎前凸增大的平衡患者。目的是保持 C7 垂直线位于股骨头后方。d. 高 PT 和高腰椎前凸的后倾状态伴脊柱不平衡患者。C7 垂线无法维持位于股骨头后方

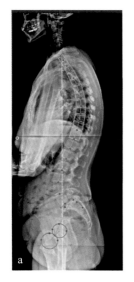
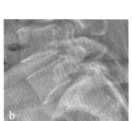
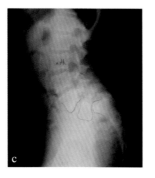
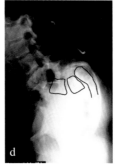

图 10.4　成人 L5 峡部裂进展演化过程。a. L5~S1 椎间盘逐渐退变。b. 腰骶区域的近景图，展示了 L5~S1 平行前滑脱。c，d. 在圆状穹隆样骶骨周围有一个圆形的 L5。c. 14 岁，3 和 4 级。d. 40 岁，脊柱完全脱垂并伴有严重失平衡

这种分类方法,将进展划分为6种类型(图10.5)。这一分类系统最初的目的是评估滑脱等级、发育不良程度和骶骨矢状面平衡,但为了简化可靠性测试,对发育不良的评估被排除在外[20]。

在脊柱峡部裂和低度滑脱亚组中,即滑脱率<50%,可根据骨盆形态分为3种类型。这个亚组包含了2个由Roussouly(胡桃夹和剪切类型)定义的病因分类。其中间组,即2型,主要是发育不良性滑脱。

以矢状面脊柱骨盆平衡为基础,对高度滑脱进行分类。若伴有低PT的平衡脊柱或不平衡的骨盆后倾同时伴有腰骶部后凸,可能需要原位融合。在骶骨上方的脊柱前移,机体常通过姿势性代偿,以维持在髋部上方的重力线平衡。当代偿机制不足时,C7垂直线在髋轴上前移。目前,还没有专门问卷来评估滑脱患者生活质量。然而,Harroud等[21]发现,未经治疗的高度滑脱伴矢状面失衡患者,除精神健康评分外,都与SRS-22评分有明显的相关性。对于不平衡型患者(C7垂直线在髋轴前),达到了最小临床差异,尤其在疼痛和外观方面[21]。因此,对于5型和6型的患者(表10.1),复位和融合手术可以获得最佳结果[21]。

对L5~S1滑脱和后份结构单纯解剖学的描述,引起了学者对其解剖形态的分析,包括脊柱平衡和脊柱功能的兴趣。尽管SDSG分类描述了滑脱的所有阶段,并描述了骨盆形态和矢状面骶骨骨盆平衡,但它只提供了当前情况的简介,并不能预测自然史和进展的风险。对L5~S1脊椎滑脱进行分类的主要目的是评估进展风险,并帮助确定最佳治疗策略。最新的SDSG分类的主要缺点是它并没有评估患者的年龄,因此,它无法评估脊柱的剩余生长潜能,也无法预测成年后的脊柱退变性改变。

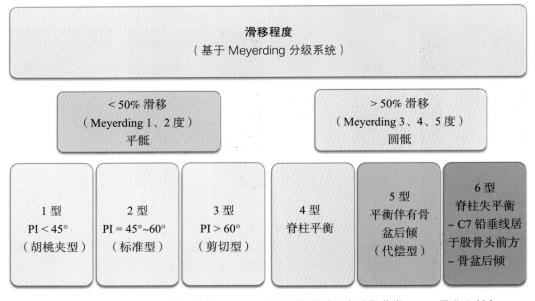

图 10.5 基于 Meyerding 分级系统,SDSG 对腰骶部滑脱程度进行分类。PI,骨盆入射角

表 10.1 基于 Hresko 分类提出手术治疗策略

骶骨骨盆形态	脊柱平衡情况	手术策略
正常	平衡	原位融合
后倾	平衡	360° 融合；讨论复位的可能性
	不平衡（C7 铅垂线在股骨头前方）	360° 融合；必须复位

自然史：新分类建议（整合年龄维度）

在之前的分类中，Marchetti 和 Marchetti 等试图纳入患者年龄的变化，但没有确定滑脱进展的预后因素。

儿童和青少年进展风险依赖于生物力学和发育以及随年龄增长而引起的退变等因素。不同的分类系统从不同方面提供了脊椎滑脱的完整影像。现在，需要整合既往所有分类系统来对患者进行终身评估。例如，1 度滑脱可在后期发生 4 度滑脱；L5 滑脱是畸形的主要组成部分，它与疾病的严重程度密切相关[20]。另外，腰骶部后凸与生活质量密切相关[21,22]。因此，这 2 个因素，即脊椎滑脱和腰骶后凸畸形，是疾病进展的结果，而不是危险因素。

新分类主要是将以上描述的各种特性整合到一个分类系统中，包括患者的解剖因素和预后因素。

要考虑 3 个主要因素：

1. 局部解剖异常，如后份发育不良和骶骨穹隆样改变。

2. 脊柱骨盆参数，如 PI、PT、LL、L5 滑脱率和骨盆互补角的存在。

3. 患者的确诊年龄及相关因素，如骨骼生长潜能，生物力学影响和相应退变。

滑脱率是脊椎滑脱的直接结果，但它本身并不是预后因素。我们建议评估患者的自然史，包括初始确诊时情况（如发育不良和峡部裂）和诊断年龄。

发育不良性滑脱：发育相关畸形

Marchetti 和 Bartholozzi[2] 已经研究了发育不良在脊椎滑脱进展中的作用。L5 椎体楔形变（梯形椎体）常用 Taillard 指数或前后壁高度比来评估，其被证明是滑脱进展的危险因素。类似地，骶骨凸起可在滑脱之前出现，并可增加 L5~S1 水平剪切应力。

大多数学者认为，L5 椎体畸形和骶骨穹隆样改变是继发滑脱的主要原因。然而，Terai[23] 和 Gutman[24] 报道了一例早期稳定的 L5~S1 滑脱，其在滑脱发生前已形成了穹顶，骶骨平台也发生重塑，在生长最后阶段与 L5 结合。Gutman 等认为，穹顶的产生可能与休门病（图 10.6）相似的营养不良机制有关[24]。穹隆样骶骨是一个与骨化异常机制相关的继发过程，它会在生长过程中扰乱骶骨末端骨化。骶骨拱起可见于低度脊椎滑脱，可用遗传相关危险因素引起的发育不良来解释，就如休门病后凸一样。

与正常骶骨平台相比，骶骨穹隆样改变与高度滑脱、更大的腰骶部后凸风险（脊柱不平衡）更加密切相关。这可以用 L5 滑脱发生于圆形骶骨上端来解释。这一进展也导致了 L5 倾斜，增加了 L5 入射角和腰骶部后凸。对未接受治疗的成年患者进行分析，结果表明，发育不良的高度脊椎滑脱是一种连续的等级损伤，以至于引起完全脱位和完全不平衡状态的发生。

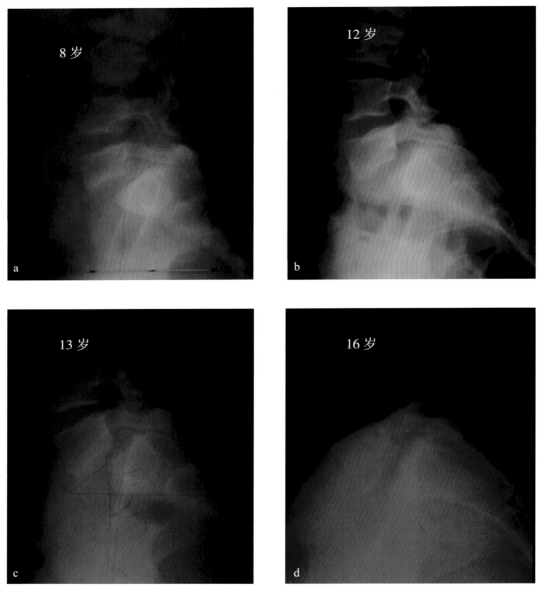

图 10.6　a. 2 度滑脱 L5 峡部伸长的初始 X 线片。b~d. 在生长过程中逐渐出现的穹隆，在生长完全时完全重建骶骨端

峡部裂：骨盆形态的作用

在生长发育高峰期后，多数 L5 峡部裂发生于平坦的骶骨平台上。通常很难将先前存在的和新近发生的 L5 应力性骨折区区分。与穹隆样骶骨相比，发生于平坦骶骨平台上的 L5 滑脱使 PI 的计算变得容易。

PI 是骨盆的形态学角度，被定义为与骶骨垂直平分线与连接骶骨中点和股骨头中心连线的夹角。该角度随着生长发育逐渐增加，但成年后基本保持不变[25, 26]。Labelle 等[10]发现，与对照组相比，滑脱患者的 PI、SS 和 LL 显著增大。在他们的研究中，滑脱患者的平均 PI 值为 63°，而无症状正常人群为 52°。由于 PI 与 SS 有很强的相关性，PI 越高，SS 就越高，较高的 PI，相应的剪切应力较高[10]。Labelle 等也发现，滑脱风险与较高的 PI 密切相关。随着 L5~S1 椎间盘的退变加重，如椎间盘高度丢失一样，脊椎滑脱逐渐加重。

因 L5 受到前纵韧带张力的限制，即使是在 L5~S1 椎间盘完全塌陷时，L5 滑脱一般也不超过 50%（Meyerding 2 度）。L5 滑移可能造成以下后果：

· 局部不稳定。

· 经椎间孔的 L5 神经根受压迫或牵拉。

· 高度脊椎滑脱中脊柱骨盆矢状面失衡（>50% 滑脱）。

由于低 PI 的脊椎滑脱比较罕见，Roussouly[15]描述了一个关于低 PI 和 1 型背部形态的特殊类型，其特征是长胸腰椎后凸和腰椎前凸较短且过度前凸。这种局部过度扩张，主要表现在 L4~L5 和 L5~S1 水平，引起 L4 下关节突作用于 L5 峡部，进而导致应力性骨折的发生。由于胡桃夹机制，腰椎结构和远端过伸导致了疼痛。应力作用于 L5~S1 椎间盘可致其早期退变，从而加重滑脱。休门病导致的胸腰椎后凸，可能会使得这一力学进程加重。

因此，新的分类方法是将 L5~S1 脊椎滑脱的自然史与患者的确诊年龄联系起来（图 10.7）。这种分类可用于预测预后，而不仅仅是描述性的，因为它包含了对生长维度的评估。它有助于根据患者的年龄以及风险因素（如骶骨穹隆样改变、高 PI、4 型矢状面曲度）精确描述滑脱进展的危险因素，即使在低度滑脱和脊柱失平衡代偿出现时。

生长高峰期前和成年（与老化过程相关的退变过程）这 2 个重要的时期应被区分开来，并可由此定义 2 种类型的脊椎滑脱自然史。在生长高峰期前发生的峡部伸长或椎体滑脱，形成一个穹隆样骶骨的风险很高，同时，一般也会产生高度滑脱。持续性的滑脱可导致成年后椎体完全脱位。在峡部裂和平坦的骶椎平台患者，如果滑脱发生在生长发育高峰后，就绝对不会出现穹顶状的骶骨。这些患者的 PI 可以被准确地测量，这是一个可以很好显示 SPL 发病机制及其预后的指标。如果 PI 较低（<45°），病理生理学机制可通过胡桃夹现象来解释，它会带来疼痛和滑脱进展的风险。当 PI 在正常范围内（45°~65°）时，脊椎滑脱保持稳定平衡和轻度疼痛，但成年后滑脱的风险仍是因 L5~S1 椎间盘退变。当 PI 值较高时（>65°），由于作用在椎间盘的剪切应力增加，脊椎滑脱更不稳定，可能导致慢性下腰痛，需要早期手术。

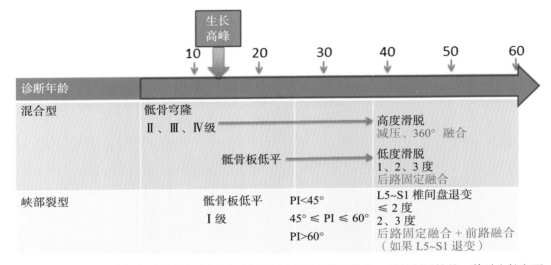

图 10.7　新分类系统提出了滑脱发生机制。该系统不仅仅是描述性的，更是预后性的，其对生长方面进行了评估。基于确诊年龄和现有风险因素（如骶骨拱起、高 PI 或 4 型曲线等），该方法为脊椎滑脱手术医疗管理也提供了建议。它评估了滑脱进展的危险因素，为了防止脊柱失平衡的发生，机体出现了相应的代偿机制。这个分类的第一类是平坦的骶骨。进展的危险和治疗建议依赖于脊柱骨盆参数和后方发育的异常变化。对于低 PI 腰骶交界区高度发育不良的滑脱，滑脱有逐渐进展的趋势，但保持在低度水平。而当 PI 较高时，滑脱则可进展为高度滑脱，特别是在发育不良伴有 L5~S1 椎间盘退变的情况下。如果存在 L5~S1 椎间盘退变，脊椎滑脱可能会加重，但仅表现为平移模式（低度滑脱）。第二种情况是圆顶状骶骨，这时，因穹隆样改变，PI 无法测量。圆顶状骶骨只能在生长发育高峰之前发生。进展的风险很高。滑脱位于拱顶骶骨周围，与腰椎前凸和腰骶后凸畸形相关。由于腰骶部后凸，该组患者有较高发生矢状面失平衡的风险

在成年后的滑脱风险取决于 L5~S1 椎间盘的退变，并可能导致脊柱失平衡加重。然而，L5 滑脱率一般不会超过 50%。

■ 本章小结

L5~S1 滑脱的 3 种主要分类系统，强调了 L5 滑脱、L5 后份的解剖形态、发育不良的程度，以及 L5~S1 错位对整体脊柱矢状面平衡影响等的重要性。但这些分类都不能预测 L5~S1 滑脱进展的风险。危险因素不同，脊椎滑脱的发生也各种各样，随年龄的增长而变化，并根据其剩余的生长潜能而定。椎体前柱发育不良（如骶骨穹隆的存在、L5 楔形变）等因素特别重要，因其骶骨倾斜增大，降低了滑动阻力。

穹隆状的骶骨只发生在生长高峰期之前，这是患者生命周期的关键时期；在生长高峰期之后，骶骨平台将保持不变。成年期，永久滑脱的风险是由穹隆样骶骨引起，平坦骶骨的退变则是由 SS 方向和 PI 角决定的。

要点

- 确定骶骨平台是穹隆样还是平坦。
- 只在平坦的骶骨平台时确定 PI，当圆顶状时，使用 L5 倾角［L5 入射角和腰骶角（LSA）］。
- 矢状面平衡更易受 L5 倾斜角的影响，而不是 L5 滑脱率。
- 在儿童生长发育阶段，确定穹隆的外观很重要。
- 在成年期，L5~S1 椎间盘退变会导致在平坦的骶骨发生纵向滑脱。而穹隆状骶骨可发生 L5 椎体完全脱位。

难点

- 不要在穹隆形的骶骨上测量 PI。
- 在制订手术方案或者明确行原位融合或滑脱复位时，不要忽略评估矢状面平衡。
- 鉴别病理机制为剪切型或胡桃夹型。
- 在 L5 峡部裂和扁平骶骨时，不要忽略评估 PI 值。

■ 参考文献

5 篇 "必读" 文献

1. Fredrickson BE, Baker D, McHolick WJ, Yuan HA, Lubicky JP. The natural history of spondylolysis and spondylolisthesis. J Bone Joint Surg Am 1984;66: 699–707

2. Marchetti PG, Bartholozzi P. Classification of spondylolisthesis as a guideline for treatment. In: Bridwell KH, DeWald RL, eds. Textbook of Spinal Surgery, 2nd ed. Philadelphia: Lippincott-Raven; 1997:1211–1254

3. Hresko MT, Labelle H, Roussouly P, Berthonnaud E. Classification of high-grade spondylolistheses based on pelvic version and spine balance: possible rationale for reduction. Spine 2007;32:2208–2213

4. Mac-Thiong J-M, Duong L, Parent S, et al. Reliability of the Spinal Deformity Study Group classification of lumbosacral spondylolisthesis. Spine 2012;37:E95–E102

5. Wright IP. Who was Meyerding? Spine 2003; 28:733–735

6. Wiltse LL, Newman PH, Macnab I. Classification of spondylolisis and spondylolisthesis. Clin Orthop Relat Res 1976;117:23–29

7. Beutler WJ, Fredrickson BE, Murtland A, Sweeney CA, Grant WD, Baker D. The natural history of spondylolysis and spondylolisthesis: 45-year follow-up evaluation. Spine 2003; 28:1027–1035, discussion 1035

8. Lonstein JE. Spondylolisthesis in children. Cause, natural history, and management. Spine 1999;24:2640–2648

9. During J, Goudfrooij H, Keessen W, Beeker TW, Crowe A. Toward standards for posture. Postural characteristics of the lower back system in normal and pathologic conditions. Spine 1985; 10:83–87

10. Labelle H, Roussouly P, Berthonnaud E, et al. Spondylolisthesis, pelvic incidence, and spinopelvic balance: a correlation study. Spine 2004;29:2049–2054

11. Huang RP, Bohlman HH, Thompson GH, Poe-Kochert C. Predictive value of pelvic incidence in progression of spondylolisthesis. Spine 2003;28:2381–2385, discussion 2385

12. Whitesides TE Jr, Horton WC, Hutton WC, Hodges L. Spondylolytic spondylolisthesis: a study of pelvic and lumbosacral parameters of possible etiologic effect in two genetically and geographically distinct groups with high occurrence. Spine 2005; 30(6, Suppl):S12–S21

13. Roussouly P, Gollogly S, Berthonnaud E, Labelle H, Weidenbaum M. Sagittal alignment of the spine and pelvis in the presence of L5-S1

isthmic lysis and lowgrade spondylolisthesis. Spine 2006;31:2484–2490

14. Inoue H, Ohmori K, Miyasaka K. Radiographic classification of L5 isthmic spondylolisthesis as adolescent or adult vertebral slip. Spine 2002;27:831–838

15. Vaz G, Roussouly P, Berthonnaud E, Dimnet J. Sagittal morphology and equilibrium of pelvis and spine. Eur Spine J 2002;11:80–87

16. Roussouly P, Pinheiro-Franco JL. Biomechanical analysis of the spino-pelvic organization and adaptation in pathology. Eur Spine J 2011;20(Suppl 5):609–618

17. Dubousset J. Treatment of spondylolysis and spondylolisthesis in children and adolescents. Clin Orthop Relat Res 1997;337:77–85

18. Labelle H, Roussouly P, Berthonnaud E, Dimnet J, O'Brien M. The importance of spino-pelvic balance in L5-s1 developmental spondylolisthesis: a review of pertinent radiologic measurements. Spine 2005;

19. Labelle H, Mac-Thiong J-M, Roussouly P. Spino-pelvic sagittal balance of spondylolisthesis: a review and classification. Eur Spine J 2011;20(Suppl 5):641–646

20. Mac-Thiong J-M, Labelle H, Parent S, Hresko MT, Deviren V, Weidenbaum M; members of the Spinal Deformity Study Group. Reliability and development of a new classification of lumbosacral spondylolisthesis. Scoliosis 2008;3:19

21. Harroud A, Labelle H, Joncas J, Mac-Thiong J-M. Global sagittal alignment and health-related quality of life in lumbosacral spondylolisthesis. Eur Spine J 2013;22:849–856

22. Tanguay F, Labelle H, Wang Z, Joncas J, de Guise JA, Mac-Thiong J-M. Clinical significance of lumbosacral kyphosis in adolescent spondylolisthesis. Spine 2012; 37:304–308

23. Terai T, Sairyo K, Goel VK, et al. Biomechanical rationale of sacral rounding deformity in pediatric spondylolisthesis: a clinical and biomechanical study. Arch Orthop Trauma Surg 2011;131:1187–1194

24. Gutman G, Silvestre C, Roussouly P. Sacral doming progression in developmental spondylolisthesis: a demonstrative case report with two different evolutions. Eur Spine J 2014;23(Suppl 2):288–295

25. Abelin-Genevois K, Idjerouidene A, Roussouly P, Vital JM, Garin C. Cervical spine alignment in the pediatric population: a radiographic normative study of 150 asymptomatic patients. Eur Spine J 2014;23:1442–1448

26. Mac-Thiong J-M, Labelle H, Roussouly P. Pediatric sagittal alignment. Eur Spine J 2011;20(Suppl 5): 586–590

11

青少年脊椎滑脱伴脊柱侧凸：哪些情况需手术干预？

原著　Yong Qiu
翻译　刘臻　胡宗杉

■ 引言

脊椎滑脱是青少年下腰痛的常见病因之一[1]。既往文献报道青少年脊椎滑脱患者同时伴有脊柱侧凸的发病率为15%~48%[2, 3]，而特发性脊柱侧凸患者合并腰椎的滑脱的发病率仅为6.2%[3, 4]。既往文献多侧重研究成人脊柱侧凸与腰椎退变性滑脱的关系，而针对青少年脊椎滑脱合并脊柱侧凸的研究较少[2, 3, 5~7]。正如既往文献所述，2种合并疾病的真实发病率及其最佳治疗策略仍存在争议[6, 8, 9]。因此，本章节主要讨论伴发的脊柱侧凸对青少年滑脱患者手术策略制订的影响。

■ 青少年滑脱伴脊柱侧凸的病因学

Fisk 等[3]率先开展对青少年脊柱侧凸合并脊椎滑脱的研究。他们发现48%的滑脱患者合并脊柱侧凸。结合多位学者的研究，青少年脊椎滑脱合并脊柱侧凸的病因主要可分为3类[6, 7, 10, 11]。

Ⅰ型：伴胸椎或胸腰椎特发性脊柱侧凸伴脊椎滑脱，此类型的侧凸与滑脱独立存在（图 11.1）。

Ⅱ型：侧凸由于腰椎椎体相对于骶骨的滑移缺损，以及旋转、脱位造成的脊柱侧凸（图 11.2）。

Ⅲ型："神经痛性侧凸"，由于滑脱引起的神经根受压或肌肉痉挛导致脊柱侧凸（图 11.3）。

Ⅰ型滑脱，即特发性脊柱侧凸同时伴滑脱[3]。此类患者常伴有典型的胸椎或胸腰椎侧凸，且常有阳性家族史。此类患者早期无明显症状，仅表现为脊柱侧凸引起的美观问题。而其侧凸典型表现为右胸弯或左侧腰弯，但脊柱整体平衡良好[3, 12]。一般情况下，此类滑脱为影像学上的偶然发现。临床上也认为这2种疾病并无依存关系[6, 13]。然而，部分学者认为胸腰段或者腰段特发性脊柱侧凸亦可因生长发育时受力不对称而引发滑脱。个人认为，如果腰椎特发性侧凸符合上述特征，并且如果顶椎旋转大于滑脱椎体，那么它应该被认为是独立的脊柱畸形。根据这些标准，可以合理地得出结论，特发性脊柱侧凸和脊椎滑脱在这些患者中是独立发生的，并且2种疾病都不影响另一疾病的发生（图11.1）。

对于Ⅱ型，脊柱侧凸由滑脱移位引起，有以下特征与特发性脊柱侧凸相区别。无症状性滑脱引起的脊柱侧凸通常比具有相似严重程度的特发性脊柱侧凸旋转程度更大[13]。特发性脊柱侧凸常以顶椎旋转最为显著，而在滑脱引起的脊柱侧凸中，滑脱脊椎旋转程度最大[13, 14]。其可能的机制为以不对称滑移椎体为基础，使上方腰椎扭转形成侧凸（图11.2）。该发病机理由Tojner首次提出。根据Tojner的理论，在双侧腰椎峡部裂的脊椎中，在狭窄的峡部裂隙处，脊椎可能发生滑脱并旋转。随后旋转可引起滑移椎体的侧向移位，并施加牵张力于

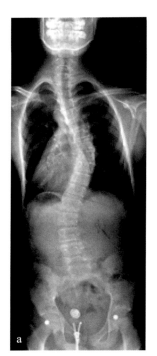

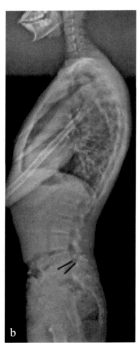

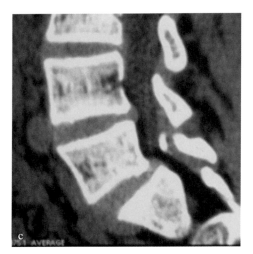

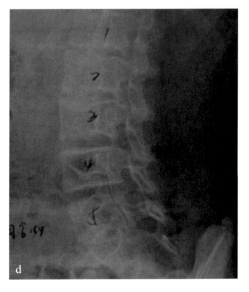

图11.1　16岁男童特发性胸椎侧凸伴（a，b）Ⅰ级L5~S1峡部滑脱（c，d）的影像学表现

椎间盘，特别是在与旋转轴相反的一侧，导致椎体在该侧下沉。这种滑脱椎体的"下沉"可能是造成上方脊柱不对称的基础，并且可以进一步引起静态失平衡和代偿性脊柱侧凸的发展。然而，关于这一理论存在若干争议。Schlenzka[15]质疑旋转性滑移是否是导致椎体上方脊柱侧凸的始动因素，或者滑脱脊椎的旋转是否像特发性腰椎侧凸一样由脊柱侧凸引起。值得注意的是，与"神经痛性"

脊柱侧凸不同，滑脱造成的脊柱侧凸常不伴有冠状面移位（图 11.2）。简言之，滑脱造成的脊柱侧凸通常呈现不对称的滑移缺损（以不稳定的非对称滑移椎体为基础并发生扭转性脊柱侧凸），最大旋转发生在滑移缺损处，而不是在侧凸顶点处。此类患者可能以腿痛为主诉。

Ⅲ型，"神经痛性"脊柱侧凸的特征是症状性脊椎滑脱患者的椎间孔神经根受压和肌肉痉挛导致的冠状面失代偿。

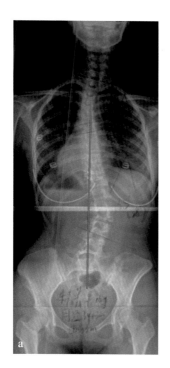

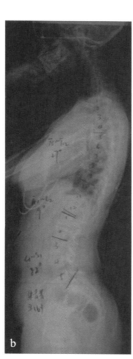

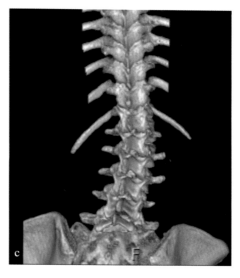

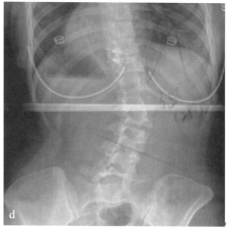

图 11.2 一名 16 岁女孩的影像学资料。a，b.脊柱侧凸伴 L5~S1 Ⅰ级峡部滑脱的影像学表现。c.计算机断层扫描显示 L5 双侧脊椎骨溶解及 L5 旋转 13°。d.腰椎正位片显示 L5 椎弓根旋转

神经痛性脊柱侧凸是一种功能性（非结构）继发畸形，很少合并椎体旋转，但常以伴腘绳肌紧缩和冠状面失平衡（胸段躯干位移）为特征。这与其他脊柱疾病（如腰椎间盘突出症、骨样骨瘤）的神经根压迫和肌肉痉挛引起的腰椎侧凸类似（图 11.3）。神经痛性脊柱侧凸的临床特点是：①以腰痛为主诉；②躯干偏移，侧凸角度小，但侧凸跨度大；③背肌痉挛为常见伴随症状。

在本中心，2002 到 2014 年间有 30 例青少年脊椎滑脱患者接受手术治疗。在这些患者中，14 例（46.7%）伴有脊柱侧凸，其中 8 例被诊断为脊椎滑脱伴青少年特发性脊柱侧凸（AIS）（Ⅰ型）。

■ 脊柱侧凸伴滑脱的自然史

某些情况下难以解释的是，本质上不稳定的滑移椎体并不会导致脊柱侧凸的发生，而在其他情况下，滑移椎体则触发脊柱侧凸的发生甚至进展。在青少年脊柱侧凸合并脊椎滑脱中，有可能随着生长发育高峰期脊椎滑脱的增加而造成侧凸角度变化。举例来说，一个 12 岁的女性患者以下腰痛为主诉（图 11.4）。前后位片显示 L5/S1 处 Ⅱ 级发育不良性脊椎滑脱伴 15° 腰椎侧凸。脊椎滑脱从 Ⅱ 度增加到 Ⅳ 度，同时脊柱侧凸在随后的 4 年内进展至 56°。随着脊椎滑脱的进展，脊柱侧凸和椎体旋转逐渐

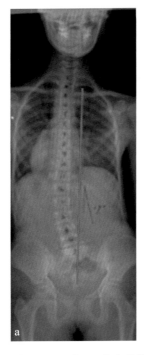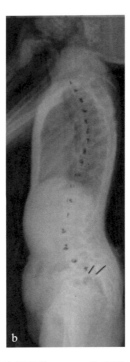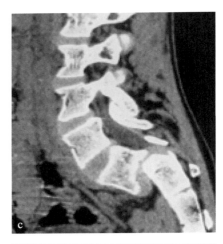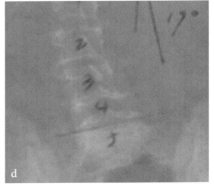

图 11.3 一名 13 岁女孩脊柱侧凸伴 L5~S1 发育性脊椎滑脱及躯干明显移位（a，b）。CT 扫描证实 L5 发育性脊椎滑脱（c），但未见明显 L5 椎体旋转（d）

发展，我们可以推测脊柱侧凸的发生和　　恶化可归因于进行性的脊椎滑脱。

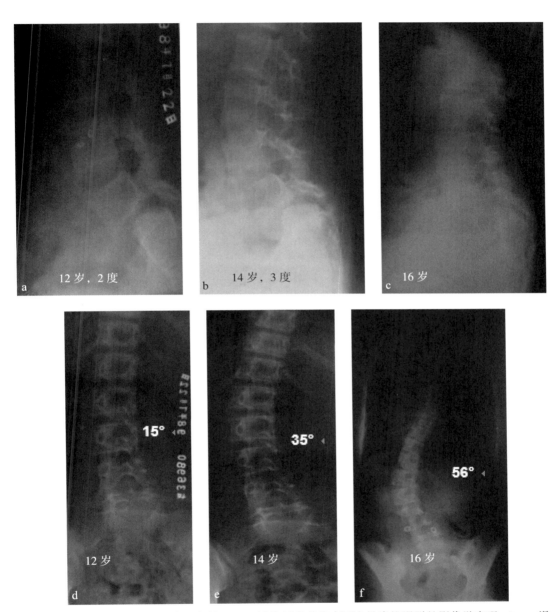

图 11.4　一名 12 岁女童的影像学资料。a，d. 脊柱侧凸伴发育不良性脊椎滑脱的影像学表现。b，e. 滑脱进展为 3 度，脊柱侧凸进展至 35°。c，f. 16 岁时滑脱程度和侧凸分别增加到 4 度和 56°

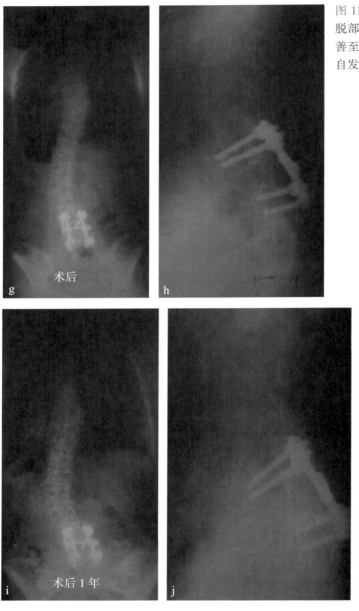

图 11.4（续） g，h. L5~S1 椎体滑脱部分复位融合后脊柱侧凸由 56° 改善至 39°。i，j. 随访 1 年，侧凸角度自发下降至 33°

术后

术后 1 年

■ 青少年滑脱伴脊柱侧凸的治疗原则

对于伴有脊椎滑脱的 AIS 患者，应该分别采用公认的治疗方法来分别治疗这 2 种疾病。对于无症状的脊椎滑脱合并轻度特发性脊柱侧凸，建议保守治疗脊柱侧凸，如观察或支具治疗[2, 3, 5, 13]。超过 45° ~50° 无症状性脊椎裂或轻度脊椎滑脱（Meyerding 分级 ≥ 1 度），应针对特发性脊柱侧凸采取手术治疗（图 11.5）。然而，如果脊柱侧凸通过保守

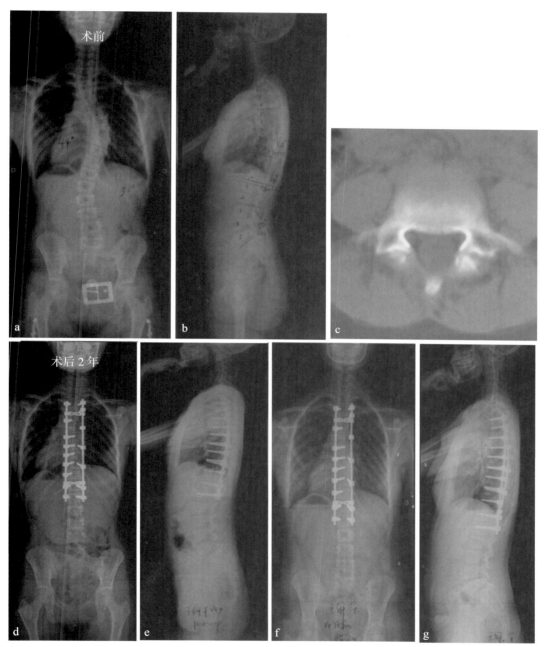

图 11.5 a~c. 一名 13 岁女孩，特发性胸椎侧凸（46°）伴 L5~S1 峡部滑脱。d~g. 随访 2 年，侧凸矫正良好，滑脱未见进展

治疗得到良好控制，而脊椎滑脱在随访期间出现症状（疼痛）或滑脱进展，则应采取手术治疗[3]。如果脊椎滑脱有症状，特发性脊柱侧凸的 Cobb 角超过 45°~50°，则脊柱侧凸和脊椎滑脱应该一期手术治疗（图 11.6）[6]。

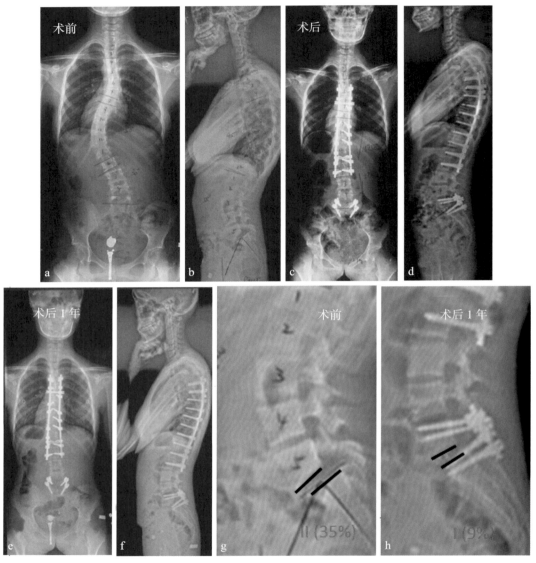

图 11.6　一名 14 岁女孩，患有特发性脊柱侧凸伴峡部脊椎滑脱，有进行性下腰痛和左侧 L5 神经根性疾病。侧凸为 50°，可见 2 度滑脱。a，b，g. 脊柱侧凸矫正至 16°。c，d. 采用 L5~S1 双侧后路内固定治疗脊椎滑脱。e，f，h. 主弯减小至 14°，1 年随访时滑脱仍为 1 度

对于被认为是功能性脊柱侧凸的滑脱性脊柱侧凸（Ⅱ型），大多数作者认为它起源于旋转的椎体滑移，尽管 Schlenzka 提出的上述疑问仍然存在。由于脊柱侧凸矫正是不必要的，因此通过手术达到复位和稳定脊椎滑脱是一需要的干预措施。早期的研究表明[15]，不论侧凸严重程度或脊椎滑脱相关症状是否存在，手术的适应证均为大于等于 2 度的脊椎滑脱[6]。通过复位和内固定进行

后路手术融合是唯一需要的干预措施。手术通常可以缓解滑脱的相关症状，在随访期间亦可获得脊柱侧凸的显著改善（见图 11.4）。Zhou 等[8]报道了一个病例，在高度脊椎滑脱获得良好复位后，针对 50° 胸椎侧凸无须行手术治疗。在随访期间，脊柱侧凸自发矫正（图 11.7）。然而，是否需要完全减压或完全复位仍然存在争议。Sailhan 等[16]提出，针对此类患者，后路复位内固定融合无须减压即可获得可接受的影像学和临床结果。然而，Zhou 等建议进行后路减压，因为它能够清晰地显示神经根，并有助于防止在复位过程中发生医源性神经损伤，同时便于进行椎间盘切除术，以及骶骨穹隆的切除，以及必要时行神经减压。一些外科医生认为，这些患者不需要完全复位。Smith 等[17]报道，部分复位是一种治疗高度脊椎滑脱的有效技术。根据个人经验，作者更倾向于对这此类畸形进行部分复位与骶骨穹顶切除术。应尽可能使用椎间融合器以恢复良好的矢状面序列并获得满意的融合率。

神经痛性脊柱侧凸（Ⅲ型）同样为功能性脊柱侧凸，由神经根受压迫或拉伸引起，主要与高度脊椎滑脱相关。此型患者通常表现为严重的冠状面失衡，与滑脱引起的脊柱侧凸治疗原则相同：后路减压、内固定、复位和融合。Srivastava 等[7]报道，这些患者采用后路减压和经椎间孔椎体间融合术（TLIF）治疗，结果证明此法不仅可以减轻腰痛和 L5 神经根放射痛，还可以实现脊柱侧凸的显著矫形，同时恢复冠状平衡。虽然这些作者认为这些病例属于伴有迟发性特发性脊柱侧凸的脊椎滑脱，但

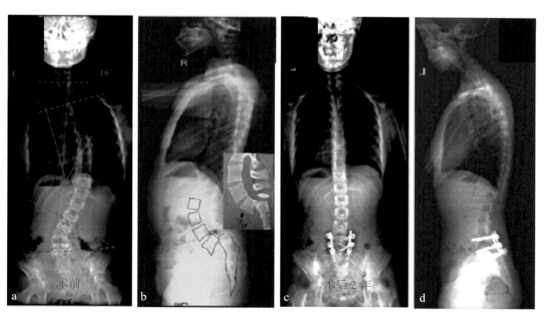

图 11.7　a，b. 主弯 Cobb 角为 50°，L5~S1 处为 Meyerding 4 度滑脱。c，d. 脊柱侧凸完全缓解，L5~S1 脊椎滑脱完全矫正术后 2 年效果维持良好（宋跃明提供）

Schlenzka[15]更倾向于将其描述为神经痛性脊柱侧凸，因为青少年高度滑脱患者具有神经痛性脊柱侧凸的典型临床特征：根性疼痛、腿筋紧张和严重的冠状面失平衡。根据个人经验，脊椎滑脱的后路手术对脊柱侧凸的矫正比继发于腰椎间盘突出症的脊柱侧凸更好（图11.8）[18]。

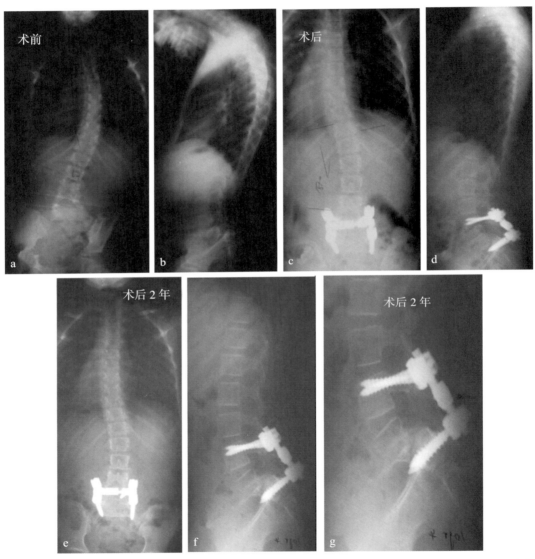

图11.8　一名10岁女童因发育不良脊椎滑脱继发坐骨神经痛性侧凸，冠状面严重失平衡。a，b.胸弯31°，5度滑脱。c，d.后路手术后，椎体L4~S1椎体滑脱部分复位，胸弯降至18°。e~g.侧凸减小至13°，滑脱仍为2度，随访2年冠状面平衡恢复

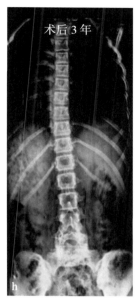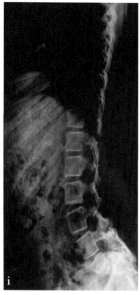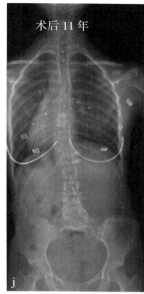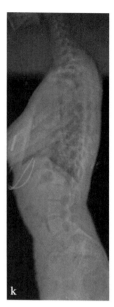

图 11.8（续）　h~k. 虽然在术后 3 年去除内固定，脊椎滑脱在接下来的 8 年保持稳定，没有再发生脊柱侧凸

■ 本章小结

与脊柱侧凸相关的青少年脊椎滑脱的治疗仍然是一个巨大的挑战。

与脊椎滑脱相关的青少年脊柱侧凸的最佳治疗方法因类型而异。对于伴有脊椎滑脱的特发性脊柱侧凸（Ⅰ型），应分别治疗 2 种疾病，治疗策略应取决于特发性脊柱侧凸的侧凸角度大小和脊椎滑脱的程度。对于Ⅱ型和Ⅲ型，尽管减压和完全复位的必要性仍存在争议，但脊椎滑脱的手术治疗不仅可以缓解脊椎滑脱相关的症状，而且可以实现脊柱侧凸的显著矫形以及冠状平衡的恢复。

要点

- 脊椎滑脱伴有 3 种类型的脊柱侧凸：特发性脊柱侧凸伴有脊椎滑脱、滑脱引起的脊柱侧凸和神经痛性脊柱侧凸。
- 与脊椎滑脱相关的青少年脊柱侧凸可能会随着生长发育高峰期脊椎滑脱的滑移而增加。
- 与脊椎滑脱相关的脊柱侧凸的最佳治疗方法因类型而异。在Ⅰ型中，应分别处理这 2 种疾病；在Ⅱ型和Ⅲ型中，应首先通过后路减压、内固定和融合治疗脊椎滑脱。

难点

- 在与脊椎滑脱相关的青少年脊柱侧凸中，侧凸可能随着生长发育高峰期间脊椎滑脱的进展而加重。

参考文献

5 篇 "必读" 文献

1. Cavalier R, Herman MJ, Cheung EV, Pizzutillo PD. Spondylolysis and spondylolisthesis in children and adolescents: I. Diagnosis, natural history, and nonsurgical management. J Am Acad Orthop Surg 2006; 14:417–424

2. Seitsalo S, Osterman K, Poussa M. Scoliosis associated with lumbar spondylolisthesis. A clinical survey of 190 young patients. Spine 1988;13:899–904

3. Fisk JR, Moe JH, Winter RB. Scoliosis, spondylolysis, and spondylolisthesis. Their relationship as reviewed in 539 patients. Spine 1978;3:234–245

4. Fredrickson BE, Baker D, McHolick WJ, Yuan HA, Lubicky JP. The natural history of spondylolysis and spondylolisthesis. J Bone Joint Surg Am 1984;66: 699–707

5. Seitsalo S, Osterman K, Hyvärinen H, Tallroth K, Schlenzka D, Poussa M. Progression of spondylolisthesis in children and adolescents. A long-term follow-up of 272 patients. Spine 1991;16:417–421

6. Crostelli M, Mazza O. AIS and spondylolisthesis. Eur Spine J 2013;22(Suppl 2):S172–184

7. Srivastava A, Bayley E, Boszczyk BM. The management of high-grade spondylolisthesis and co-existent late-onset idiopathic scoliosis. Eur Spine J 2016;25: 3027–3031

8. Zhou Z, Song Y, Cai Q, Kong Q. Spontaneous resolution of scoliosis associated with lumbar spondylolisthesis. Spine J 2013;13:e7–e10

9. Crostelli M, Mazza O. Comments about Zou Z, Song Y, Cai Q, Kong Q. Spontaneous resolution of scoliosis associated with lumbar spondylolisthesis. Spine J 2013;13:e7-e10. Spine J 2014;14:1082–1083

10. Périé D, Curnier D. Effect of pathology type and severity on the distribution of MRI signal intensities within the degenerated nucleus pulposus: application to idiopathic scoliosis and spondylolisthesis. BMC Musculoskelet Disord 2010;11:189

11. Koptan WM, El Miligui YH, El Sharkawi MM. Direct repair of spondylolysis presenting after correction of adolescent idiopathic scoliosis. Spine J 2011;11:133–138

12. Libson E, Bloom RA, Shapiro Y. Scoliosis in young men with spondylolysis or spondylolisthesis. A comparative study in symptomatic and asymptomatic subjects. Spine 1984;9:445–447

13. Pneumaticos SG, Esses SI. Scoliosis associated with lumbar spondylolisthesis: a case presentation and review of the literature. Spine J 2003;3:321–324

14. Tojner H. Olisthetic scoliosis. Acta Orthop Scand 1963;33:291–300

15. Schlenzka D. Expert's comment concerning Grand Rounds case entitled "The management of highgrade spondylolisthesis and co-existent late-onset idiopathic scoliosis" (Abhishek Srivastava, Edward Bayley, Bronek M. Boszczyk). Eur Spine J 2016;25: 3032–3033

16. Sailhan F, Gollogly S, Roussouly P. The radiographic results and neurologic complications of instrumented reduction and fusion of high-grade spondylolisthesis without decompression of the neural elements: a retrospective review of 44 patients. Spine 2006;31:161–169, discussion 170

17. Smith JA, Deviren V, Berven S, Kleinstueck F, Bradford DS. Clinical outcome of trans-sacral interbody fusion after partial reduction for high-grade l5-s1 spondylolisthesis. Spine 2001;26:2227–2234

18. Zhu Z, Zhao Q, Wang B, et al. Scoliotic posture as the initial symptom in adolescents with lumbar disc herniation: its curve pattern and natural history after lumbar discectomy. BMC Musculoskelet Disord 2011;12:216

12

小儿峡部裂和脊椎滑脱

原著　Michael LaBagnara, Durga R. Sure, Justin S. Smith, Christopher I. Shaffrey
翻译　孙旭　杜长志

■ 引言

"峡部裂"是指峡部椎弓根的单侧或双侧损害，其在腰椎中最为常见，L5多于L4节段，而其他节段较为少见，连续性多节段峡部裂极为罕见。大约80%的病例涉及双侧损害，这可致椎体后柱从前柱和中柱的功能性分离。这可以导致头侧椎体在尾侧椎体上向前滑移，被称为脊椎滑脱[1]。峡部裂是小儿脊椎滑脱症的常见病因之一。以上二者是导致儿童低腰痛的最常见原因。本章主要讨论小儿峡部裂和低度脊椎滑脱（low-grade spondylolisthesis, LGS）。

■ 流行病学

峡部裂和脊椎滑脱是儿童和青少年腰痛最常见的2种病因。这2种疾病的确切发病率很难评估，因为二者都是无症状的。据报道，到6岁时，峡部裂的发病率为4%~5%，到18岁时增加到6%[2]，男女比例为2：1，但女性峡部裂患者更有可能引起脊椎滑脱。在下腰痛的青少年运动员中，脊椎滑脱的发生率最高，据报道高达47%[3]~50%[4]。与一般儿童人群相比，体操运动员和美式足球运动员的峡部裂发病率增加了4倍[5]。在儿童和青少年中，脊椎滑脱常见于L5~S1[1]。虽然L5峡部裂比L4更常见，但L4峡部裂患者更常出现症状[6]。

■ 病理生理学

相较于其他节段而言，相对活动的腰椎和相对稳定的骶骨交界区使得L5~S1关节和L5峡部承受更大的压力[7]。随着直立姿态和体重的增加，L5~S1椎间盘需抵抗压力增大，其剪切力被后部的骨和韧带结构复合体所抵抗。这2个解剖交界区域就位于峡部，其要受到剪切和压缩双重作用力的影响。不完全或延迟的峡部骨化，再加上峡部过度的生理张力的牵拉，这是峡部裂发生的前兆。峡部应力反应是指峡部硬化且无确切的影像学证实的间隙。当机械应力反复作用时，硬化的骨质会发生骨折，最终导致峡部裂。

在无法直立行走的患者中未见有峡部裂的报道[8]，该结果表明直立姿势和活动可能是其发展的重要影响因素。在青少年运动员中，峡部裂极为常见，特别是体操、跳水和青少年芭蕾舞者；同时，在有身体碰撞运动的运动员中，比如美式足球，也较为常见。基于尸体的生物力学研究表明，过度的屈伸运动会产生最大的压力作用于峡部[7]。这些动作中，重复的过度屈伸或"胡桃夹"机制被认为是导致脊柱峡部裂的最主要原因[9]。最近的一项脊柱骨盆矢状面形态学研究表明，高 PI 更频繁地出现在峡部裂患者中，这表明单纯剪切力在峡部裂的发展中也起着重要的作用。

脊椎滑脱的发生和发展是多因素的；椎间盘退变、韧带松弛、遗传易感性、脊柱裂、关节突功能不全，以及峡部裂都能引起脊椎滑脱，可以单独也可以联合发生。这些因素的共同之处是骨后份和韧带功能不全，以及后张力带的丧失使得上方椎体发生前移。在儿童人群中，峡部裂是脊椎滑脱的最常见原因，既往报道中，有 14%~21% 是由峡部裂引起的[1, 10]。在长达 45 年的随访中，Beutler 及其同事[2]观察到，单侧峡部裂通常不会形成脊椎滑脱。

■ 脊椎滑脱分类

有几种脊椎滑脱的分类系统。"Wiltse-Newman" 和新的"Machetti-Bartolozzi" 系统都使用了病因学标准作为分类的基础，而 Meyerding、Newman 和 DeWald 系统则描述了滑脱程度。

Wiltse-Newman 是最古老、最常用的脊椎滑脱分类（表 12.1）。Ⅰ 型，发育不良，由 L5~S1 关节突结构异常引起，如发育不全或朝向异常和骶骨缺损。Ⅱ

型，峡部裂，是由峡部缺陷引起的。Ⅱ型被进一步细分为以下类型：Ⅱ A 型，峡部裂；Ⅱ B 型，峡部延长；Ⅱ C 型，急性骨折。Ⅲ 型是退化性疾病的结果。

表 12.1　Wiltse-Newman 分型

类型	特点
Ⅰ	发育不良性
	峡部裂性
Ⅱ	Ⅱ A：疲劳骨折性
	Ⅱ B：继发于重复愈合的微小骨折后的峡部延长
	Ⅱ C：急性骨折性
Ⅲ	退变性
Ⅳ	创伤性
Ⅴ	病理性

表 12.2　Machetti-Bartolozzi 分型

主要类型	亚型
发育性	高度发育不良
	有峡部裂
	有峡部延长
	低度发育不良
	有峡部裂
	有峡部延长
获得性	创伤性
	急性骨折
	应力骨折
	术后性
	直接手术
	间接手术
	病理性
	局部
	全身
	退变性
	原发
	继发

Ⅳ型的来自外侧的外伤性骨折。Ⅴ型是由于对后份的病理破坏引起的。

Machetti 和 Bartolozzi 随后提出了一种区分发育性和获得性的分类（表12.2）[11]。在这个分类中，Wiltse Ⅰ和Ⅱ型被归类为发育性。退变、病理和创伤性等病因则被归为获得性。

最后，Meyerding 分类是一种影像学分类（表 12.3）[11]。

文献已证实了脊柱骨盆参数和整体矢状面序列的重要性，特别是在决策脊椎滑脱下的治疗时[9, 11~13]。既往的分类系统不包括这些脊柱骨盆形态或平衡的测量。

2006 年，Mac-Thiong 等[11] 提出了一种新的分类方法，该系统基于滑脱程度、发育不良程度和矢状面脊柱骨盆平衡。他们描述了 9 种亚型，并提出了基于严重程度的初步治疗指南。

最近，SDSG 提出了一种简化的L5~S1 滑脱分类系统（表 12.4）。它的基础是峡部形态、骨盆类型和脊柱骨盆平衡。基于这 3 个参数，SDSG 将其分为 6 个亚型。滑脱的程度可以是低度的（<50%），也可以是高度的（>50%）。脊柱骨盆参数测量包括 PI、PT、SS 和

C7 垂直线（C7PL），这些参数用于将骨盆划分为平衡的、后倾但脊柱平衡的、后倾不平衡的脊柱。低度脊椎滑脱是以下 3 种类型之一：1 型，低 PI（<45°）；2 型，正常 PI（45°~60°）；3 型，高PI（>60°）。

高度滑脱同样分为以下 3 种类型：4型，骨盆平衡；5 型，脊柱平衡伴骨盆后倾；6 型，脊柱不平衡伴骨盆后倾。如果C7PL 落在股骨头或其后面，那么脊柱就被认为是平衡的，如果它在股骨头的前面，则为不平衡。

利用这一分类系统对高度脊椎滑脱进行了改进，提高了外科决策的效率[12]。

■ 临床表现

峡部裂和低度脊椎滑脱通常是无症状的。有症状的患者通常因活动而表现出局部背痛，尤其是那些涉及腰椎过伸过屈的活动。同时，伴或不伴神经根症状出现。

■ 影像学诊断

站立位前后位（AP）和侧位 X 线片

表 12.3 Meyerding 分级

等级	滑脱率
1 度	<25%
2 度	25%~49%
3 度	50%~74%
4 度	>75%
5 度	完全滑脱

表 12.4 SDSG 分型

低度滑脱	1 型：PI<45°
	2 型：45°<PI<60°
	3 型：PI>60°
高度滑脱	4 型：骨盆平衡
	5 型：骨盆后倾，脊柱平衡
	6 型：骨盆后倾，脊柱失衡

是一种有价值的诊断工具，可同时对峡部裂和脊椎滑脱进行评估。当与斜位片相结合时，可以直观地看到单侧峡部缺陷，像一只苏格兰犬的断颈。

一旦确诊为脊椎滑脱，我们强烈推荐对其进行整体脊柱形态和脊柱骨盆参数的评估。可以通过立位 91 cm（36 in）前后位的和侧位 X 线片或者最低可靠获得剂量（ALARA）影像系统来测量。后一种模式更可取，因为其使用的辐射剂量明显较低，提供了对外科手术计划有帮助的真实尺寸图像，并有助于对整个脊柱进行评估。其他方法包括 CT 和 MRI，通常在仰卧位上获得。尽管它们都可对骨、韧带和神经系统解剖提供更直观的可视化图像，但滑脱程度可能被低估或完全忽略。脊椎滑脱患者，仰卧位片或前屈后伸位片可以用于评估活动性。

CT 提供了对骨的解剖更好的可视化影像，也可能具有预后指导意义。在 CT 矢状面重建中，可以很容易地看到早期的峡部损伤没有硬化或明显的位移[14]。早期的峡部裂，在没有硬化的病变时，更有可能在非手术治疗后愈合，如支具，且通常在平片上不会显示出来。MRI 可以使椎间盘、韧带、关节囊和神经等可视化。对于有神经系统症状的患者，应该考虑进行 MRI 检查。在早期病变中可以看到峡部或椎弓根 T2 像高信号，在早期病变中有预后价值。单光子发射计算机断层扫描（SPECT）成像可以被用来评估代谢活动，它对识别其他形式可能无法检测到的"神秘"骨折更为敏感。新陈代谢活动或"热"病变被认为是早期的病变，与被认为较长期存在的"冷"损伤相比，它们往往对支具和非手术治疗有更好的反应[14]。

■ 治疗

峡部裂和脊椎滑脱的治疗是基于骨骼的年龄/成熟度、畸形进展风险、症状和其严重程度，以及目前的滑脱程度。

非手术治疗

无症状的患者应仅观察，而不需进行改变生活方式。症状性的小儿峡部裂，无论有无滑脱，通过非手术方法、联合理疗和改变生活方式等，可被有效治疗。这些措施的目的是减少腰椎的伸展，加强和改善臀部的运动范围。通过联合改变生活方式、理疗及伴与不伴支具等治疗 3~6 个月后，对于大部分单侧和大约一半的双侧峡部损害均有效[15]。目前还没有关于使用支具治疗的共识。

类似地，上述措施对于治疗有症状性的 I 型脊椎滑脱儿童的下腰痛是有效的。如果在骨骼成熟前发现脊椎滑脱，则建议每 6~12 个月进行临床和影像学评估，以评估进展。这对于患有严重的发育不良滑脱和脊柱裂的儿童尤为重要，这些病症可快速从低度进展为高度滑脱。峡部裂的非手术管理的目标是症状改善和恢复功能。当经过 6 个月的适当的保守治疗后，症状无明显缓解或加重或有明显的滑脱进展的证据时，应考虑行手术治疗。

手术治疗

峡部裂

脊柱峡部缺损可以直接修复，也可以通过手术方法将其融合到下位椎体。

在外科医生进行直接修复之前，应经皮注射局部麻醉，有或无皮质类固醇直接注射到缺损处。注射后的症状改善是直接修复成功的一个强有力的预后标志[3]。在可能的情况下，直接修复优于局部内固定融合，因为它可以保持节段活动功能[16]。因此，在适当的保守治疗之后，仍可能存在单侧或双侧损害。

当存在严重椎间盘退变、关节突疾病、节段性不稳定、脊柱裂或发育不良的情况时，不建议行直接修复。此外，与融合过程相比，在 L5 峡部裂直接修复的结果是不理想的，这可能与在此处最常见的峡部延长和增加的动态应力有关[17]。在 20 岁以上，缺损大于 2 mm 的患者，直接修复后的假关节较常见[18]。

直接修复涉及骨缺损、自体髂骨移植和远端固定。有几种可能的构造稳定远端的方法，包括张力带连接、方头螺钉（Buck 技术，图 12.1）、螺钉—钩固定（Morscher 技术，图 12.2）、环扎术固定连接到下面的棘状突起（Scott）、椎弓根螺钉固定缆线（Songe 技术，图 12.3）、椎弓根螺钉连接固定（图12.4）、双边椎弓根螺钉和 U 形杆固定到下面的棘状突起（图 12.5）[14]。这个

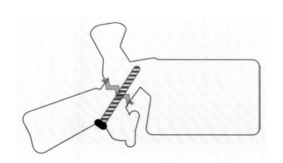

图 12.1　方头螺钉（Buck 技术）

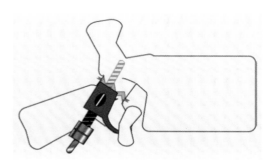

图 12.2　螺钉—钩固定（Morscher 技术）

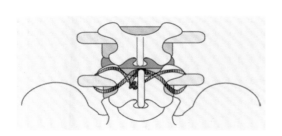

图 12.3　椎弓根螺钉固定（Songer 技术）

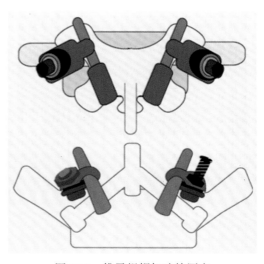

图 12.4　椎弓根螺钉连接固定

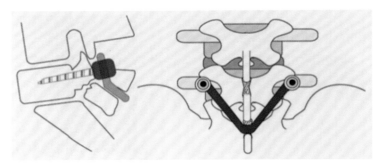

图 12.5　双侧椎弓根螺钉和 U 形棒固定于下方的棘突

过程的成败并不依赖于内固定的类型，而更加依赖于内固定跨越植骨块加压能力的大小。既往有关这些技术的成功的文献仅限于少数群体的研究，这些研究基本都少于 100 名患者。虽然目前还没有关于内固定优越性的共识，但最近的一项系统评价显示，60%~90% 的患者行直接修复后，有良好的效果[14]。

　　理想的直接修复的候选对象是 20 岁以下的运动员，他们在适当的非手术治疗失败后，并且又希望回到他们的运动生涯中来[14]。在术后疼痛减轻后，直接修复需要进行积极且强化的物理治疗。成功的直接修复不仅能重建"正常"的解剖结构（没有运动损害），而且可以最大限度地让患者回归正常的运动。关于术后恢复多长时间合适，目前还没有达成一致的意见。大多数报道中，患者和外科医生一般建议在 5~7 个月的时间里进行非接触运动，12 个月后行接触运动。在 20 岁以上的患者中，当直接修复（假关节）失败后，应考虑行椎弓根螺钉固定后外侧融合术。

低度滑脱

　　如前所述，伴有峡部裂的脊椎滑脱是直接修复峡部手术的禁忌证。在这种情况下，应在行适当的非手术治疗后，再考虑行侵入性手术治疗。

　　治疗小儿脊椎滑脱的两种主要手术方法：内固定融合和非内固定融合。非内固定融合和外支具是治疗的主要手段，尽管在过去的几十年里，内固定的进步改变了大多数外科医生的观点。双侧椎弓根螺钉固定和后外侧融合，不管有没有减压或行椎间融合，基本上都取代了非内固定融合术。椎间融合和神经压迫的直接减压比单纯后外侧融合的并发症要高。这些并发症主要是脑脊液（CSF）漏和神经系统损害。椎间融合与较高的融合率、高滑脱复位率和神经的间接减压有关。目前还没有关于在儿童群体中使用椎间融合或直接减压治疗的共识，因为没有关于疗效的研究，而且许多研究的患者很少需要手术，特别是与高度脊椎滑脱（HGS）相比[19, 20]。

■ 典型病例

17 岁男性，曲棍球和足球运动员，最初表现为背部疼痛，活动后加重。术前拍摄了前后位、屈伸侧位 X 线片（图 12.6，12.7），以及发病部位的轴向和矢状面 CT 扫描（图 12.8，12.9）。矢状面磁共振 T2 像显示，L5~S1 椎间盘严重退化（图 12.10）。

该患者进行了直接修补，并使用了钩钉结构。术后拍摄了前后位和双侧斜位 X 线片（图 12.11 和图 12.12）。术后 4 月进行了一次轴向 CT 扫描，显示了缺损峡部出现了融合。随后，这位患者又回到了曲棍球和足球比赛中。

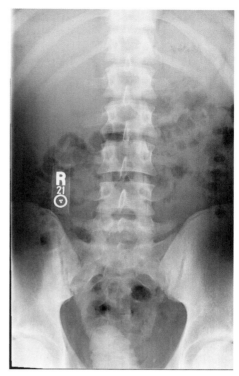

图 12.6　术前正位（AP）片

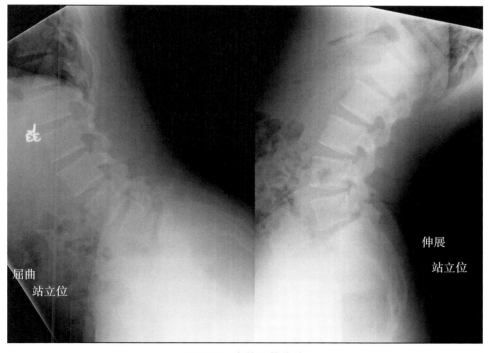

图 12.7　术前屈伸位片

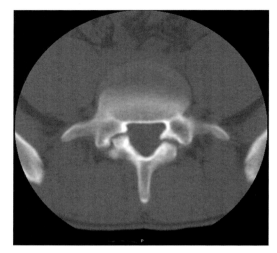

图 12.8　术前轴位 CT

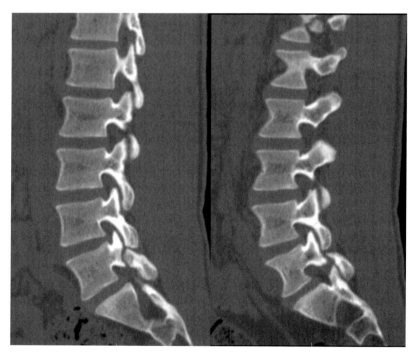

图 12.9　术前矢状面 CT

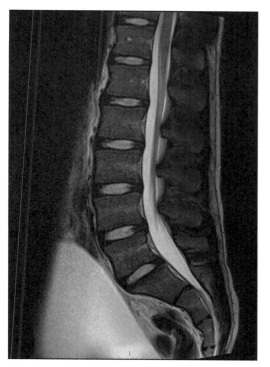

图 12.10　术前矢状 T2 磁共振成像（MRI）

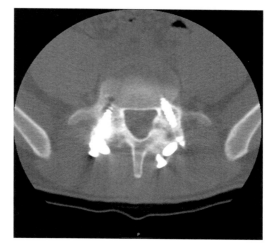

图 12.11　术后轴位 CT 扫描

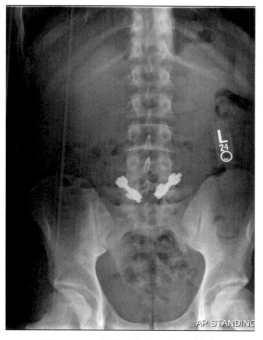

图 12.12　术后正位（AP）X 线片

■ 本章小结

峡部裂和脊椎滑脱在儿童群体中相对少见，但在青少年运动员中尤其常见，其典型的临床表现为腰背疼痛，活动后会加重，特别是脊柱的过度屈伸运动后。早期的峡部裂和脊椎滑脱对改善生活方式和物理治疗等非手术方法有良好的反应，不管有没有进行外支具治疗。对于那些保守治疗无效的竞技运动员来说，直接的手术修复应该首先考虑，因为这提供了最佳的恢复活动的机会。出现脊椎滑脱或有症状的椎间盘退变，适宜采用融合固定并可辅以椎间融合治疗。

要点

◆ 当出现滑脱、严重的关节突病、椎间盘退变、节段性不稳、脊柱裂、骨发育不全等时，不应行直接修复峡部裂手术。

◆ 对于年龄大于 20 岁，峡部缺损大于 2 mm 的患者，直接修复峡部裂有较高的假关节发生的风险。

◆ 当脊椎滑脱在骨骼成熟前被确诊时，患者应该每 6~12 个月接受临床和影像学检查，直到骨骼成熟，以观察滑脱是否进展。

难点

◆ 要注意先进的成像技术；在外科手术决策中，有骨发育不良病变、椎间盘退变和关节突病的出现是重要的影响因素。

◆ 要拍摄站立位片，包括动态成像。

■ 参考文献

5 篇 "必读" 文献

1. Cavalier R, Herman MJ, Cheung EV, Pizzutillo PD. Spondylolysis and spondylolisthesis in children and adolescents: I. Diagnosis, natural history, and nonsurgical management. J Am Acad Orthop Surg 2006;14:417–424

2. Beutler WJ, Fredrickson BE, Murtland A, Sweeney CA, Grant WD, Baker D. The natural history of spondylolysis and spondylolisthesis: 45-year follow-up evaluation. Spine 2003; 28:1027–1035, discussion 1035

3. Micheli LJ, Wood R. Back pain in young athletes. Significant differences from adults in causes and patterns. Arch Pediatr Adolesc Med 1995;149:15–18

4. Sassmannshausen G, Smith BG. Back pain in the young athlete. Clin Sports Med 2002;21:121–132

5. Jackson DW, Wiltse LL, Cirincoine RJ. Spondylolysis in the female gymnast. Clin Orthop Relat Res 1976; 117:68–73

6. Saraste H. Long-term clinical and radiological follow-up of spondylolysis and spondylolisthesis. J Pediatr Orthop 1987;7:631–638

7. Dietrich M, Kurowski P. The importance of mechanical factors in the etiology of spondylolysis. A model analysis of loads and stresses in human lumbar spine. Spine 1985;10:532–542

8. Rosenberg NJ, Bargar WL, Friedman B. The incidence of spondylolysis and spondylolisthesis in nonambulatory patients. Spine 1981;6:35–38

9. Labelle H, Roussouly P, Berthonnaud E, et al. Spondylolisthesis, pelvic incidence, and spinopelvic balance: a correlation study. Spine 2004;29:2049–2054

10. Boxall D, Bradford DS, Winter RB, Moe JH. Management of severe spondylolisthesis in children and adolescents. J Bone Joint Surg Am 1979;61:479–495

11. Mac-Thiong JM, Labelle H. A proposal for a surgical classification of pediatric lumbosacral spondylolisthesis based on current literature. Eur Spine J 2006;15:1425–1435

12. Labelle H, Mac-Thiong JM, Roussouly P. Spino-pelvic sagittal balance of spondylolisthesis: a review and classification. Eur Spine J 2011;20(Suppl 5):641–646

13. Hresko MT, Labelle H, Roussouly P, Berthonnaud E. Classification of high-grade spondylolistheses based on pelvic version and spine balance: possible rationale for reduction. Spine 2007;32:2208–2213

14. Drazin D, Shirzadi A, Jeswani S. Direct surgical repair of spondylolysis in athletes: Indications, techniques, and outcomes. Neurosurg Focus 2011;31:E9

15. Morita T, Ikata T, Katoh S, Miyake R. Lumbar

spondylolysis in children and adolescents. J Bone Joint Surg Br 1995;77B:620–625

16. Snyder LA, Shufflebarger H, O'Brien MF, Thind H, Theodore N, Kakarla UK. Spondylolysis outcomes in adolescents after direct screw repair of the pars interarticularis. J Neurosurg Spine 2014;21:329–333

17. Tsirikos AI, Garrido EG. Spondylolysis and spondylolisthesis in children and adolescents. J Bone Joint Surg Br 2010;92:751–759

18. Ivanic GM, Pink TP, Achatz W, Ward JC, Homann NC, May M. Direct stabilization of lumbar spondylolysis with a hook screw: mean 11-year follow-up period for 113 patients. Spine 2003;28:255–259

19. Kasliwal MK, Smith JS, Shaffrey CI, et al. Short-term complications associated with surgery for high-grade spondylolisthesis in adults and pediatric patients: a report from the scoliosis research society morbidity and mortality database. Neurosurgery 2012;71:109–116

20. Fu KM, Smith JS, Polly DW Jr, et al. Morbidity and mortality in the surgical treatment of six hundred five pediatric patients with isthmic or dysplastic spondylolisthesis. Spine 2011;36:308–312

13

发育不良性高度脊椎滑脱

原著　Yazeed M. Gussous, Sigurd H. Berven
翻译　刘臻　李劼

■ 引言

　　椎弓峡部裂和脊椎滑脱是青少年下腰痛的常见原因。儿童脊椎滑脱主要表现为腰椎与骨盆畸形、整体矢状位失平衡及其他一系列临床症状和体征。发育性高度脊椎滑脱这一术语揭示了该畸形的严重性和病因学。高度滑脱患者存在L5 椎体畸形，且在 S1 椎体向前滑移超过50%。发育不良是指其病因与脊柱 L5~S1节段畸形有关，其中可能包括较大的骨盆入射角同时合并 L5~S1 后方结构包括关节突关节的形成不良。L5~S1 节段发育不良性滑脱占脊椎滑脱的 15%，在成年之前发病，常影响患儿的生活质量，并存在畸形进展及引起神经症状以及功能障碍的风险[1-3]。

　　关于高度发育性脊椎滑脱的临床评估与治疗，主要争议之处在于滑脱畸形矫正是否为手术目的，以及椎间融合器在手术中发挥何种作用。本章节将回顾青少年滑脱的分型以及病因，讨论青少年发育性椎体高度滑脱症的手术适应证，以及具体术中操作技巧。

■ 分型系统

　　既往文献中已存在许多根据滑脱的病因与病理学制订的分型系统。近期的分型以骶骨—骨盆以及脊柱—骨盆平衡的概念为基础，强调骶骨、脊柱—骨盆平衡在手术策略制订中的作用。

Meyerding 分型[4]

　　1938 年，来自梅奥诊所的 Henry Meyerding 提出一种简明的分型。该分型以相邻椎体间滑移程度为基础[5]。按照滑移程度达到 25%、50%、75% 以及100% 分为 1、2、3、4 度，滑移程度超过 100% 为 5 度。其中 2 度以下为低度滑脱，3 度及以上为高度滑脱。该分型的优势在于简洁易懂，具有良好的观察者内与观察者间可重复性。然而，该分型未将描述滑移的重要参数，如腰骶部后凸成角畸形纳入在内。

Wiltse 和 MacNab 分型

　　1976 年，Wiltse[2] 根据滑脱的病因学提出分型，包括 5 种类型，其中 Ⅱ 型分为 A、B、C 3 种亚型（表 13.1）。本章节主要讨论 I 型，即发育性椎体滑脱。

Marchetti 和 Bartolozzi 分型[7]

该分型于 1982 年被提出，按照病因学将滑脱分为两大类，获得性脊椎滑脱与发育性脊椎滑脱（表 13.2）。本章节主要聚焦高度发育不良型脊椎滑脱。

Mac-Thiong 分型

Mac-Thiong 等[8] 和 Labele 结合脊柱—骨盆、骶骨—骨盆矢状位平衡的概念提出该分型，以指导手术规划。这一概念的重要性在于其对于发育不良性高度脊椎滑脱治疗的指导意义。

研究表明，过高或过低的骨盆入射角、骶骨倾斜角均会通过不同方式对腰骶部交界区的生物力学特性产生影响，因此骶骨骨盆平衡的概念被提出。Hresko 使用聚类分析的方法将高度滑脱患者分为两类：第一类患者以骶骨骨盆平衡伴高 SS 和低 PT 为特征；第二类患者以骨盆后旋、骶骨垂直化、腰骶部后凸以及骨盆失平衡为特征，伴有低 SS 和高 PT。

骶骨骨盆失平衡的代偿机制取决于其严重程度。随着失平衡的进展，腰椎前凸增加以维持重心于双髋之间。然而，当腰椎前凸达到最大值之后，为维持重心位置骨盆发生后旋。因 PI 等于 SS 与 PT 之和，当 SS 减小时 PT 必定增加以维持平衡。Mac-Thiong 和 Labelle 指出，当这一代偿机制达到解剖学极限时，脊柱矢状位失平衡将会发生，使患者位于前倾体位。

Mac-Thiong 分型的重要意义在于其对于不同程度的滑脱的治疗方案选择有指导作用，但这一治疗策略还需要更多的证据以证实。其中，低级别滑脱组可进一步分为低 PI/ 低 SS（胡桃夹子型）或高 PI/ 低 SS（剪切型）。一般而言，根据 Mac-Thiong 分型低度滑脱患者是侧后入路原位融合的最佳适应证，此类患者不论采用何种内固定，行原位融合术后常能获得良好的融合。

如上述，高度滑脱型可进一步分为骨盆平衡型与骨盆失平衡型。而骨盆失平衡型可进一步分为脊柱矢状位平衡与脊柱矢状位失平衡 2 种类型。尽管此分

表 13.1 Wiltse 分型

分型	描述
I	发育不良性
II–A	崩裂性，峡部疲劳性骨折
II–B	崩裂性：反复应力骨折引起峡部延长
II–C	崩裂性：急性峡部骨折
III	退变性：小关节不稳单不合并骨折
IV	创伤性后弓骨折
VI	肿瘤性：峡部病理学破坏所致畸形

表 13.2 Marchetti 和 Bartolozzi 分型

分型	亚型
发育性	高度发育不良 低度发育不良
获得性	创伤性 退变性 病理性（局部或系统性） 手术后（直接或间接）

型系统的观察者内信度较高，由于发育异常的程度难以区分，该分型的观察者间信度仅达到中等。

SDSG 分型

该分型由脊柱侧凸研究小组（Spinal Deformity Study Group, SDSG）提出，为 Mac-Thiong 分型的修订版。目前该分型较早期版本已进行简化[9, 10]。首先，根据 Meyerding 分型确定滑移的程度，分为低度（Meyerding 1 度或 2 度）和高度（Meyerding 3 度或 4 度）。然后通过测量骶骨骨盆参数 SS 与 PT 计算出 PI。对于低度滑脱者，根据 PI 大于或小于 60° 分为 2 组；对于高度滑脱者，则按照 Hresko 等的方法进行分类。根据聚类分析中的阈值线水平对患者进行分类。阈值线以上患者划入骨盆平衡组（高 SS 低 PT），阈值线以下患者划入骨盆失平衡组（低 SS 高 PT）。在此分型中，脊柱骨盆平衡的确定并不困难。如果 C7 铅垂线落于股骨头或其后方，认为脊柱平衡；当 C7 铅垂线落于股骨头前方时，认为脊柱不平衡。通常情况下，当骶骨骨盆形态处于平衡状态时，不论滑脱的程度患者常表现为良好的脊柱整体平衡，但高度滑脱患者骨盆失平衡时应除外。有学者对此分型进行可靠性研究，利用计算机辅助确定解剖学标记的情况下，该分型表现出较高的观察者内与观察者间信度（图 13.1）。

■ 治疗

大多数脊椎滑脱伴有轻度的退变与崩裂，通常可予以保守治疗。经保守治疗失败并出现持续性神经损害、难以治疗的疼痛、脊柱不稳、当疾病进展时出现矢状面正平衡时宜考虑手术。本文主要讨论的是高度滑脱的治疗方案以及高度发育性滑脱的手术技术。而高度滑脱的手术治疗仍存在争议，文献报道了多

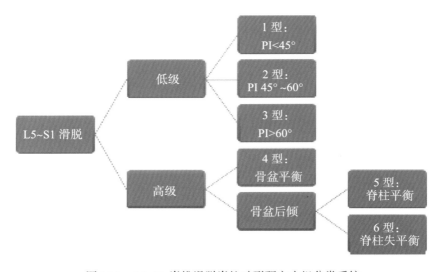

图 13.1　L5~S1 脊椎滑脱脊柱畸形研究小组分类系统

种复位及内固定的方法。

伴有高度滑脱的患者常有明显的临床症状，且伴有骶骨—骨盆、脊柱—骨盆失平衡的状态，此类患者常需手术治疗。手术的目的在于缓解患者的疼痛，减轻神经损害并恢复良好的脊柱矢状面序列。此类患者常需前路融合或经骶骨内固定以获得较大的融合面。根据前文述及的 SDSG 分型，伴有脊柱失平衡的患者尤其是 SDSG 5 型与 6 型患者常需行矢状面的复位。此外，91 cm（36 in）的脊柱全长片检查有利于整体矢状面平衡的评估[11, 12]。

对于滑脱患者的手术治疗、复位的必要性、手术时机的选择，以及获得复位的方法的选择是目前的争议所在。尽管低度滑脱通过原位融合术常可获得较好的临床效果，但高度滑脱伴脊柱或骨盆失平衡的患者若不行手术复位常导致融合不良、滑脱进展以及患者的满意程度不良。

推荐采用原位融合的学者认为，术后患者背痛可获得较好的缓解，同时可降低医源性神经损害的发生。推荐使用复位的患者认为因复位后骨间接触面积增大，融合率得到提高，同时矢状面平衡恢复更好。Poussa 等[13]发现此类患者行原位融合术后假关节的发生率为27%。之前的研究表明行复位的患者与行原位融合的患者术后满意度相当。Poussa 等还发现原位融合的患者术后 ODI 评分更高，且术后磁共振上临近节段椎间盘退变或肌肉萎缩的发生率增高；因此，Poussa 认为原位融合是一种安全有效的手术方式，且远期随访结果良好。

Ruf 等[14]发现复位融合术后影像学参数得到很好的恢复，且术后永久性神经损害的发生率较低。一项近期的综述显示复位手术有利于提高脊柱生物力学的整体稳定性，但与原位融合相比并不增加神经损害的发生率。

文献中关于脊椎滑脱复位和融合的方法并不少见，但有些技术目前已并不常用。早期的技术包括 Halo 股骨牵引结合骨盆悬吊、前后路原位融合加人字石膏裤固定、多期 Halo 头环牵引，以及 Magerl 外固定器。

随着外科手术技巧的进步以及更坚强的内固定的出现，早期的技术现在已不再适用。滑脱的复位包括纠正 L5~S1 处的腰骶部后凸畸形和减少 L5~S1 椎体的移位。在恢复矢状平衡方面，获得最大程度的复位依赖于矫正 L5~S1 脊柱后凸，而移位的减小有助于进一步改善矢状位，但也增加了 L5 和 S1 椎体间的接触面积，从而提高了融合的可能。在复位后，可采用椎间融合或通过横跨 L5 的经骶骨移植物进行融合。必要时可能需要将内固定向上延伸至 L4，同时向下延伸至骨盆。

■ 术前计划

应该记录完整的病史并进行体检，同时应获得立位全长 X 线片。确定患者的神经系统状态、邻近节段退变、Meyerding 等级、Labelle 分型以及骶髂关节和脊柱平衡的状态将有助于治疗决策和术前手术计划的制订。

■ 影像学

整体矢状位平衡和局部参数的测量至关重要，包括 PI、PT、SS、腰椎前凸和滑移角。Boxall 和 Bradford 的研究小组[15]证明了滑移角作为滑移百分比在测量和预测原位融合治疗患者滑移的进展方面具有重要意义；滑移角测量的是 L5 与 S1 的后凸成角关系（图 13.2）。

L5 椎弓根通常存在缺陷，并且可能需要采用其相邻的椎体作为临时或永久固定点。骶骨穹隆的存在可能妨碍复位操作，术中应考虑将骶骨穹隆切除（所谓的骶骨穹隆截骨术）。

而 S1 上 L5 椎体的部分复位也会减小椎体间接触面，并导致 L5 和 S1 之间

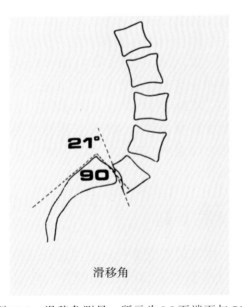

滑移角

图 13.2　滑移角测量。所示为 L5 下端面与 S1 切线之间的垂线之间的夹角。还描述了滑脱的百分比（Meyerding 分级）（Management of severe spondylolisthesis in children and adolescents. J Bone Joint Surg Am 1979;61:479-495. 由 Boxall D, Bradford DS, Winter RB, Moe JH 改编）

的残余剪切力增高，这可能不利于 L5 和 S1 之间的骨愈合。

■ 同种异体腓骨

原位融合

Bohlman 和 Cook[16] 描述了将腓骨移植物通过后骶骨入路经 S1 椎体穿过椎间隙植入 L5 椎体内。该技术无须采用前路手术，但手术操作涉及硬膜囊。原位融合时可使用该技术。通过一根导丝穿过 S1 的主体，穿过 L5~S1 椎间隙，直到 L5 椎体的前皮质。导丝通道的扩大可以在具有前十字韧带（anterior cruciate ligament, ACL）扩孔器的荧光镜引导下进行，从 6 mm 开始并逐渐增加至 10~12 mm。腓骨移植物在荧光镜引导下植入。今天大多数外科医生采用这种技术的改良版本，补充后路椎弓根螺钉固定以达到牢固融合。该技术还可用于在部分复位后提高 L5~S1 节段稳定性（图 13.3）。用腓骨或 S 形移植物和螺钉进行经骶骨固定可获得 L5 和 S1 之间的坚强固定。

一些回顾性研究报道了部分复位和经骨固定的治疗结果。Smith 等[17]报道了他们的技术和经验，采用改良的 Bohlman 技术以及螺钉和移植物进行固定，可获得部分 L5/S1 复位。在影像学上观察到腰骶滑移角改善超过 20°，同时临床结果表明患者满意度高。

Hart 等[18] 报道了使用部分复位和经骨固定术改良 Bohlman 技术治疗患者的 5 年随访结果。术前平均滑移角为 71°，通过缩小矫正至平均 31°，随访

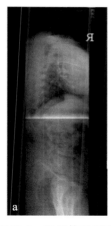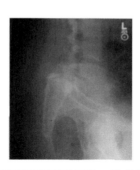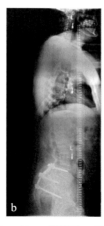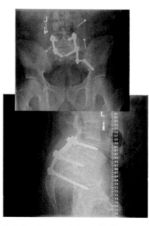

图 13.3 经椎体外固定高度滑脱部分复位。患者为一名 17 岁男孩，下腰痛加重，双侧 L5 部位无力，站立和行走能力受限。a. 术前前后位（PA）和侧位 X 线片显示腰椎骨盆段不平衡，但脊柱整体平衡（5 型）。b. 术后，经部分复位及固定可显著改善患者的腰骶部平衡，并稳定滑脱部位

时平均为 28°。滑脱的平均术前百分比（98%）没有显著变化。所有 12 例患者术前报道的根性疼痛均得到改善。10 名患者术后发生神经损害，在随访中除了 1 名外，其余均完全恢复。作者还报道了 21% 的患者发生假关节（4 名患者）。

多位外科医生报道改良的 Bohlman 技术显示出高融合率（14/16，88%）。且 L5 神经根运动功能受损率低于行复位操作的患者[8]。

前后路联合

Bradford、Lovett[19]、Bradford、Boachie-Adjei[20]建议采用前后联合入路。当滑脱超过 75% 时，则采用后路彻底减压，以减少假关节的风险。为了避免不愈合，通过前路或后路椎体间融合提供了额外的融合所需接触面，且具有对抗后路融合张力的生物力学优势。此外，椎体间融合能够实现更广泛的神经结构后路减压，且不会导致骨不连的发生。

而且，它有助于矫正矢状面形态以及畸形的复位。

Gaines[21]推广了一项二期手术技术，包括一期通过前路手术切除 L5 椎体以及 L4~L5 和 L5~S1 椎间盘，然后采用后路手术切除已松解的 L5 椎体后份结构、关节突和椎弓根。对脊髓进行减压后将 L4 椎体复位至 S1 椎体上，以达到矫正畸形。通过从 L4 到 S1 的经椎弓根后外侧融合以维持复位。该技术通常适用于脊柱前移或 4 度或 5 度脊椎滑脱的患者。据报道，多达 1/3 的患者发生医源性神经损伤。

单一后路手术

体位和入路

对于大多数高度滑脱，单一后路是最常用的手术入路。本小节描述了单一后路复位椎间融合技术（图 13.4）。另一种可能的技术是在复位后进行经骶骨融合，此改良技术由 Bradford 等首先描述[20]。

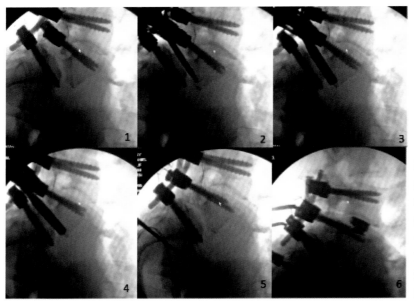

图 13.4　1~6 显示术中 L5 后路复位的步骤。（1）L4、L5、S1 节段固定。（2）截骨切除骶骨穹隆。（3）插入撑开器。（4）使用撑开器将 L5 撬至前凸位置。（5）L5 复位。（6）放置椎间融合器

取俯卧位将患者置于改良的 Jackson 手术床上。通过放置臀垫并使用吊带摆放下肢来最大限度地使骨盆后倾；这些步骤有助于后份结构的减压和暴露 L5~S1 椎间盘以进行复位、固定与矫形操作。取标准的正中切口开始暴露。任何发育不良的改变或脊柱裂都需特别注意，以避免意外的硬脊膜撕裂。

L5 神经根的减压应在复位之前完成。切除椎间隙后方纤维环并去除骶骨穹隆，以便随后的复位。后路融合可以从 L4 或 L5 延伸到骶骨和骨盆。髂骨固定对于减轻 S1 螺钉的压力非常重要。在 S1 水平将一根棒与髂骨钉连接，并连接 L5 上方的棒。这样形成一个稳定的支撑后，滑脱的 L5 椎体可利用复位螺钉进行复位。椎间盘内放置椎间撑开器，可将移位的 L5 椎骨向后抬起并与骶骨对齐，该复位操作亦可在单侧进行。使用 L4 螺钉延长

近端固定可以减小 L5 螺钉上的应力，以利于 L5 复位。这一固定可以是临时性也可以是永久性的（包含在最终的内固定中）。图 13.5 显示了一名 12 岁的高度发育不良性滑脱女性患者采用后路进行滑脱复位的情况。

L5 神经功能损害与复位

L5 神经根上的张力与复位的百分比成正比，大部分张力（71%）在复位过程的后半程产生。L5 椎体在沿 S1 终板逐渐复位时，复位操作也可能会在前后（AP）和头尾方向上牵拉移位的 L5 神经根。复位术后神经损伤的发生率高低不等，已发表的文献报道其发生率为 0 至 75%。一过性神经功能损害通常比文献中报道的更常见，因为大多数情况下文献只报道严重神经功能损害。减轻神经功能损害的策略包括完全减压 L5 神经根和使用术中神经监测，如肌电图、运

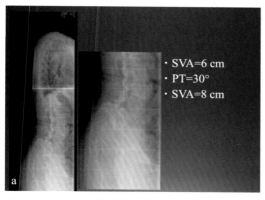
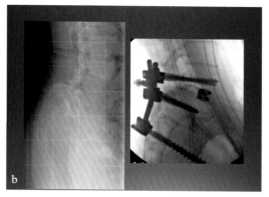

- SVA=6 cm
- PT=30°
- SVA=8 cm

图 13.5　一名 12 岁女孩，表现为重度发育不良性脊椎滑脱，伴有腰痛、矢状面不平衡、双侧肌紧张伴高张力征象。她有腰背痛和整体脊柱失平衡，Labelle 分级为 6 型。她接受了后路复位及椎间固定。复位是通过在 L5~S1 处广泛的后路骨切除术来松动 L5 椎体，在骶穹顶处截骨，S1 处使用复位螺钉复位 L5，然后放置椎间融合器来实现

动诱发电位和直接刺激神经。在复位期间，及时反馈神经功能尤为重要。外科医生应在具备复位适应证时，采取适度复位操作，恢复脊柱平衡[24]。

加州大学旧金山分校的学者 S.H.B. 利用高密度 MEP 评估 L5 运动单位，并使用具备高灵敏度和特异性的多模式神经监测评估 L5 神经功能。在作者 Y.M.G. 的经验中，大多数损害发生在试图复位超过 2 度滑脱的情况下，作者还特别强调应追踪神经功能。并确保其在走行区域未受到压迫。一项有趣的观察显示，与滑脱的平移复位相比，腰骶后凸的矫正似乎与 L5 神经损害的发生相关性更小。

■ 本章小结

高度发育不良性脊椎滑脱是一种重要且复杂的儿童疾患，常伴腰痛。根据患者自我报道的健康评估显示，高度发育不良性脊椎滑脱患者常造成显著的功能障碍。腰骶部畸形的复位和整体矢状位平衡的重建有助于改善此类患者的健康状况。腰椎骨盆连接处未能获得复位及整体平衡恢复不良可能给成年患者带来明显的功能障碍。伴骨盆不平衡或脊柱失衡的患者，即 Labelle 分类中的 5 型和 6 型，适用于部分复位加骨支撑植骨或椎间融合。这一结论的得出根据如下：高度发育不良性脊椎滑脱和脊柱或骨盆不平衡的患者生活质量较差。但这一观点需要进一步随机临床研究来证实，以明确患者生活质量的变化与术前和术后影像学参数的变化是否具有相关性。

通过以后路为基础的减压、骶骨穹隆截骨术和复位、前后路联合手术，可以对滑脱进行复位。

Bruxelles: J. L. DeBoubers; 1782

2. Wiltse LL, Newman PH, Macnab I. Classification of spondylolisis and spondylolisthesis. Clin Orthop Relat Res 1976;117:23–29

3. Wiltse LL. Etiology of spondylolisthesis. Clin Orthop 1957;10:48–60

4. Meyerding H. Spondylolisthesis as an etiologic factor in backache. JAMA 1938;111:1971–1976

5. Meyerding HW. Spondylolisthesis. J Bone Joint Surg. 1931;13:39–48

6. Wiltse LL, Winter RB. Terminology and measurement of spondylolisthesis. J Bone Joint Surg Am 1983;65:768–772

7. Marchetti PG, Bartolozzi P. Classification of spondylolisthesis as a guideline for treatment. In: Bridwell KH, DeWald RL, eds. Textbook of Spinal Surgery, 2nd ed. Philadelphia: Lippincott-Raven; 1997:1211–1254

8. Mac-Thiong JM, Duong L, Parent S, et al. Reliability of the Spinal Deformity Study Group classification of lumbosacral spondylolisthesis. Spine 2012;37:E95–E102

9. Hresko MT, Labelle H, Roussouly P, Berthonnaud E. Classification of high-grade spondylolistheses based on pelvic version and spine balance: possible rationale for reduction. Spine 2007;32:2208–2213

10. Labelle H, Roussouly P, Berthonnaud E, Dimnet J, O'Brien M. The importance of spino-pelvic balance in L5-s1 developmental spondylolisthesis: a review of pertinent radiologic measurements. Spine 2005;30 (6, Suppl):S27–S34

11. Glassman SD, Bridwell K, Dimar JR, Horton W, Berven S, Schwab F. The impact of positive sagittal balance in adult spinal deformity. Spine 2005;30:2024–2029

12. Roussouly P, Gollogly S, Berthonnaud E, Labelle H, Weidenbaum M. Sagittal alignment of the spine and pelvis in the presence of L5-S1 isthmic lysis and lowgrade spondylolisthesis. Spine 2006;31:2484–2490

13. Poussa M, Remes V, Lamberg T, et al.

要点

- 区分发育不良性脊椎滑脱与其他病因所导致的滑脱十分重要。
- 认识发育不良和后份结构缺损的程度对于术前计划十分重要。
- 伴有脊柱骨盆失平衡的患者，即按照脊柱侧凸研究协会（SRS）/分类中分为5型和6型的患者，适宜于对腰骶部滑脱进行复位及重建整体矢状面平衡。
- 复位增加了L5~S1间隙的生物力学稳定性、融合率，减少了畸形对患者健康的影响。
- 治疗选择包括原位融合、后路复位、前路短缩和后路固定。原位融合适用于脊柱骨盆平衡（4型畸形）的患者。部分复位融合对5型畸形患者效果最佳。更加彻底的复位和与整体脊柱平衡的重建适用于6型畸形患者。

难点

- 未能获得全长片以评估整体脊柱序列和平衡。
- 未能理解必要时复位的重要性。
- 尝试复位时未能完全减压L5神经根及未能采用运动诱发电位以识别L5根部高张力状态，以检测可能的术后神经根病变。

■ 参考文献

5篇"必读"文献

1. Herbiniaux G. Traite sur divers accouchemens laborleux et sur les polypes de la matrice.

Treatment of severe spondylolisthesis in adolescence with reduction or fusion in situ: long-term clinical, radiologic, and functional outcome. Spine 2006;31:583–590, discussion 591–592

14. Ruf M, Koch H, Melcher RP, Harms J. Anatomic reduction and monosegmental fusion in high-grade developmental spondylolisthesis. Spine 2006;31:269–274

15. Boxall D, Bradford DS, Winter RB, Moe JH. Management of severe spondylolisthesis in children and adolescents. J Bone Joint Surg Am 1979;61:479–495

16. Bohlman HH, Cook SS. One-stage decompression and posterolateral and interbody fusion for lumbosacral spondyloptosis through a posterior approach. Report of two cases. J Bone Joint Surg Am 1982;64:415–418

17. Smith JA, Deviren V, Berven S, Kleinstueck F, Bradford DS. Clinical outcome of trans-sacral interbody fusion after partial reduction for high-grade l5-S1 spondylolisthesis. Spine 2001;26:2227–2234

18. Hart RA, Domes CM, Goodwin B, et al. High-grade spondylolisthesis treated using a modified Bohlman technique: results among multiple surgeons. J Neurosurg Spine 2014; 20:523–530

19. Bradford EH, Lovett RW. Spondylolisthesis. Treatise Orthop Surg. 1905;3:385–388

20. Bradford DS, Boachie-Adjei O. Treatment of severe spondylolisthesis by anterior and posterior reduction and stabilization. A long-term follow-up study. J Bone Joint Surg Am 1990;72:1060–1066

21. Gaines RW. L5 vertebrectomy for the surgical treatment of spondyloptosis: thirty cases in 25 years. Spine 2005;30(6, Suppl):S66–S70

22. Lehmer SM, Steffee AD, Gaines RW Jr. Treatment of L5-S1 spondyloptosis by staged L5 resection with reduction and fusion of L4 onto S1 (Gaines procedure). Spine 1994;19:1916–1925

23. Phalen G, Dickson J. Spondylolisthesis and tight hamstrings. J Bone Joint Surg. 1961;43:505–512

24. Lieberman JA, Lyon R, Feiner J, Hu SS, Berven SH. The efficacy of motor evoked potentials in fixed sagittal imbalance deformity correction surgery. Spine 2008; 33:E414–E424

14

儿童脊柱后凸畸形

原著　Avery L. Buchholz, John C.Quinn, Christopher I. Shaffrey, Sigurd H. Berven, David W. Polly, Jr., Justin S. Smith

翻译　乔军　盛飞

■ 引言

　　小儿脊柱后凸畸形可能由不同疾病所导致。后凸畸形的临床表现因儿童的年龄、诊断时后凸严重程度以及潜在的原因而异。通常，脊柱异常只是患者全身问题的一部分，其他问题包括神经肌肉紊乱和椎管内异常，可能会同时发生。了解导致后凸畸形的特定条件的自然史、脊柱发育的动态生长和中轴骨的生物力学特征对于决定正确的治疗方法是很重要的。本章概述小儿脊柱后凸畸形，并讨论其病因、病理机制、进展模式和治疗。

　　过度后凸，有时被称为圆背或驼背，其定义为后凸角的异常增加。与脊柱侧凸畸形相比，后凸畸形更典型地反映在一个平面（矢状面）上。在小儿人群中，病因是多种多样的，包括先天畸形、神经肌肉疾病、发育障碍、骨骼发育不良、感染、创伤、外科后遗症，以及更罕见的情况，如肿瘤等。儿科最常见的后凸畸形是休门病后凸畸形，这是本章的重点。其他原因，包括先天性异常和神经肌肉疾病，本章也有讨论。小儿后凸进展的风险取决于畸形的原因、畸形的严重程度和生长潜能情况。对小儿后凸畸形的正确处理需要了解其自然史和进展风险。

■ 休门病

　　休门病是青少年结构性后凸最常见的疾病。报道显示，休门病在一般人群中的发病率为 0.4%~8%，但可能实际发病率更高，因为它常被当作姿势不良而被忽视[1]。该病最初由 Holger Scheuermann[2] 于 1921 年描述，相比于可矫正的姿势性圆背，它被认为是一种僵硬的脊柱后凸。Sorenson[3] 进一步描述其影像学上的特征为：至少 3 个连续的椎体有 5° 以上的楔形变，不规则的终板和许莫结节。异常脊柱后凸与休门病病理性后凸畸形的鉴别可能比较困难，因为休门病包含了较广泛的脊椎异常[4]。

　　目前尚不清楚休门病的病因。最初认为是因为椎体环凋亡的缺血性坏死导致的过早的生长停滞和楔形变[5]。Schmorl 也提出了一个软骨终板的遗传缺陷学说。涉及前纵韧带和前柱压力变化的各种力学理论也陆续被提出。支具可用来减轻疼痛和扭转脊椎楔形变，因而支持了机械病因学说[6]。Murray 等[1]对支具在长期随访研究中的长期效用提出了质疑，但尚没有高质量的研究证据（1或2级）支持或反驳支具或石膏的作用。此外，休门病还与内分泌、非炎症疾病和神经肌肉疾病异常有关。青少年骨质疏松症也可能有一定影响[7, 8]。在休门病患者中，1/3 的患者有不同程度的脊柱侧凸。崩裂性滑脱症在休门病患者中更常见，可能是腰痛的原因之一[9]。

休门病通常在青春期被发现。家长和老师却往往对其忽视，并将其归因于姿势不良。其在 10 岁以下的患者中很少见，典型的则是出现在青少年晚期，出现在 12~16 岁之间的则更为严重[4]。休门病和姿势性后凸畸形可以通过后凸畸形的僵硬度来区分。躯干伸直会使姿势性后凸畸形恢复，而僵硬性的休门病后凸则几乎没有纠正。休门病患者还可能出现胸肌、髋肌和腿肌的挛缩。

休门病对健康相关的生活质量的影响是多样的。Lonner 等[10]在休门病后凸患者与青少年特发性脊柱侧凸患者及正常对照者的健康相关生活质量比较研究中证实了休门病后凸畸形患者在 SRS 研究协会问卷（SRS-22）中的每一个维度都有较多的降低，包括疼痛、功能、心理健康和自我印象。Ristolainen 等[11]对 80 名未接受治疗的休门病后凸畸形进行了评估，并得出结论认为，患者组背痛的概率要高于对照组，且患者组的生活质量评分与总体健康状况均低于对照组。然而，在患者中，脊柱后凸的程度与自我评估的生活质量、健康状况或背痛之间没有相关性。

这种疾病的临床表现可能有所不同，有的患者症状轻微或没有症状，有的则有明显功能障碍[1]。症状包括非放射性疼痛、残疾、运动范围减小、背部无力、限制性肺病和腘绳肌肌腱紧张，导致日常工作和体育活动部分减少[7]。青少年通常更在意自我形象，但也有可能会出现颈部疼痛、背部疼痛和疲劳。在这些患者中，疼痛通常发生在顶椎下的椎旁肌处，这可能是休门病伴腘绳肌紧张患者的腰骶部滑脱、脊椎病、椎间盘退变的增加以及侧弯所致。其中腰骶滑脱中有 50% 的人存在脊柱裂。尽管有报道称部分患者有截瘫，但神经症状在患有休门病腘绳肌紧张的儿童中仍是罕见的。当发生休门病后凸畸形时，神经症状常与胸椎间盘突出、椎管狭窄、硬膜囊肿或极度后凸畸形后脊髓在顶椎区形成隆起有关[6]。有报道说，急性脊髓压迫是由于创伤性椎间盘突出，以及术中后凸矫正中的突出所致。总之，休门病后凸畸形患者尽管椎管的储备不尽相同以及脊髓在椎管内有明显的前移位，但其神经功能可能仍是正常的，这使他们更容易受到典型良性病变，如椎间盘膨出、腹侧的压迫或血流中断所致的急性神经功能恶化的影响[12]。

胸椎后凸角在正常人群中是一个可变的值，对直立侧位片进行测量的 Cobb 角范围为 20°~40°。休门病站立位脊柱侧位 X 线片是最好的评估方法[13]。基于 Sorenson 的诊断标准包括在后凸畸形的顶点至少有 3 个连续的椎体出现 >5° 的楔形变[14]。患者通常也有狭窄的椎间盘间隙、不规则的终板和许莫结节（图 14.1）。患者在支点过伸位所获得的 X

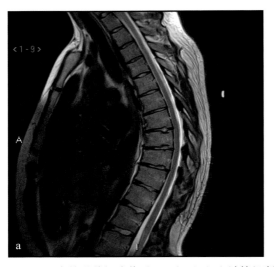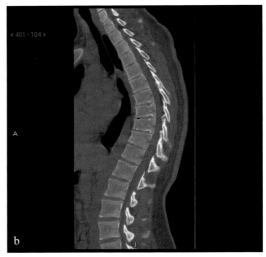

图 14.1　术前磁共振成像（MRI）（a）和计算机断层扫描（CT）（b）显示休门病的诊断标准包括在 3 个以上的椎体水平出现终板不规则性许莫结节和 5° 后凸

线片可以显示后凸曲线僵硬度。休门病有 2 种不同的曲线类型[15]。比较常见的是顶椎区在胸椎 T8~T9 节段的类型，通常是平衡且相当僵硬的。较不常见的类型是胸腰段后凸，其顶椎位于 T10~T11 节段，通常是柔软的，而且常为失平衡的（图 14.2）[15]。如果出现神经功能障碍，一般会额外进行磁共振成像（MRI）评估。这种影像学方法可以检测出脊髓病或脊髓压迫、胸椎间盘突出，以及其他可能影响治疗方法的细微之处。MRI 也有助于评估神经未受损伤的患者，并有助于手术计划的制订。

治　疗

　　休门病的治疗主要是非手术治疗，包括抗炎药、运动、支具和石膏。对于骨骼发育未成熟的轻度畸形患者，建议每 6 个月进行一次常规 X 线检查。重要的是一旦确诊，要保持密切观察直到骨骼发育成熟。后凸小于 60° 的青少年通常使用物理治疗和运动治疗，直到骨骼成熟。运动和物理治疗对于治疗相关的背痛以及改善肌肉张力和姿势很有帮助，尽管这些方法还未被证实能改变畸形的进展。

　　支具和石膏可以有效地治疗后凸并维持足够的生长。Bradford 等[16] 的初步报道显示，在支具治疗 34 个月后平均胸椎后凸减少了 40%，平均腰椎前凸减少了 35%。Gutowski 和 Renshaw[17] 报道了在 75 名患者中使用 Boston 和 Milwaukee 支具的情况。依从性好的患者使用 Milwaukee 支架后改善了 35%，而在 Boston 支具中只有 27% 得到改善。在积极治疗阶段，Milwaukee 支具治疗持续改善脊柱后凸达50%。骨骼发育不成熟的青少年，进展性后凸 >45° 或后凸达 65°，应考虑进行

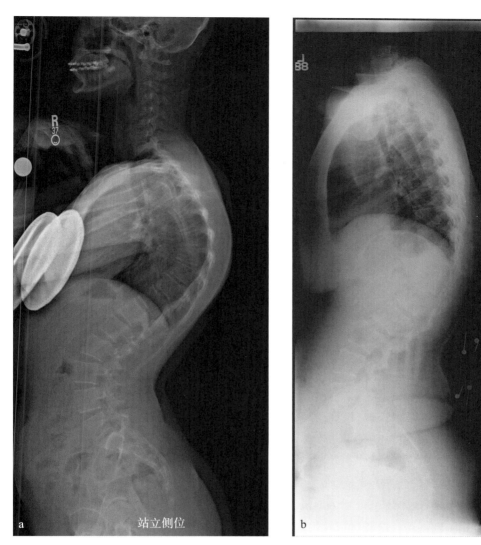

图 14.2　休门病的 2 种曲线图。a. 常见的以 T8~T9 为顶椎的弯型。b. 不常见的类型，顶椎为 T11

支具治疗。在考虑支具治疗之前，进行过伸位 X 线检查有助于评估畸形的柔韧性。至少有 40% 后凸被动矫正率的、度数在 50°~75° 的患者，往往对支具的反应良好。后凸 >75° 的患者对支具反应不理想，应考虑对这些患者进行手术治疗。Murray 等[1]认为，长期来看，支具对休

门后凸症状并没有效。

休门病的手术适应证为后凸 >75° 或后凸 >55° 并且有疼痛而对非手术治疗无效的患者、即使行支具治疗后凸仍进展的患者、不能接受外观的患者和罕见的合并神经功能损害的患者。心肺功能的损害通常与胸椎后凸严重程度不相关。

手术一般不适用于骨性不成熟的后凸小于 75° 的患者，除非他们的畸形对非手术治疗无效。其他需要考虑的因素是患者的年龄和后凸的位置和形状。外科治疗的目的是防止后凸进展、改善疼痛、恢复矢状位序列和改善外观[18]。

治疗休门病后凸畸形的外科技术经过几十年的发展，已从单纯的后路手术发展到前后路联合手术和单纯前路手术。传统上，前路松解术结合后路融合术用来治疗严重的在过伸位 X 线上不能矫正到 50° 的僵硬性畸形。现代椎弓根螺钉系统提高了控制和排列脊柱的能力，减少了对前路松解术的需求，使得单纯后路手术适用于大部分病例。后路手术通过节段缩减使后柱缩短，这可以联合多节段后柱或较少的三柱截骨来矫正严重的畸形。

在北美，Smith-Petersen 截骨术和 Ponte 截骨术经常被错误地用来描述同样的技术，这会引起困惑。为了克服这一困难，本章我们将把它们统称为后柱截骨术（posterior column osteotomy，PCO）。Smith-Petersen 截骨术（SPO）最初用于腰椎，它包括一个腰椎小关节的切除，并从椎板下缘分离黄韧带和下关节突。在原始描述中没有切除椎板，在单个节段行前柱截骨和撑开达到矫正效果[19]。当 SPO 用于胸椎畸形时，通常是因为需要使僵硬的后凸获得柔韧性，如强直性脊柱炎。柔韧性的增加和后凸矫正常通过打开椎间盘前方间隙和延长前柱来实现。

Ponte 截骨术包括完全切除胸椎小关节和椎板切除，并完全切除黄韧带。矫正依赖椎间盘的活动性、前柱的牵张和后方椎间盘的压缩[20]。Ponte 截骨由于未破坏前柱，可以保留即刻和长期的负荷分担能力和矫正稳定性。目前的建议是在胸腰椎行多节段 PCO，每个节段行双侧椎弓根螺钉固定。手术过程中，通过经椎间盘延长前柱，同时通过 PCO 缩短后柱从而使脊椎得到矫正。

PCO 可以闭合和缩短后方结构，从而减少后凸。我们更愿意在截骨前完成所有的内固定植入。因为这保留了解剖学完整性，在不暴露硬脑膜的情况下更利于找到正确的钉道，减少神经损伤的风险。在 PCO 中，棘突被完全去除。用高速磨钻切割一条跨越椎板和两侧部分的骨折线。用骨刀和骨凿切断其余的峡部 / 椎板骨，去除的节段通常是一个完整的部分。下关节突的任何残余骨都要用窄的 Leksell 咬骨钳移除，用 Kerrison 咬骨钳小心地将上关节突去除，确保未残留可能会造成椎间孔阻塞的骨或软组织。任何残余的黄韧带或导致狭窄的椎板都可以切除，小心保留一段完整的椎板以保持节段稳定性，并作为后方融合面。这种截骨及后方加压可获得 5°~7° 的矫正（图 14.3）[20]。

Geck 等[20] 回顾了 17 例采用 PCO 行后路椎弓根螺钉内固定的患者，并报道了其与前后路联合技术相比的良好矫形效果。Lonner 等[21] 还比较了前后路联合和单纯后路 2 种术式。接受前后路手术的患者总体并发症较多（23.8 ：5.5），邻近节段后凸的发生率增加（32 ：4），尽管他们的矫正率丢失较少（3.2° ：6.4°）。两组因邻近节

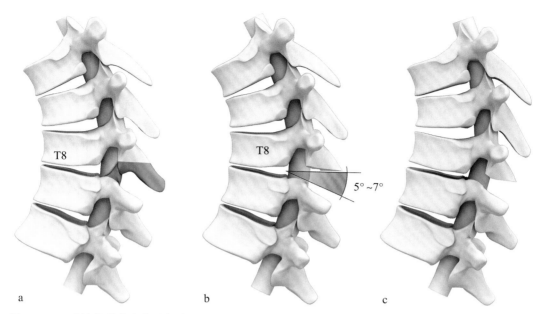

图 14.3 a. 后柱截骨术中截骨部分矢状面图，突出显示为红色。b. 截骨后的矢状位图，用红色标出完全矫正和潜在矫正。c. 完成一级 PCO 截骨和脊柱后凸矫治后的矢状面图

段后凸症状而再次手术率（5.1%）相似。

休门病的治疗目标应是将后凸矫正到胸椎后凸的正常范围（40°~50°）。后凸畸形的过度矫正可导致神经并发症、术后矢状面失平衡和近端交界性后凸（proximal junctional kyphosis, PJK）。Lowe 和 Kasten[22] 建议纠正度数不宜超过术前脊柱后凸 50%，并最终后凸畸形不应小于40°。这是通过 2 种技术实现的：分段朝顶椎方向加压和悬臂梁复位。随着复位，将 2 个 5.5 或 6.0 mm 棒预弯至预期的后凸角度，插入到顶椎近端的椎弓根螺钉内，并悬挑入远端植入物。这种技术与交界性后凸的发生有关，其张力集中在内固定结构的两端。顶椎区加压技术采用多节段固定和向顶椎区加压矫正后凸畸形。这样做的好处是将减缩

力分散到整个内固定结构中，而不是集中在交界区。Denis 等[23] 的一项综述表明，休门病后凸畸形矫正大多是通过联合悬臂和顶椎区加压技术来实现的。他们发现在所使用的任何一种技术中，PJK 的发生率并没有差别。钩和椎弓根螺钉都是安全和有效的，但大多数外科医生更喜欢用更具力学优势的椎弓根螺钉来矫正畸形。

我们发现，在顶椎区采用临时悬臂棒进行序贯矫形，可以成功地降低近端和远端螺钉的应力。当后凸脊柱几乎完全矫正时，最后将全长棒固定。我们选择将近端螺钉置于无矫正力的区域，并利用悬臂技术将其固定到远端。虽然器械的改进能使矫形操作能更有效地进行，但矫正的最终成功取决于有效的松解。

休门病后凸畸形很少需要 PCO 以外的松解，但在某些情况下，可能需要三柱截骨术，其中可能包括全椎体切除（vertebral column resection, VCR）或并不常见的经椎弓根截骨术（pedicle subtraction osteotomy, PSO）。全椎体切除用于胸椎或胸腰椎，用于治疗尖锐的或角状后凸畸形、僵硬的节段性后凸或先天性畸形。其优点包括可在所有 3 个平面都有令人满意的矫正和脊椎的整体短缩，这有助于缓解前方神经血管结构上的张力。据报道，其在矢状面上达到了 45°的矫正[24]。VCR 包括完全切除 VCR 水平上的所有后部成分，以及完全切除椎体和邻近的增生和尾侧椎间盘。在大多数情况下，前融合术需通过前方钛网进行结构支持，以保留前柱高度，重建前凸，并加强矫正（图 14.4）。VCR 虽然是三维畸形矫治最有力的方法，然而，VCR 技术给患者带来了极大的技术挑战和可能伴随的极大的神经损害、出血量和手术时间的风险。

经椎弓根截骨术在胸椎中很少使用，因为胸椎的楔形变限制了前柱的高度，因此也限制了矫正的潜力。然而，在腰椎以及有足够的前柱高度的椎体，楔形椎体切除或经椎弓根切除可能是矫正畸形的有效方法。该手术通常涉及后柱短缩而不延长前柱。PSO 需要在待矫正的水平上去除所有的后部结构，包括椎弓根和相邻的上、下关节面。然后从椎体后方切除一个楔形骨块，包括椎体的整个后壁和侧壁，以便截骨面闭合。这也实现了骨对骨的接触来增高愈合率。我们发现 PSO 可以达到 35°的矫正效果（图

14.5）。PSO 截骨水平常选择在圆锥节段以下，尽管风险增加，也可以在胸椎进行。采用扩大的 PSO 术，骨切除范围可扩大到椎间盘的前缘[25]。然后椎体终板直接闭合于楔形截骨面或 PSO 截骨后的松质骨上。可以在椎间隙中或前 1/3 处放置一椎间融合器。该融合器可作为支点，在得到同样的矫正的同时可减少神经结构的破坏。同样，PSO 很少用在胸椎，但可考虑在僵硬的胸椎畸形或胸腰段先天性畸形中使用。

在休门病的治疗中，选择合适的固定和融合节段是一个重要的考量因素。重点在于应将融合的范围扩大到覆盖后凸畸形的整个长度，否则可能会导致 PJK 或远端交界性后凸（DJK）。交界性后凸最常见的是由于连接韧带的断裂、过度的畸形矫正和固定节段不够所致。大多数外科医生一致认为，融合的上限必须是测量后凸的近端端椎或达首个前凸的椎间盘水平[22]。对于上段和中段胸椎畸形，上固定椎体通常选择为 T2 或 T3。近端椎体融合节段过短和交界区韧带断裂是 PJK 的主要危险因素。在纳入 40 例融合包括近端椎的休门病患者的一项研究中，3 例患者出现交界区韧带断裂，且都发展为 PJK[23]。

关于远端融合水平选择的问题一直存在争议。一些作者主张将融合延伸到第一个前凸椎体（first lordotic vertebra, FLV）节段。Denis 等[23]评估了 67 例休门病后凸畸形患者。8 例发生 DJK，其中 7 例远端未融合至 FLV。另一些作者则主张将这种融合扩展到第二前凸椎体。Poolman 等[26]报道的一系列固定到第二

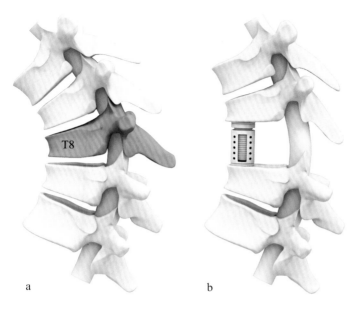

图 14.4　a. 脊柱后凸节段行全椎体切除术（VCR）矢状面显示红色。b. VCR 后椎体前方放置后凸矫正椎间融合器后胸椎矢状面图示

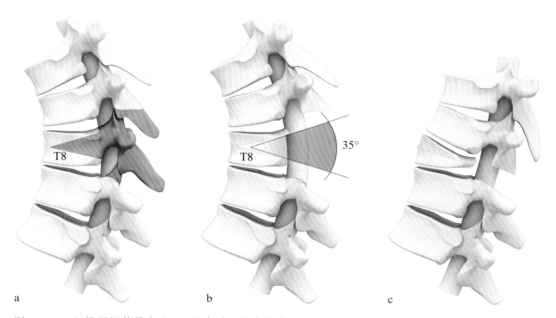

图 14.5　a. 经椎弓根截骨术（PSO）中需要取出的胸椎骨矢状面图。b. PSO 术后胸椎矢状面图，红色为预计的后凸矫正。c. 经 PSO 矫治后的胸椎矢状面显示，PSO 截骨部位的骨接触情况良好

前凸椎体的患者中则没有出现 DJK。

近年来，矢状位平衡椎（sagittal stable vertebra, SSV）的概念及其与下端固定椎（lowest instrumented vertebra, LIV）和 FLV 的关系已成为重要的参考因素。SSV 是与骶后垂直线（PSVL）最先接触的近端椎体，PSVL 侧位片上是骶骨后上角的垂线。当 LIV 包括 SSV 时，矢状位上融合块的中心将落于骶骨上方，从而达到更好的整体平衡。Cho 等[27] 报道了 24 例连续收入的患者，当 SSV 包括在远端融合中时，未见 DJK 发生。为了在手术后保持整体矢状面对齐，融合的近端和远端均应位于重心内。这相当于融合了后凸的上端椎和尾部的 SSV。融合 SSV 的缺点是融合水平可能比 FLV 远端长一个节段，从而丢失一个可活动节段。另一个重要的考量是术后脊柱骨盆不匹配。胸椎矫正后，腰椎前凸也同时恢复。高 PI 的患者应接受较小的胸椎后凸复位，以防止腰椎前凸过多丢失。Nasto 等[28] 报道，PJK 的发病率在有腰椎骨盆矢状面参数明显不匹配的患者中较高。总的来说，远侧融合包括 FLV 而不是 SSV 在所有患者中都是合适的，与 SSV 相比，远端交界问题更多地发生在融合 FLV 的患者中。融合水平的选择仍然是后凸手术的一个重要和具有挑战性的方面，而且应该避免过度矫正。

对于休门病，还有一些额外的并发症需要考虑。Lonner 等[29] 记录了休门病后凸矫治与青少年特发性脊柱侧凸（adolescent idiopathic scoliosis, AIS）矫治的比较，发现休门病患者出现重大并发症的可能性是前者的 3.9 倍。休门病患者也更易需要再次手术和发生感染。相比 AIS 患者来说，手术时间更长、解剖变异、手术率低都被认为是休门病并发症增加的原因。

病 例

病例 1

一位 14 岁女孩，初潮未至，在过去的 2 年里后凸进展，患者对外观的担忧加重。患者主诉长时间坐或站立后腰痛，但否认任何麻木、刺痛或根性疼痛。随后患者继续积极地进行足球和排球的运动。其 MRI 显示无中央管狭窄，但 T7~T9 前方楔形变，T7~T8 及 T8~T9 椎间盘改变，为休门病的典型症状。站立侧位片显示从 T4~T11 的 90° 后凸，仰卧位则残留 63° 后凸。

患者采用后路 T2~L2 椎弓根螺钉内固定，从 T4~T11 行 PCO，并在 T1 至 T5~T6 横联处放置聚酯纤维缝合线。聚酯纤维缝合线从棘突近端系到上位固定水平，以达到降低近端交界性后凸的目的（图 14.6）。

术后患者体位改善，腰背痛减轻。T4~T11 后凸度为 30°。

病例 2

一位 27 岁的男子因休门病后凸畸形在 18 岁时接受过前路减压及 T4~L2 后路融合。患者术后发生感染，术后 6 个月取出器械，用支架进行治疗。目前患者出现持续的背痛和进行性后凸。患者没有腿部麻木、刺痛、虚弱或根性疼痛、肠道或膀胱等症状。站立侧位 X 线片显示胸椎后凸 100°。

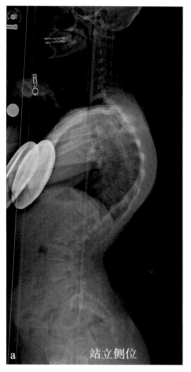
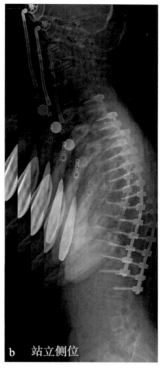
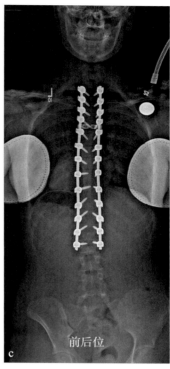

图 14.6　a. 休门病患者术前站立矢状位片。b. 术后矢状位片显示双侧椎弓根螺钉和多节段后柱截骨术（PCO）矫正效果。c. 术后正位 X 线片显示脊柱冠状面序列良好

患 者 行 T4~T5、T5~T6、T6~T7、T12~ L1 和 L1~L2 多节段 PCO 截骨和后路 T2~L3 椎弓根螺钉内固定以及 T10 全椎体切除加部分 T9 椎体切除，放置了 15 mm × 30 mm 的椎间融合器（图 14.7）。

术后患者背部疼痛明显改善，胸椎后凸矫正至 50°。

■ 先天性脊柱后凸

先天性后凸是由于早期胚胎发育时分节或形成一个或多个椎体失败所导致。与胚胎形成过程中出现的任何脊柱疾病一样，需要评估心脏、肾脏、气管、食管和胃肠系统，因为先天性脊柱疾病合并额外的器官系统异常时有报道。先天性后凸畸形的分类与畸形的自然史、预后和治疗密切相关[30, 31]。传统上，先天性后凸分为 3 类：Ⅰ型，形成不良；Ⅱ型，分节不良；Ⅲ型，混合型（图14.8）[32]。该分类系统还包含了那些无法通过 X 线诊断的病例，即Ⅳ型患者。此外一种更为严重的类型即Ⅴ型也已被描述，被称为先天性脱位的先天性后凸畸形[33]。即使是先天性的情况下，畸形在出生时也会出现临床症状，这可能并不常见。因为新生儿脊柱骨化不全，这些异常在最初的 X 线片上也可能不明显。

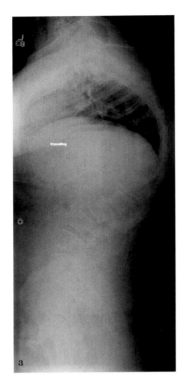
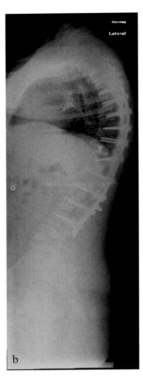

图 14.7　a. 休门病患者术前站立矢状面 100° 胸椎后凸。b. 术后站立位状位片显示胸椎后凸 50°，矢状位平衡良好

椎体分节不良	椎体形成不良		混合型发育异常
部分分节不良	前方和单侧发育不全	前方中部发育不良	
前方分节不良	后侧方 1/4 椎体	蝴蝶椎	前侧方分节不良
完全分节不良	前方发育不良	前方发育不全	合并对侧 1/4 椎体
成块椎体	后方半椎体	楔形椎	

图 14.8　先天性脊柱后凸畸形分型（引自 McMaster MJ, Singh H. Natural history of congenital kyhosis and kyphoscoliosis. A study of one hundred and twelve patients. JBJS 1999;81:1367–1383.）

一般来说，先天性后凸畸形的自然病史取决于病理解剖学、患者年龄和畸形的严重程度。先天性后凸可能有明显的进展，畸形可能变得严重，神经损害也可能发展。虽然胸腰椎区域是最常见的，但在任何部位的脊柱都可能发生弯曲。其进展是多样的，但通常伴随脊柱的生长，在1~5岁以及10岁时加速，至骨骼成熟[32]。伴形成失败的Ⅰ型畸形最为常见，随疾病进展往往会导致神经损害。这些病变往往会产生尖锐的角状畸形，从而导致急性成角和脊髓损害[33]。伴分节不良的Ⅱ型畸形常产生平滑的后凸，在文献中没有神经功能恶化的报道。然而，侧弯进展仍然存在，Mayfeld等[34]报道说，此类畸形每年的进展高达5°。Ⅲ型异常往往是进展速度最快且最严重的。据报道，他们在青春期前每年以5°的速度进展，在青春期期间每年以8°的速度进展。其与痉挛性偏瘫有关，需积极治疗[33]。Ⅳ型常为严重畸形，因为其无法通过放射学评估。考虑到大多数患者都有严重的脊柱畸形，对他们的自然病史进行分类较为困难。先天性椎体移位的患者往往在婴儿期就出现脊柱畸形。这通常与婴儿截瘫有关[34]。

治 疗

先天性后凸畸形的处理以观察或手术治疗为中心。支具在先天性后凸中是无效的[32]。手术治疗的选择各不相同，类似其他儿科畸形，取决于患者年龄、畸形类型、弯曲程度以及是否合并神经损害。脊柱器械的使用已经被证明是安全的，甚至在最幼小的患者中也是如此[35]。总的来说，对Ⅰ型和Ⅲ型的畸形来说，

单纯后路关节融合术是最有效的。坚固的后路融合术可以允许之后前方的生长。目前的数据表明，5岁以下的局限性后凸50°的患者可以成功地单独使用后路脊柱融合术获得矫正[35]。Ⅱ型畸形的前部生长潜力较小，通常需要前后路联合入路或三柱截骨术。5岁以下的先天性脊柱后凸Ⅰ型、Ⅱ型和Ⅲ型大于50°的儿童，也可能需要前后联合入路或后路三柱截骨术。在这些患者中，高假关节发生率和矫正不良与单纯后路融合而未行三柱截骨有关。对于5岁以上的患者，可以接受PCO截骨获得部分矫正。此类患者不需完全矫正，因为前后持续生长的速度是不同的。对于10岁以上或Risser征2~3级的患者，前部生长潜能不多，应进行完全矫正。如果矫形程度较大采用PCO截骨无法达到，则应考虑经椎弓根截骨或前后路联合截骨术。在任何情况下，神经压迫都应该进行评估和相应治疗。

病 例

一名4岁男孩患有L2半椎体先天性后凸畸形，表现为重要器官功能减退，包括膀胱失禁和由于脊髓圆锥受压而导致行走能力下降。体格检查时，患者呈摇摆步态。在牵引下，畸形可以得到部分纠正。患者的上肢和下肢的感觉和肌张力正常。

患者进行了L2半椎体切除和T12~L3后路脊柱融合。在使用了4.5 mm棒后畸形获得矫正。患者在术后佩戴胸腰段抗后凸支具6周。3周后，患者的行走能力得到改善，尿潴留问题得到解决。随后停止支具治疗（图14.9）。

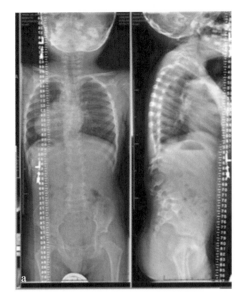

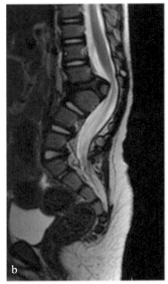

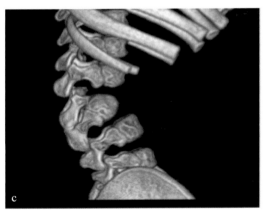

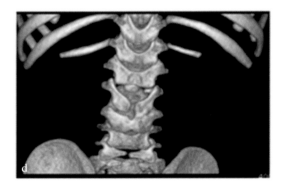

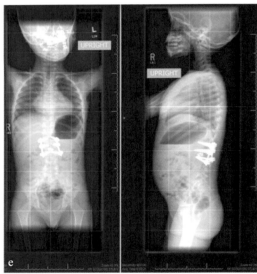

图 14.9　一名 4 岁男童患有先天性腰椎半椎体伴后凸畸形。a. 显示 L2 半椎体畸形的正位和侧位片。b~d. MRI 及三维 CT 重建显示 L2 半椎体。e. 术后 3 个月随访的 T12~L3 后路脊柱融合（PSF）术后正、侧位片

神经肌肉疾病

神经肌肉性后凸和脊柱侧凸往往继发于神经肌肉失衡、创伤、疾病、出生缺陷和综合征。畸形是由神经或肌肉疾病发展而来，而进展则是由于儿童的成长。由于合并其他疾病，这些患者在药物和外科治疗方面都面临着独特的挑战。虽然支具治疗可能不能防止后凸，但它可能会减缓后凸进展，并在脊柱融合之前保留脊柱生长。它也能在手术之前最大限度地保持活动功能。鞘内巴氯芬（ITB）泵也已应用此类患者以减少痉挛和改善功能。有报道称，使用鞘内巴氯芬泵后畸形的进展更快，但一般来说是有益的。因此在外科治疗过程中，患者在特定时间点使用 ITB 泵不足为奇[36]。在这些患者中出现的严重痉挛，如果不能得到充分的控制，就会影响内固定的安全性。

与这些患者的外科治疗相关的其他挑战包括呼吸和心脏功能、营养问题、伤口护理、挛缩和解剖方面的顾虑。脊柱畸形会影响呼吸力学，潜在的疾病本身可能会影响通气。心脏肌病在某些神经肌肉疾病中可能很常见。神经肌肉疾病患者常合并营养问题，包括经口进食不良和胃食管反流。在手术前的几个月里，应该特别注意营养管理。这可能包括夜间鼻饲胃管或胃造口管补充营养。术前可能有复发性压疮，应予以治疗。术后切口需要密切监测。上下肢挛缩可使手术时体位摆放困难，而髋关节和膝关节挛缩可使骨盆倾斜困难[37]。脊柱是神经肌肉疾病的累及部位，通常也有明显的椎弓根形态多样和椎板异常。

骨盆倾斜可来源于双下肢不等长、挛缩和脊柱畸形。进行性骨盆倾斜和脊柱不平衡不利于保持平衡、舒适的坐姿和生活质量[38]。外科治疗的主要目的是在冠状面和矢状面上提供一个固定的、匹配的脊柱骨盆单位，以提供稳定的坐位平衡。传统上，可行走的骨盆倾斜患者不推荐骨盆融合；然而，近几十年来的文献发现，行骨盆固定远期在功能状态上并没有任何变化[39]。Galveston 髂骨固定可以矫正骨盆倾斜，并提供一个稳定的点，以平衡头部和肩部。在可以行走的患者中，髂螺钉固定可以为腰骶融合增加支持力[40]。骶髂联合固定、椎弓根及双侧 S1 和 S2 螺钉均能提供良好的固定和手术效果。这些患者的手术治疗继续随着脊柱和骨盆固定的改善而发展。

椎板切除术后

在儿童人群中，多节段椎板切除与椎板切除后脊柱畸形之间有很强的相关性。这主要发生在颈椎和胸椎。据报道，椎板切除相关脊柱后凸的发病率为 33%~100%。为了减少后凸畸形的风险，许多作者主张使用椎板成形术。椎板成形术是指在保持脊柱稳定和后方结构的同时，进行椎管的暴露和减压。因此，椎板成形术是治疗骨骼未成熟的儿童患者胸椎椎管内占位病变的首选[41]。

本章小结

小儿脊柱后凸畸形的原因有多种。详细的病史采集、体格检查和 X 线分析通常会确定病因。最常见的病因包括休门病、先天性畸形、神经肌肉疾病和椎板切除术后。无论病因如何，在那些伴有顽固性疼痛和功能限制、进行性畸形和神经功能障碍的患者常采取手术治疗。

要点

◆ 了解疾病的自然历史和任何进展性后凸畸形的风险是决定手术治疗或观察治疗的重要参考。

◆ 节段的选择和固定至少应该延伸到脊柱后凸的整个长度（端椎到端椎），而在休门病伴后凸畸形中，远端固定椎应该是稳定椎。

◆ 对于休门病伴后凸畸形，目标是纠正到50%或后凸的正常高值（40°~45°）。过度矫正后凸可能导致交界性后凸。

◆ 先天性后凸需要被视为一种进展性的状态，畸形可能变得严重，而神经功能也可能受到损害。

难点

◆ 与矫正有关的神经损害风险可能与血供不足、前柱间盘组织的压缩或骨赘形成有关。术前 MRI 可用于鉴别腹侧脊髓是否受压。神经监测对手术过程的安全有重要意义。

致　谢

感谢 Emma Vought，MS，CMI，她为本章贡献了精美的插图。

■ 参考文献

5 篇"必读"文献

1. Murray PM, Weinstein SL, Spratt KF. The natural history and long-term follow-up of Scheuermann kyphosis. J Bone Joint Surg Am 1993;75:236–248

2. Scheuermann HW. Kyphosis dorsalis juvenilis. Orthop Chir 1921;41:305

3. Sorenson KH. Scheuermann Juvenile Kyphosis. Clinical Appearances, Radiography, Aetiology, and Prognosis. Copenhagen: Munksgaard; 1964

4. Wenger DR, Frick SL. Scheuermann kyphosis. Spine 1999;24:2630–2639

5. Halal F, Gledhill RB, Fraser C. Dominant inheritance of Scheuermann's juvenile kyphosis. Am J Dis Child 1978;132:1105–1107

6. Tribus CB. Scheuermann's kyphosis in adolescents and adults: diagnosis and management. J Am Acad Orthop Surg 1998; 6:36–43

7. Shah SA. Scheuermann kyphosis. In: Albert TJ, Heary RF, ed. Spinal Deformity: The Essentials, Vol 1. New York: Thieme; 2014:163–174

8. Dimar JR II, Glassman SD, Carreon LY. Juvenile degenerative disc disease: a report of 76 cases identified by magnetic resonance imaging. Spine J 2007;7:332–337

9. Ogilvie JW, Sherman J. Spondylolysis in Scheuermann's disease. Spine 1987;12:251–253

10. Lonner B, Yoo A, Terran JS, et al. Effect of spinal deformity on adolescent quality of life: comparison of operative Scheuermann kyphosis, adolescent idiopathic scoliosis, and normal controls. Spine 2013; 38:1049–1055

11. Ristolainen L, Kettunen JA, Heliövaara M, Kujala UM, Heinonen A, Schlenzka D. Untreated Scheuermann's disease: a 37-year follow-up study. Eur Spine J 2012;21:819–824

12. Othman Z, Lenke LG, Bolon SM, Padberg A. Hypotension-induced loss of intraoperative monitoring data during surgical correction of Scheuermann kyphosis: a case report. Spine 2004;29:E258–E265

13. Gutman G, Labelle H, Barchi S, Roussouly P, Berthonnaud É, Mac-Thiong JM. Normal sagittal parameters of global spinal balance in children and adolescents: a prospective study of 646 asymptomatic subjects. Eur Spine J 2016;25:3650–3657

14. Fisk JW, Baigent ML, Hill PD. Scheuermann's disease. Clinical and radiological survey of 17 and 18 year olds. Am J Phys Med 1984; 63:18–30

15. Lowe TG. Scheuermann Disease. Philadelphia: Lippincott-Raven; 1997

16. Bradford DS, Moe JH, Montalvo FJ, Winter RB. Scheuermann's kyphosis and roundback deformity. Results of Milwaukee brace treatment. J Bone Joint Surg Am 1974;56:740–758

17. Gutowski WT, Renshaw TS. Orthotic results in adolescent kyphosis. Spine 1988;13:485–489

18. Sturm PF, Dobson JC, Armstrong GW. The surgical management of Scheuermann's disease. Spine 1993; 18:685–691

19. Smith-Petersen MN, Larson CB, Aufranc OE. Osteotomy of the spine for correction of flexion deformity in rheumatoid arthritis. Clin Orthop Relat Res 1969; 66:6–9

20. Geck MJ, Macagno A, Ponte A, Shufflebarger HL. The Ponte procedure: posterior only treatment of Scheuermann's kyphosis using segmental posterior shortening and pedicle screw instrumentation. J Spinal Disord Tech 2007;20:586–593

21. Lonner BS, Newton P, Betz R, et al. Operative management of Scheuermann's kyphosis in 78 patients: radiographic outcomes, complications, and technique. Spine 2007; 32:2644–2652

22. Lowe TG, Kasten MD. An analysis of sagittal curves and balance after Cotrel-Dubousset instrumentation for kyphosis secondary to Scheuermann's disease. A review of 32 patients. Spine 1994;19:1680–1685

23. Denis F, Sun EC, Winter RB. Incidence and risk factors for proximal and distal junctional kyphosis following surgical treatment for Scheuermann kyphosis: minimum five-year follow-up. Spine 2009;34:E729–E734

24. Boachie-Adjei O, Bradford DS. Vertebral column resection and arthrodesis for complex spinal deformities. J Spinal Disord 1991; 4:193–202

25. Deviren V, Scheer JK, Ames CP. Technique of cervicothoracic junction pedicle subtraction osteotomy for cervical sagittal imbalance: report of 11 cases. J Neurosurg Spine 2011;15:174–181

26. Poolman RW, Been HD, Ubags LH. Clinical outcome and radiographic results after operative treatment of Scheuermann's disease. Eur Spine J 2002;11:561–569

27. Cho KJ, Lenke LG, Bridwell KH, Kamiya M, Sides B. Selection of the optimal distal fusion level in posterior instrumentation and fusion for thoracic hyperkyphosis: the sagittal stable vertebra concept. Spine 2009;34:765–770

28. Nasto LA, Perez-Romera AB, Shalabi ST, Quraishi NA, Mehdian H. Correlation between preoperative spinopelvic alignment and risk of proximal junctional kyphosis after posterior-only surgical correction of Scheuermann kyphosis. Spine J 2016;16(4, Suppl):S26–S33

29. Lonner BS, Toombs CS, Guss M, et al. Complications in operative Scheuermann kyphosis: do the pitfalls differ from operative adolescent idiopathic scoliosis? Spine 2015; 40:305–311

30. Ain MC, Shirley ED. Spinal fusion for kyphosis in achondroplasia. J Pediatr Orthop 2004;24:541–545

31. Misra SN, Morgan HW. Thoracolumbar spinal deformity in achondroplasia. Neurosurg Focus

2003;14:e4

32. Winter RB, Moe JH, Wang JF. Congenital kyphosis. Its natural history and treatment as observed in a study of one hundred and thirty patients. J Bone Joint Surg Am 1973;55:223–256

33. Zeller RD, Ghanem I, Dubousset J. The congenital dislocated spine. Spine 1996; 21:1235–1240

34. Mayfield JK, Winter RB, Bradford DS, Moe JH. Congenital kyphosis due to defects of anterior segmentation. J Bone Joint Surg Am 1980;62:1291–1301

35. Kim YJ, Otsuka NY, Flynn JM, Hall JE, Emans JB, Hresko MT. Surgical treatment of congenital kyphosis. Spine 2001;26:2251–2257

36. Ginsburg GM, Lauder AJ. Progression of scoliosis in patients with spastic quadriplegia after the insertion of an intrathecal baclofen pump. Spine 2007;32:2745–2750

37. Vialle R, Thévenin-Lemoine C, Mary P. Neuromuscular scoliosis. Orthop Traumatol Surg Res 2013;99(1, Suppl):S124–S139

38. Dayer R, Ouellet JA, Saran N. Pelvic fixation for neuromuscular scoliosis deformity correction. Curr Rev Musculoskelet Med 2012;5:91–101

39. Askin GN, Hallett R, Hare N, Webb JK. The outcome of scoliosis surgery in the severely physically handicapped child. An objective and subjective assessment. Spine 1997;22:44–50

40. Tsuchiya K, Bridwell KH, Kuklo TR, Lenke LG, Baldus C. Minimum 5-year analysis of L5-S1 fusion using sacropelvic fixation (bilateral S1 and iliac screws) for spinal deformity. Spine 2006;31:303–308

41. Amhaz HH, Fox BD, Johnson KK, et al. Postlaminoplasty kyphotic deformity in the thoracic spine: case report and review of the literature. Pediatr Neurosurg 2009;45:151–154

15

发展中国家的脊柱外科

原著　Oheneba Boachie-Adjei, Irene Adorkor Wulff
翻译　乔军　赵师州

■ 引言

联合国根据经济和社会发展状况，以最不发达、发展中、过渡和发达国家进行分类；48 个国家被认为最不发达，95 个为发展中国家，22 个为过渡国家，26 个为发达国家[1, 2]。肌肉骨骼疾病仍然是世界各地导致残疾的主要疾病[3, 4]。世界上有一半的患者无法得到矫形治疗，包括高度专业化的儿童脊柱畸形治疗。由于缺乏合格的专业人员、相应设施的不足，以及患者缺乏获得现有设施的能力，问题变得愈发糟糕[5]。这些因素综合导致许多患者身患严重的且被忽视的脊柱畸形。在发达国家和发展中国家之间，死亡原因的分布存在显著差异。在发展中国家，骨科医生对结核、交通事故损伤和先天性异常更加感兴趣[4-6]。近几十年，脊柱相关疾病的诊断、影像技术和复杂外科手术技术不断成熟，脊柱外科相应迅猛发展。然而在有些发展中国家，并不具备基础的评估脊柱畸形程度的影像学技术，脊柱外科仍发展缓慢[5, 7]。

患有小儿脊柱畸形的家庭往往缺乏寻求正规医疗的经济条件，因此他们转向相关的替代疗法，甚至包括无效治疗。这些发展中国家的患者面临格外严峻的挑战，比如加纳，在那里近 2 600 万人中都没有一个合格的脊柱矫形外科医生[8]。那些有幸可以在保守治疗失败后接受外科手术的患者，脊柱矫形往往已经非常严重且伴随大量的并发症，这给医疗团队构成了极大的挑战。为了保证手术成功，这些患者一般都需要跨学科管理。我们在加纳的机构为脊柱畸形患者制订了多种保守和外科手术治疗方案，并提供相应的长期护理。对于肺功能受限的复杂脊柱畸形的儿童患者，必须有长期的术前重力牵引、营养优化、复杂的手术方案和术后相关医疗管理才能保证治疗方案的成功[9, 10]。

克服这些障碍的最好办法是及早发现、及早治疗，而且这也应该是国际卫生机构、非政府组织、资助者和公众在思想、行动和资金上优先考虑的卫生问题[5, 11]。我们在加纳成立了骨科基础和复杂脊柱（Foundation of Orthopaedics and Complex Spine, FOCOS）骨科医院，旨在完成"骨关节十年"的使命，并且希望在西非地区建立这一机构使得该项目能够可持续发展。由于脊柱畸形的复杂性和治疗资源的有限性，建立医疗中心的最好办法是遵循脊柱侧凸研究协会（Scoliosis Research Society，SRS）制订的指导意见。

■ 发展中国家的脊柱畸形疾病

发展中国家的脊柱畸形疾病各式各样。在我们的加纳医疗中心，大多数患者都是脊柱侧凸，属于最常见的小儿畸形。75%~90%的病例为特发性（图15.1）。剩下的10%~25%继发于先天脊柱畸形、神经肌肉疾病、感染、肿瘤、损伤或者是马方综合征、多发性神经纤维瘤。最重要的是，许多患者患有严重的早发性脊柱畸形，影响其正常发育。在许多地区，治疗手段并不完善，无法获取支具或石膏，这使得手术成为唯一的选择。

那些未予治疗的青少年患者的脊柱畸形非常严重，甚至冠状面或矢状面的畸形都超过100°，且伴有严重的肺功能障碍，很多患者用力肺活量（FVC）低于40%。经过对就诊小儿患者的营养状况评估，我们发现近90%的患者都处于营养不良或营养状况低于相等年龄人群。我们通过臂展代替身高来计算患者的身高体重指数（BMI）以避免脊柱畸形患者的身高误差。此外，和在发达国家一样，我们使用骨龄代替实际年龄来制订早发性脊柱侧凸患者的手术方案，对于一些实际年龄是12~13岁而骨骼年龄只有6~7岁的儿童，我们制订了相应的生长棒治疗方案。生长棒或保留生长潜能的治疗措施，比如脊柱有限融合赋予小儿患者更大的生长空间。周期性生长棒撑开以维持脊柱纵向生长。早期发现营养不良或潜在患者并及时营养干预对于治疗至

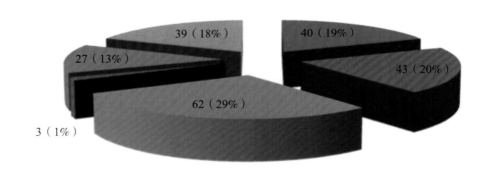

■ 脊柱侧凸

■ 脊柱后凸

■ 脊柱侧后凸

■ 颈椎椎间盘突出合并颈椎管狭窄

■ 腰椎椎间盘突出合并腰椎管狭窄

■ 其他（脊髓空洞、肿瘤、分期手术、翻修、切开引流）

图 15.1　FOCOS 骨科医院 1 年脊柱畸形病例各诊断类别患者数（及百分比）

关重要。通过我们的营养优化计划，很多患者的体重和 BMI 在术前都得到了明显提高（图 15.2）。

脊柱结核导致的结核性脊柱后凸在发展中国家非常普遍，此类后凸往往极其严重，可发展至瘫痪。年轻患者脊柱畸形超过 100° 且伴有神经损伤并不罕见[9, 13]。对于非手术患者，药物仍然是主要的治疗手段，并且在大多数发展中国家容易通过公共卫生项目获得[14]。具有 Rajasekaran 及其同事[15] 所描述的影像风险因素特征的畸形患者仍需考虑今后的手术干预。而对于有神经缺陷，畸形严重伴有疼痛或肺功能障碍的患者，应考虑尽早手术。

■ 临床表现

我们的小儿患者来自非洲的不同国家，年龄从 12 个月到 21 岁不等。他们通常独自前来寻求手术治疗，并没有家长陪同。患者的家长和监护者往往只能在 FOCOS 团队的成员外出访问时才有机会见到，并借机讨论治疗方案。此举在保障患者手术知情权上仍存在缺陷。我们中心的高年资医生和咨询医师在患者前来加纳接受治疗之前，就与家人或监护人针对所有治疗方案和并发症进行了沟通。在州外的患者还会有护理人员陪同，并且帮助翻译和代理监护服务，以求提供更全面的治疗咨询。

在患者前来就诊时，会接受全面的评估，包括医学、体格和脊柱专科检查。很多患者躯干旋转角（ATR）超出脊柱测量仪测量范围的 30°。借助美国脊髓损伤协会（American Spinal Injury Association, ASIA）评分系统，每个患者都进行完整的神经系统评估，并且记录相关结果。年长的孩子需要完成英文版的 SRS-22 量表[16]。最近我们比较了 3

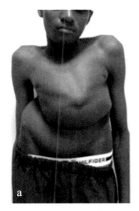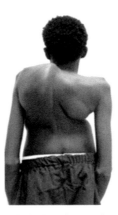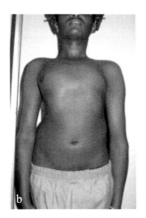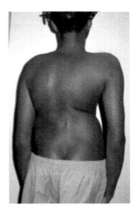

图 15.2　青少年脊柱后凸患者术前及术后 5 个月进行积极营养干预并进行颅骨牵引术。a. 术前前、后视图。b. 经过 5 个月的营养优化和颅骨牵引术牵引（HGT）。术前肺功能检查（PFT）显示限制性肺疾病（FVC）（L）为 1.15（29%）；用力呼气 1 秒（FEV$_1$）（L）0.98（28%）；FEV$_1$/FVC（%）为 84.9（103%）。经 5 个月牵引，PFT 如下：FVC（L），1.87（45%）；FEV$_1$（L），1.62（45%）；FEV$_1$/FVC（%），88（102%）

组患者术前 SRS-22 的结果，包括来自加纳的患者、纽约的患者和年龄性别相匹配的正常人。没有脊柱侧凸的青少年明显比脊柱侧凸的青少年患者得分更好。加纳的脊柱侧凸青少年明显比美国的脊柱侧凸青少年 HRQOL 得分更差。在对待发展中国家情绪脆弱的青少年群体时，应该牢记这些差异。

我们应用 91 cm（36 in）长的标准站立位正位片和侧位片来评估侧弯的程度、类型和病因。许多发展中国家缺乏精密的影像设备，必须依赖多次拍片才能获得整个脊柱的影像。工作人员必须将多次拍摄的脊柱节段性影像片段拼凑起来才能评估脊柱侧弯的程度和病因。多次摄片同时也增加了辐射剂量和成本。

矢状面或冠状面畸形程度超过 100°且柔韧性低于 20% 的患者都应该考虑先行头环重力牵引[10]。在许多发展中国家，引进先进的成像技术很难实现，人们只能依赖于对普通影像的仔细检查，以及对神经系统的详细评估来决定治疗方案。这些国家的影像资源十分有限。在加纳，大约 2 600 万人共用 10 台磁共振（MR）和 20 台计算机断层扫描（CT）。高额的费用使得很多患者无法接受检查。我们争取对所有有神经症状和脊柱先天性异常的患者进行术前 MRI 检查。对于加纳的脊柱畸形患者，还需行超声心动图和肾脏超声检查，因为这些患者心脏及肾脏器官异常的发生率也较高。在我们的中心，付费患者执行统一的外科手术全球收费标准，包括所有的治疗费、专家费、影像费、住院费和实验室检查费。

■ 医疗和麻醉注意事项

尽管多学科的方法更加适合脊柱畸形的治疗，但是在一些服务水平低下的地区，极其缺乏各科相关专家。因此，术前评估应包括患者健康状况，并应设法获得先前的医疗和外科手术记录。西非地区常见的共存病包括结核、镰状细胞病、病毒性肝炎和艾滋病。确认有这些共存病或病毒滴度高的患者应该推迟手术时间，并予以相应的药物治疗。

综合畸形的病因、位置和程度，以及是否存在其他的先天性异常，以期对各种不同的病例制订最恰当的手术方案。这也有利于对手术时间、手术复杂程度和应对潜在并发症的早期准备。除此之外，还应特别注意呼吸系统、心血管系统以及中枢神经系统。严重脊柱畸形的患者在胸部体检时会有喘息出现。休息时、轻微运动下呼吸困难，端坐呼吸或夜间呼吸困难都预示着心衰竭和心血管功能下降。这些在畸形超过 100° 的年轻患者中偶有发生。我们的风险评估分级包括：美国麻醉医师学会（American Society of Anesthesiologists，ASA）量表、BMI、病因、侧弯程度、融合节段、截骨方式和神经状况。如果可能的话，心电图（ECG）、肺功能测试（PFT）和超声心动图，均应在术前检查。颈椎活动度和气管上端解剖也应检查以确定是否存在潜在的气管异常或体位摆放困难（表15.1）。

术前需准备术中输血、术后延迟转出重症监护室（ICU）和术后疼痛管理。这些都需在术前知情同意中与患者和监护者沟通。

表 15.1 图 15.2a 中患者的 FOCOS 评分表，术后由 5 级高危评分降至 4 级

分类	分数（术前）	分数（牵引后）	分数（术后）	允许最大分值
最大畸形程度	40	40	40	40
美国麻醉师协会（ASA）量表	6	6	6	10
体重指数（BMI）	8	6	6	10
美国脊柱损伤协会（亚洲）评分	2	2	2	10
融合节段	8	8	8	10
截骨	20	20	5	20
总和	84	82	71	100
危险评分	5A	5A	4B	
等级	很高	很高	中度	

呼吸相关的术后注意事项

FVC 可以可靠地预测患者围手术期的呼吸功能[18]。脊柱畸形严重和神经肌肉异常的患者一般术后肺功能较差且术后状况不稳定。我们通常会在术后 12~24 h 给予患者呼吸支持。在资源和人员有限的情况下，这减少了午夜再次插管的概率。在发展中国家治疗严重脊柱畸形患者，我们强烈推荐此类治疗方案（见图 15.2）。

心功能

先天性脊柱畸形也可并发先天性心脏病，比如二尖瓣脱垂、主动脉狭窄、紫绀型心脏病、先天性胸壁异常导致的漏斗胸。肺动脉高压可导致右心衰，最终死亡。

麻醉技术

脊柱矫形术中麻醉应注意患者的体位、长时间大面积体表面积暴露导致的体温降低、输血、液体丢失、避免脊髓损伤和血液保留技术。全球的儿科脊柱矫形手术均采用气管插管和机械通气的全身麻醉，目的是保持足够的麻醉深度，以运用术中神经电生理监测。我们常规应用血流动力学监测，给氧，静脉注射每千克体重 0.1 mg 咪达唑仑、每千克体重 5 g 芬太尼和 150~300 mg 的丙泊酚。这样可以在气管插管时避免使用肌肉松弛剂。插入咬块以防止在刺激运动诱发电位（motor evoked potentials，MEP）时咬伤舌头。维持麻醉用的是丙泊酚、芬太尼和氧。

常规的血流动力学监测包括经桡动脉插入血压（BP）计。心功能不稳定的患者，血压计插入后即开始检测血压。中心静脉置管并不常备，因此在术中并未常规使用。在数百次复杂的小儿脊柱手术中，我们都没有使用中心静脉置管，手术结果相当满意。只有在病情显著或外周静脉置管困难的情况下，才会中心静脉置管。术后常规导尿，以监测尿量

从而评估机体液体灌注情况。

术中注意事项

术中俯卧位患者的管理需要协调的团队合作，以防止气管插管、血管置管和尿管的意外拔出。尽管罕见，脊柱外科手术后已有失明的报道，原因可能为贫血、血压过低或体位不当[20]。因此，术中应经常检查眼部的衬垫。外围神经和外生殖器等易受伤害的区域也应重点保护，避免受压和软组织损伤。向前屈曲内收手臂以减少臂丛神经的张力。此时开始侵袭性血压计的血压监测，而非侵袭性血压监测每 30 min 测量一次并前后比较。

■ 手术计划、准备、实施

发展中国家儿科患者的外科治疗充满了潜在的挑战，严重的畸形未被足够重视。患者存在大量的上述并发症。当患者确定行手术干预时，我们根据危险因素来确定手术风险。我们最近发表了一种外科风险分级的新方法。风险等级从 1 级（低风险）到 5 级（高风险）。

在我们的 FOCOS 系统中，我们根据问卷得分来确定风险等级，1 级：1~20 分；2 级：21~40 分；3 级：41~60 分；4 级：61~80 分；5 级：81~100 分。多元回归分析表明，FOCOS 分级与失血量、手术时间、神经并发症和总并发症之间有明显的相关性（表 15.2）。这一评估使我们能够筛选行复杂脊柱外科手术的高风险患者，并早作准备。伴有肺功能障碍的严重且僵硬的脊柱畸形患者应长期行头环重力牵引（halo gravity traction, HGT）。HGT 的重量从体重的 20% 开始，每周增加体重的 10%，直到总重量达到体重的 50%。用这种方法治疗的患者，脊柱侧凸平均从 131° 改善到 91°（31%）。单纯后凸平均改善 22%。一般经过 63 天 HGT，矫形效果趋于稳定。期间没有神经并发症发生。实践证明长期的 HGT 安全、有效，并且可以改善肺功能，使得大多数病例避免了复杂、高风险的三柱截骨，在医疗资源有限的情况下十分适用。对于有严重侧后凸的早发性脊柱畸形患者，HGT 可以显著减轻侧弯严重程度，从而有助于保留生长潜能手术方案的实施（见图 15.2，图 15.3）。

表 15.2　FOCOS 风险评分及并发症发生率

FOCOS 等级	患者数	神经监测发生变化的比率（N）	产生并发症的比率（N）	有神经功能方面并发症的比率（N）	估计失血/总血容量的百分比（%）	手术时间（min）
1	5	0（0）	0（0）	0（0）	26.9 ± 19.5	240.8 ± 84.8
2	19	15.8（3）	5.3（1）	0（0）	32.9 ± 5.3	267.5 ± 97.1
3	25	16.0（4）	32.0（8）	0（0）	53.4 ± 39.8	318.6 ± 109.6
4	58	39.7（23）	41.4（24）	5.2（3）	50.4 ± 27.3	348.2 ± 135.1
5	38	42.1（16）	31.6（12）	10.5（4）	56.6 ± 24.2	367.2 ± 169.1

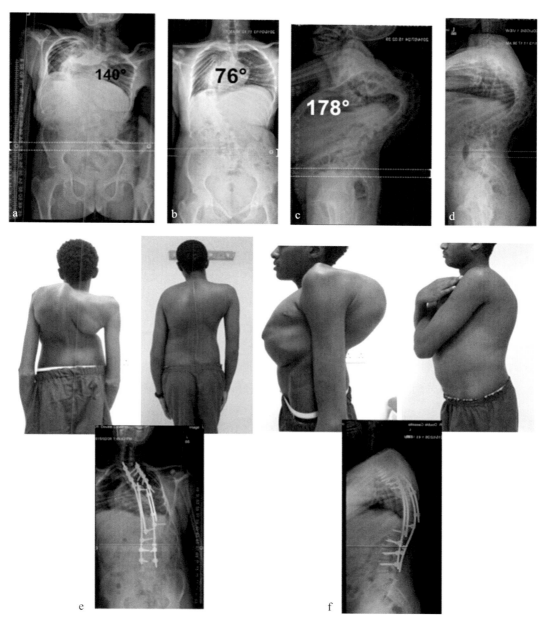

图 15.3 图 15.2 中青春期男孩术前、术后 X 线片。a. 冠状位侧凸 140°。b. 治疗 5 个月后，脊柱侧凸改善至 76°。c. 术前侧位片显示严重后凸 178°。d. HGT 5 个月后后凸改善。e、f. 一期后路脊柱融合术、脊柱后柱截骨和肋骨切除术后的术前和术后临床照片和 X 线片。临床症状和影像学表现均有改善

在行三柱截骨术等脊柱矫形手术，以及在进行椎管相关操作时，脊髓极易损伤。在没有脊髓监测技术的情况下，脊柱矫形术后运动功能损伤或截瘫的发病率为 3.7%~6.9%[10, 14, 21]。有术中监护（IOM）的情况下神经损伤发生率可降低至 0.5%。在发达国家，术中常规使用脊髓监测，并且在复杂的小儿畸形管理中起着重要的作用[9, 13, 21]。然而在发展中国家的许多医疗中心并不具备这些设备，因此手术团队不得不改用唤醒测试来检测脊髓功能。唤醒患者可能需要一段时间，因为使用像瑞芬太尼这类药物进行全静脉麻醉（TIVA）的先进麻醉方法在这些国家也是不常见的。因此，在唤醒患者的过程中，需要相当的耐心。遇到语言不通的患者，应术前借助翻译人员提前演练相关指令动作。

■ 术中失血

众所周知，脊柱畸形手术时常会过度失血，某些情况下，甚至超过总循环血量。影响出血量的因素有：融合节段、手术时长，以及体温状态。在我们医院，年龄很小且畸形严重的患者常伴有很低的 BMI，他们的总血量很少。因此，在这些体型较小的患者中，短时间高比例的术中出血很常见。在发展中国家，血库的血液储备也十分有限。同时输血也存在着不可避免的风险：细菌和病毒感染、异源免疫、免疫调节、移植物抗宿主病、代谢紊乱和血型不匹配。避免这些潜在风险的最好办法就是减少输血。密切监测患者体液平衡，定期评估血红蛋白、血小板和凝血状况至关重要。在

这种资源紧缺的情况下，像 HemoCue 这样的便携式手持设备十分实用。

减少术中出血的方法

正确摆放术中体位以减少腹内压，可减轻硬膜外静脉充血从而减少静脉血管的手术出血。术中必须严格执行外科无菌和止血原则，同时尽量减少软组织损伤。

对于血压正常的患者，术中行低压麻醉（收缩压低于平时 20 mm Hg 或平均动脉压降到 65 mm Hg）可有效减少 50% 的术中失血。缩短手术时间同样可减少失血[22, 23]。同时可以使用不同药物减少出血，包括硝酸甘油、α- 阻滞剂、β- 阻滞剂、神经节阻滞剂如咪噻芬和硝普钠、钙通道阻滞剂如尼卡地平、挥发性麻醉剂和非诺多泮。尽管效果满意，但大多数发展中国家并没有这些药物。我们中心多使用拉贝洛尔和硝酸甘油。

抗纤溶药如氨甲环酸竞争性抑制纤溶酶原的激活，从而减少纤溶酶原转化为纤溶酶，以降低纤维蛋白溶解。地塞米松也直接抑制高剂量的纤溶酶活性[24]。在我们的中心，在手术开始 1 h 按 10 mg/kg 注入地塞米松，然后按 1 mg/（kg·h）注入直至手术完成。

自体血液回收

自体血液回收也可以减少术中异体输血，可通过贮存式自身输血、急性等容血液稀释及回收式自身输血来完成[24]。大多数发展中国家并不具备这些血液回收设施。术前几周予以相关实验室血液检查，贫血患者口服铁剂纠正贫血。因为经济条件的原因，我们并未常规使用

贮存式自身输血或重组促红细胞生成素。

急性等容血液稀释

急性等容血液稀释（ANH）是在麻醉诱导后不久，抽取患者体内预定量的血液，在手术期间或者最好是手术即将完成时回输体内。抽取预定量的血液后，补充相应的晶体或胶体以维持机体内环境液体总量。手术即将结束时，在患者丢失低比容血液后，新鲜血液可以及时输入体内。ANH 对于发生凝血障碍的患者同样有利。只有血红蛋白 ≥ 12 g/dL，没有显著心、肾或脑功能不全的患者可以进行 ANH。经过 ANH 组和对照组研究，ANH 可以在复杂的脊柱手术中安全地进行。ANH 患者接受更少的外源性血液即可在术后达到相当的血红蛋白水平。

术中血细胞回收

术中血液回收（intraoperative blood salvage，IBS）可显著减少同源红细胞（RBC）的使用[25]。然而，因为费用过高、专业设备和人员的缺乏，这种技术在大多数发展中国家仍不可用。当患者预计失血超过循环总量的 20% 时，我们使用 IBS 技术。ANH 和 IBS 是我们中心自体血液回收的主要技术。

■ 术中神经监测

麻醉技术影响着脊髓监测的成效。我们机构目前使用的 IOM 有 3 种主要方式：Stagnara 唤醒测试、体感诱发电位（somatosensory evoked potentials，SSEP）和运动诱发电位（MEP）。在唤醒测试中，停止使用麻醉剂、阿片类药物、神经肌肉阻滞剂，叫醒患者，要求他们

活动手脚。没有异常后，再次麻醉患者以完成手术。唤醒试验仅在特定需要的时刻应用于评估脊髓功能，而不是在手术过程中连续评估。MEP 丢失，且排除低血压、低温、高碳酸血症和麻醉剂干扰后，我们对严重畸形患者进行唤醒试验。有时也会出现假阴性的结果。因为经颅 MEP 和 SSEP 之类的技术在大多数地区仍不具备，所以我们建议外科团队非常熟悉唤醒测试。

■ 外科技术

治疗小儿脊柱畸形的手术方法多种多样。它们包括后路脊柱融合术（有或没有使用内固定）、前路脊柱融合术（有或没有使用内固定），以及前后路联合手术（有或没有使用内固定）。因为椎弓根螺钉强有力的矫形效果，它的使用减少了前后路联合手术的必要性，特别是在截骨矫形手术中。在发展中国家的大多数手术室很少有 C 臂机。因此，手术医生必须掌握徒手置钉技术。为了安全地植入螺钉，术前应仔细评估检查以熟悉椎弓根尺寸和解剖结构。当用这种方法植入螺钉存在困难时，可采用 Penfield 解剖器行微小的椎板切开术以感触椎弓根的内壁从而植入螺钉。

后 路

大部分后路内固定融合术（截骨或不截骨）可以一期完成，以减少手术时间和失血。对于 FOCOS 1~3 级畸形，通过单纯后路手术即可获得良好的临床疗效。纯椎弓根螺钉或混合内固定均可满足 FOCOS 1~3 级畸形矫形手术的要求。

我们试图通过选择需要固定的目标节段来降低内固定装置的植入密度，一般达到 60%~80% 即可实现所有平面的畸形矫正。目前尚未发现相关不良事件（图 15.4）。对于经过术前牵引的伴有严重侧弯的患者，手术在头尾两端分别在 25% 的术前牵引重量的牵引下进行。在这种情况下，为了避免三柱截骨。我们采取凹侧肋骨截骨术、凸侧胸廓成形术和 Ponte 截骨术，以实现安全的畸形矫正。FVC>30% 的患者在神经肌肉系统没有异常的情况下，能够耐受这种治疗方法，并且成功拔管，无须气管切开。重度角状后凸畸形患者最好采用后路三柱截骨术治疗。大多数可以一期完成，特别是对于后凸畸形患者[26,27]（图 15.5）。但是，如果手术持续时间过长、患者失血过多（截骨还没开始已经超过体循环 50% 以上）、神经或肺功能不稳定，应停止手术并放置临时棒准备行二期手术。二期手术通常是在一期手术一两周后患者血流动力学和神经系统稳定之后进行。

前后路联合入路

因为其术后并发症和对严重畸形的儿科患者肺功能的影响，前后路联合手术在许多医院并不常见。发展中国家的治疗中心并没有行前路手术的外科医生或术后管理这些患者的医疗资源，比如重症监护设备（如胸管）。此外，后路三柱截骨和椎弓根螺钉的联合应用可以确保在无须前路松解、融合即可有效矫正畸形。然而，有些情况仍需行前路手术，如为了防止发育期患者术后发生曲轴现象以及需要前柱支撑的患者。在我们医院，约 10% 的患者进行了前路手术。硬膜外脓肿和脊髓受压都需要前路清创和减压。在全脊椎截骨术，前柱采用移植骨或钛网重建。前柱支撑不足者，需要行补充前路手术。

保留生长潜能的手术技术

小儿脊柱畸形患者发生永久性肺损伤的风险最高，并会影响预期寿命[28]。患有进展性早发性脊柱侧弯的患儿应早期接受手术治疗，采用双生长棒，为脊柱提供一个“内支撑”，从而矫正畸形，生长棒的撑开可以使胸廓发育最大化。不幸的是，在发展中国家，早发型脊柱侧凸患者往往就诊很晚，此时脊柱畸形已经非常严重，使得放置生长棒非常困难。实际上在许多发展中国家，持续的石膏或支具治疗并不存在。很少有矫形支具相关的技术人员，可用于石膏和支具治疗的资源也有限。另一方面，很少有医疗机构可以支付重复的生长棒撑开手术，也不具备处理相关手术并发症的能力[29,30]。随访也是一个大问题，患者可能来自很远的地方，不能承担长期治疗的开销。儿科患者的脊柱畸形矫正器械在大多数发展中国家也不容易获取。为了应对这些问题，我们应用低成本和改良的手术器械。对于那些轻、中度和柔韧性好的脊柱侧凸，我们通过改良的生长棒技术，使生长棒可以随着脊柱的自然生长而延长。我们把这种技术称为 FOCOS 双向生长调节技术（FBGM）（图 15.6）。适应证包括：男孩的骨龄小于 8 岁，女孩小于 6 岁，侧弯小于 70°，柔韧度大于 50%。一些符合纳入标准的

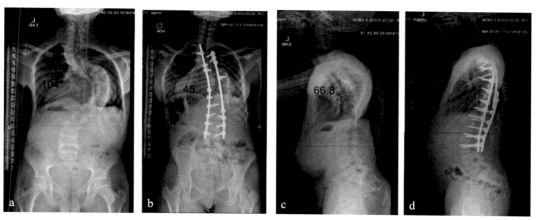

图 15.4　14 岁青少年特发性脊柱侧凸（AIS）（FOCOS 3 级）患者的术前和术后影像学，采用后路脊柱融合术、暂时性内固定、节段内固定和胸廓成形术治疗。a, b. 术前和术后正位（AP）X 线片。c, d. 术后侧位 X 线片

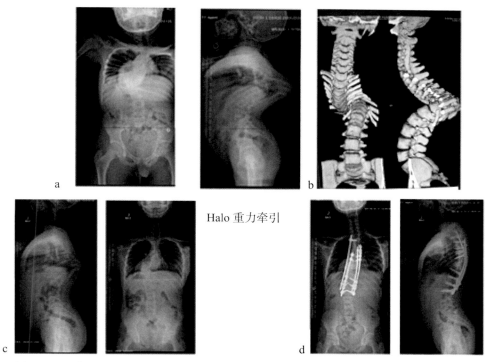

Halo 重力牵引

图 15.5　一例 16 岁男孩患有复杂椎体移位（gamma 畸形），行 HGT 和全脊椎切除术 6 个月后的影像学表现。a. 术前正位（AP）和侧位 X 线片。b. 术前计算机断层扫描显示冠状面和矢状面椎体移位。c. Halo 重力牵引（HGT）治疗 6 个月后，两平面换位均有改善。d. 术后正位（AP）和侧位 X 线片显示冠状面和矢状面脊柱节段的重新排列

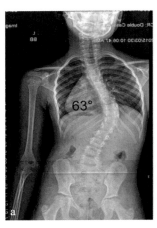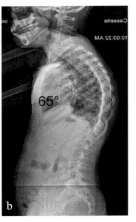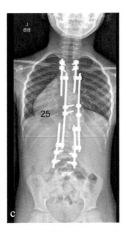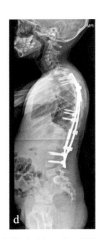

图 15.6　FOCOS 双向生长调节（FBGM）技术治疗特发性早发性脊柱侧凸 6 岁女孩的术前、术后影像学表现。a，b. 术前正位（AP）和侧位 X 线片。c，d. 术后正位（AP）和侧位 X 线片显示末端融合和顶端融合的多棒固定结构，以及滑动的连接器和棒

患者已经得到了成功的治疗，并且在接受定期随访。年龄较大的患者则采用了标准的双棒撑开系统，并保持每 8~12 个月撑开 1 次。

对于严重（>100°）且僵硬的早发性脊柱侧凸，我们在制订生长棒治疗方案之前已经进行平均为期 62 天的 HGT 方案，以提高脊柱侧弯的柔韧性。牵引术可以提供 30° 的矫正，并且有助于提高营养和优化肺功能。虽然没有支具、石膏设备，但这些地区的脊柱畸形严重程度已经超出了石膏的应用范围。标准的生长棒撑开技术适用于脊柱后凸，但对于严重后凸的患者则是相对禁忌。对这些患者来说，术前长期重力牵引可以有效地减少脊柱后凸程度，使他们能够接受生长棒撑开手术。生长棒撑开系统另一个常见的并发症是近端交界性后凸（PJK），我们通常将内固定固定至 T1 或 T2，甚至 C7 以避免 PJK 的发生。

在发达国家，患有先天性畸形和胸壁畸形的患者可以应用肋骨和胸壁撑开装置或磁力撑开设备。在加纳，通过标准的钩和棒组成一种改进的胸壁撑开装置。根据畸形的类型（图 15.7），可以有多种固定组合，如肋骨到肋骨和肋骨到脊柱。

三柱截骨术

经椎弓根截骨（PSO）和全脊椎截骨术（VCR）是三柱截骨术中最复杂的术式，患者神经系统受损的风险很大[21，31，32]。但在脊柱成角畸形、严重僵硬的脊柱畸形和多平面脊柱畸形多采用 PSO 和 VCR[33]。在资源有限的发展中国家，PSO 和 VCR 对于复杂和未经治疗的脊柱畸形仍然十分实用。在有些案例中，例如先天性脊柱畸形、创伤后脊柱畸形和感染后脊柱畸形超过 100°，后路 VCR 是唯一可行的术式[15，28]。

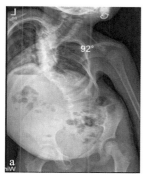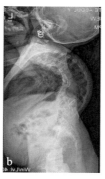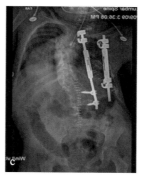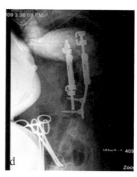

图 15.7 一名 7 岁女孩，患有先天性脊柱侧凸及肋骨畸形，经胸廓成形术及改良的椎体可扩张假体钛肋骨（VEPTR）治疗，术前及术后影像学表现。a、b. 术前正位（AP）和侧位 X 线片。c、d. 术后正位（AP）及侧位片显示了 T2~T3 近端钩及 L2~L3 远端椎弓根螺钉

手术技术

VCR 手术是后路环形切除、后柱短缩和前柱延长[31, 33, 34]。我们中心最近的一项研究报道表明，当顶椎在 T6 到 T10 水平面之间时，出现神经损伤的风险最大[26]。因此，我们建议外科医生在胸段脊柱行后路 VCR 时格外谨慎。比如我们所称的"Ω""γ"畸形，就是指在 1 个或 2 个平面上，畸形程度超过 180°（见图 15.2）。对于这类畸形，我们利用长期的 HGT 来松解脊柱，并调整顶椎区畸形，同时改善顶椎区邻近节段的代偿性畸形。我们认为 HGT 能够逐步拉伸脊髓，"训练"脊髓，使其能够更好地耐受术后 20°~30° 的畸形矫正，以避免矫形后过度的力量突然施加到脊髓。VCR 的实施专业技术要求高，包括术中神经监测，以及上述的血液回收技术，所有这些设备都已在我们的机构中建立。

术后医疗管理

大多数儿童脊柱畸形患者术后即可拔除气管插管，以便尽早进行神经系统评估。考虑到长时间手术的血液流失，在重症监护病房需继续行有创的动脉血压监测。神经肌肉疾病、心功能不全、大量失血、行前后路联合手术和行三柱截骨的患者，可能需要一段时间的辅助通气以便呼吸、体温和代谢恢复正常。

液体管理

无论地理位置如何，尤其是在欠发达地区，都必须注意术后的液体管理。我们地区空气温度和湿度均较高，建议患者伤口引流时间延长（一般几天），有创的血压监测伤口也需要经常查看以及更换。尿量减少可能是由于抗利尿激素（ADH）的分泌异常和低钠血症液的使用不当导致低钠血症和低渗透压。我们用含葡萄糖的盐水替代乳酸盐。全血细胞计数、尿素、电解质、肌酐和凝血组套术后需立即复查，然后 72 h 内每天复查一次。

镇 痛

良好的术后镇痛对于早期的活动和物理治疗必不可少。我们采用多模式镇痛，结合吗啡和对乙酰氨基酚持续注射。

24 h 后，如果口服药物疗效可观，则开始口服麻醉镇痛和对乙酰氨基酚，逐渐减量静脉注射药物。尽管影响出血和骨融合，但如果疼痛在术后 24 h 仍然难以控制，那么非甾体类抗炎药即可使用，但仅限在 72 h 内。有些患者可能需要类似普瑞加林和 / 或安定等辅助剂。从本质上来说，镇痛应该根据患者的需要特异性调配各类药物。术后 24~48 h，我们将患者从 ICU 转移到过渡病房，以完善护理，并密切监测血流动力学和神经系统。

■ 本章小结

Dormans 和 Levine[3] 已经解决了发展中国家卫生保健事业面临的巨大挑战，这些国家人口占世界总人口的一半以上。在发展中国家，诸如缺乏训练有素的专业人员、基础设施不足、缺乏医疗服务资源等问题仍十分突出。在发达国家中，最常见的疾病和死因是心脏病和脑血管疾病，在发展中国家结核病、交通事故，以及先天性异常是导致死亡的主要原因。在发展中国家，儿童脊柱畸形的情况非常多，且得不到早期干预。患者就诊过晚和复杂的脊柱畸形需要专业、复杂且昂贵的手术方法治疗。通过全面地与国际医疗器械公司进行合作，FOCOS 在 15 年的时间里成功完成了在加纳的外科手术项目，包括 1 000 多例复杂的脊柱手术，且利用先进、改良的相关技术达到了最佳的临床效果。FOCOS 致力于建立一个可持续的基础设施，以提供最理想的脊柱医疗和护理，并通过建立 50 张床位的骨科医院来发展西非地区的医疗能力。我们通过建立一个多学科的专家小组来管理儿科患者复杂的脊柱畸形，并取得了良好的疗效。治疗方法的创新包括全面的医学 / 外科术前评估、危险分级（FOCOS 1~5）、术前长期对严重而僵硬的脊柱畸形的重力牵引、植入物密度的调整以及积极的术后管理。

> **要点**
>
> ◆ 我们必须认识到，发展中国家几乎没有获得专业医疗和护理的渠道，必须有做贡献的国际义工，而且需要他们对发展中国家的资源有足够的了解，以便制订有效的外科治疗方案。
>
> ◆ SRS 外延项目提供的评估清单对于前往发展中国家的志愿者是很好的指南，有助于他们进行更好的外科手术。
>
> ◆ 外科医生必须熟悉当地的健康状况，如营养不良、寄生虫感染和病毒感染，以及对抗结核药物的迫切需要。
>
> ◆ 患者必须仔细筛选，治疗计划需要全面详尽，包括医疗、麻醉和护理人员。FOCOS 手术风险分级在这方面可以提供帮助。
>
> ◆ 在发展中国家，因为瘫痪患者的生活条件和医疗护理极其糟糕，瘫痪意味着一场灾难和过早死亡。对于一些患者来说，维持侧凸稳定可能是唯一安全有效的措施。
>
> ◆ 通过重力牵引，畸形危险等级可被降低，以便外科医生在特定的病例中行后路截骨术。
>
> ◆ 术中最好行脊髓监测，而且一些国际组织愿意提供志愿者和相关设备。

另一种方法是训练麻醉团队进行唤醒测试。

◆ 复杂的手术，如三柱截骨术，要求手术团队具备丰富的治疗经验和充足的医疗资源，包括长时间麻醉、血液回收或输血选择、术中脊髓监护和重症监护。没有把握时行分期手术。可以通过降低植入物密度以降低相应成本及缩短手术时间。

◆ 必须掌握椎弓根螺钉的徒手植入技术，因为在发展中国家的大多数手术室没有 C 臂透视。

◆ 强烈建议针对 ICU 复杂患者与 24 h 麻醉患者配置夜间呼吸机。

难点

◆ 如果外科医师或医院没有外科手术治疗的经验和医疗资源，最好不要接诊患者。

◆ 涉及生命，决不允许个人英雄主义。保持谦逊和承认不知道该做什么值得推崇。如果可能的话，请把患者送到设备齐全的治疗中心

◆ 短期志愿者应该考虑到紧急情况，并预留 1~2 周的术后护理时间。

◆ 尽量采取现有的自我保护措施，因为治疗团队并不知道患者是否携带乙肝、丙肝和艾滋病病毒。

◆ 术中血液等容稀释可以很好地补充血容量，从而避免严重的术后贫血和凝血障碍。

◆ 如果没有掌握患者社会经济状况和生活状况的完整信息，以及应对术后潜在并发症的个人及资产信息，外科医生就不应该对患者进行手术。

◆ 为避免三柱截骨术术后并发症的发生，尽可能把需要三柱截骨术的患者转诊到有经验的手术团队。

■ 参考文献

5 篇"必读"文献

1. Dormans JP, Fisher RC, Pill SG. Orthopaedics in the developing world: present and future concerns. J Am Acad Orthop Surg 2001;9:289–296

2. Fisher RC. Selected conditions common in the developing world. Instr Course Lect 2000;49:585–591

3. Levine AM. Can we make a difference? J Am Acad Orthop Surg 2001;9:279

4. Woolf AD, Pfleger B. Burden of major musculoskeletal conditions. Special Theme: Bone and Joint Decade 2000–2010. Bull World Health Org 2003;81:646–656

5. Dormans JP. Orthopaedic surgery in the developing world-can orthopaedic residents help? J Bone Joint Surg Am 2002;84-A:1086–1094

6. Murray CJL, Lopez AD. The Global Burden of Disease: A Comprehensive Assessment of Mortality and Disability From Diseases, Injuries, and Risk Factors in 1990 and Projected to 2020. Cambridge, MA: Harvard School of Public Health; 1996

7. Brotchi J. Presidential guest lecture of the 32nd annual meeting of the International Society for the Study of the Lumbar Spine: highly sophisticated neu-rosurgery and the developing world. A permanent challenge. Spine 2006; 31:1520–1521

8. Brouillette MA, Kaiser SP, Konadu P, et al. Orthopedic surgery in the developing world: workforce and operative volumes in Ghana compared to those in the United States. World J

Surg 2014;38:849–857

9. Boachie-Adjei O, Yagi M, Nemani VM, et al. Incidence and risk factors for major surgical complications in patients with complex spinal deformity: a report from an SRS GOP site. Spine Deform 2015;3:57–64

10. Nemani VM, Kim HJ, Bjerke-Kroll BT, et al; FOCOS Spine Study Group. Preoperative halo-gravity traction for severe spinal deformities at an SRS-GOP site in West Africa: protocols, complications, and results. Spine 2015;40:153–161

11. Heinegård D, Lidgren L, Saxne T. Recent developments and future research in the bone and joint decade 2000–2010. Bull World Health Organ 2003; 81:686–688

12. Boachie-Adjei O, Yage M, Sacramento-Dominguez C, et al; Surgical risk stratification based on preoperative risk factors in severe pediatric spine deformity surgery. Spine Deformity Journal 2014;2:340–349

13. Boachie-Adjei O, Papadopoulos EC, Pellisé F, et al. Late treatment of tuberculosis-associated kyphosis: literature review and experience from a SRS-GOP site. Eur Spine J 2013;22(Suppl 4):641–646 Review

14. Tuberculosis into the next century. Proceedings of a symposium held on 4 February 1995 at the Liverpool School of Medicine. J Med Microbiol 1996;44:1–34

15. Rajasekaran S, Rishi Mugesh Kanna P, Shetty AP. Closing–opening wedge osteotomy for severe, rigid, thoracolumbar post-tubercular kyphosis. Eur Spine J 2011;20:343–348

16. Verma K, Lonner B, Toombs CS, et al. International utilization of the SRS-22 instrument to assess outcomes in adolescent idiopathic scoliosis: what can we learn from a medical outreach group in Ghana? J Pediatr Orthop 2014;34:503–508

17. Beals RK, Robbins JR, Rolfe B. Anomalies associated with vertebral malformations. Spine 1993;18:1329–1332

18. Kearon C, Viviani GR, Kirkley A, Killian KJ. Factors determining pulmonary function in adolescent idiopathic thoracic scoliosis. Am Rev Respir Dis 1993; 148:288–294

19. Horlocker TT, Wedel DJ. Anesthesia for orthopedic surgery. In: Barash PG, Cullen BF, Stoelting RK, eds. Clinical Anesthesia, 4th ed. Philadelphia; Lippincott Williams Wilkins; 2001:1103–1118

20. Dilger JA, Tetzlaff JE, Bell GR, Kosmorsky GS, Agnor RC, O'Hara JF Jr. Ischaemic optic neuropathy after spinal fusion. Can J Anaesth 1998;45:63–66

21. Auerbach JD, Lenke LG, Bridwell KH, et al. Major complications and comparison between 3-column osteotomy techniques in 105 consecutive spinal deformity procedures. Spine 2012;37:1198–1210

22. Mandel RJ, Brown MD, McCollough NC III, Pallares V, Varlotta R. Hypotensive anesthesia and autotransfusion in spinal surgery. Clin Orthop Relat Res 1981;154:27–33

23. Tobias JD. Fenoldopam for controlled hypotension during spinal fusion in children and adolescents. Paediatr Anaesth 2000; 10:261–266

24. Sethna NF, Zurakowski D, Brustowicz RM, Bacsik J, Sullivan LJ, Shapiro F. Tranexamic acid reduces intraoperative blood loss in pediatric patients undergoing scoliosis surgery. Anesthesiology 2005;102:727–732

25. Lonstein JE, Winter RB, Bradford DS, Ogilvie JW. Moe's Textbook of Scoliosis and Other Spinal Deformities, 3rd ed. Philadelphia: WB Saunders; 1994

26. Sacramento-Domínguez C, Yagi M, Ayamga J, et al. Apex of deformity for three-column osteotomy. Does it matter in the occurrence of complications? Spine J 2015;15:2351–2359

27. Papadopoulos EC, Boachie-Adjei O, Hess WF, et al; Foundation of Orthopedics and Complex Spine, New York, NY. Early outcomes and complications of posterior vertebral column

resection. Spine J 2015;15:983–991

28. Pehrsson K, Larsson S, Oden A, Nachemson A. Longterm follow-up of patients with untreated scoliosis. A study of mortality, causes of death, and symptoms. Spine 1992;17:1091–1096

29. Akbarnia BA, Marks DS, Boachie-Adjei O, Thompson AG, Asher MA. Dual growing rod technique for the treatment of progressive early-onset scoliosis: a multicenter study. Spine 2005;30(17, Suppl):S46–S57

30. Akbarnia BA, Emans JB. Complications of growthsparing surgery in early onset scoliosis. Spine 2010; 35:2193–2204

31. Lenke LG, Newton PO, Sucato DJ, et al. Complications after 147 consecutive vertebral column resections for severe pediatric spinal deformity: a multicenter analysis. Spine 2013; 38:119–132

32. Karlin JG, Roth MK, Patil V, et al. Management of thoracic insufficiency syndrome in patients with Jarcho-Levin syndrome using VEPTRs (vertical expandable prosthetic titanium ribs). J Bone Joint Surg Am 2014;96:e181

33. Kawahara N, Tomita K, Baba H, Kobayashi T, Fujita T, Murakami H. Closing-opening wedge osteotomy to correct angular kyphotic deformity by a single posterior approach. Spine 2001;26:391–402

34. Reames DL, Smith JS, Fu KM, et al; Scoliosis Research Society Morbidity and Mortality Committee. Complications in the surgical treatment of 19,360 cases of pediatric scoliosis: a review of the Scoliosis Research Society Morbidity and Mortality database. Spine 2011;36:1484–1491

35. Scoliosis Research Society Global Outreach Site. Assessment form. www.srs.org/professionals/globaloutreach-programs/forms

16

儿童脊柱手术的安全性与并发症

原著　Stephen Lewis, Michael Dodds, Sam Keshen
翻译　蒋军　刁伟艺

■ 引言

随着器械、技术和手术技巧的进步，严重脊柱畸形的矫正可以获得日益理想的效果。然而，术中出血和神经损伤的风险也随着手术策略的日渐激进而增加。建立一套具有适当的监测、仔细的手术计划、潜在困难早意识早处理系统，有助于创造一个应对这类挑战性手术的安全环境。

■ 一种综合的多学科方法

幸运的是，大部分接受脊柱重建手术的患者均为健康的儿童。然而，更加复杂的畸形通常伴有先天性或者综合征伴脊柱畸形，因此对于与脊柱畸形相关的各种疾病有最基本的理解至关重要。涉及儿科医生、遗传学家、心脏病学家、呼吸学家和麻醉师的多学科方法有助于确保围术期治疗工作计划的制订恰当到位[1]。术前对于手术风险的认知，如乳胶过敏、恶性高热、镰状细胞病和出血性疾病，能大大减轻术中压力，也使得复杂的手术过程更加安全、有效。

营养不良在儿科手术中是一项术前需考虑的重要问题。有严重的畸形或呼吸系统问题的患者具有潜在合并营养不良的风险。尽管目前证据不足，但是提高患者的术前营养状况可能会减少术后并发症，加速伤口愈合并加速康复[2]。

儿科常见疾病以及与之相关的内容见表16.1。少见的疾病应该仔细研究，可用的文献有助于为临床治疗提供关键性指导。例如，患有严重的僵硬性胸椎前凸畸形的患者可能在脊柱畸形的情况下并发纵隔压迫（图16.1）。这可能导致支气管压迫继发性肺炎。在这些情况下，广泛的前路松解和后柱的松解与矫形可以充分增加脊柱的活动性，使脊柱从胸腔中释放出来，以减轻这种压迫。神经纤维瘤病患者经常出现肋骨畸形，并侵犯椎管（图16.2），可能会导致畸形矫正并发症和神经损伤[3]。神经纤维瘤病和马方综合征通常与硬膜扩张有关（图16.3），可能会导致内固定困难并增加硬膜撕裂和假关节的发病率[4]。外科医生如果能尽早认识到这些解剖变异，就可以花时间考虑其他的方法，比如术中牵引、在不固定的情况下进行矫正，以及骨移植来填补骨缺损。

表 16.1 小儿脊柱畸形常见合并疾病及相关情况

综合征	气道 / 肺部	心血管	脊柱	其他考量
脑瘫	慢性肺炎 围手术期胸部感染 反应性呼吸道疾病 误吸	贫血 血小板计数和功能 下降	骨盆倾斜 椎弓根形态 医源性骨质疏松症	麻痹性肠梗阻 GERD / 误吸 伤口感染 假关节 热内稳态 阿片类药物敏感 性
神经纤维瘤病	在营养不良 / 严重 脊柱侧弯时，考 虑 PFT 和胸部 CT	—	硬脑膜扩张 侵袭肋骨 脊柱内神经纤维瘤 椎弓根发育不全	—
马方综合征 / Loeys- Dietz 综合征	治疗漏斗胸 脊柱前侧凸 气管或支气管压缩 （图 16.1）	心肌病 主动脉根部扩张 主动脉瘤 出血	硬脑膜扩张 椎弓根发育异常	—
神经管闭合不全	—	—	后份结构缺失 骨质疏松症 脑积水 脑脊液分流功能	乳胶等过敏性尿 路感染 伤口感染 瓣关闭
Merosin 阴性肌营养 不 良：Duchenne、 Becker、Merosin-ve 肌营养不良	限制性肺病	心功能下降 血小板功能改变 血管反应性丧失导 致出血	类固醇诱导骨质疏 松症	少数有额外的凝 血功能障碍
脊肌萎缩症	膜片式呼吸器 插管困难，术后呼 吸支持困难	—	—	避免琥珀酰胆碱
先天性肌营养不良	肺功能下降，术后感 染，术后拔管困难	心功能减退		
偏身肥大症 （ Beckwith-Wiede- mann 综 合 征； Proteus 综合征）		主动脉弓异常 血管畸形 出血		腹腔恶性肿瘤
骨骼发育不良	PFT 常接近适合患 者身高的值		颈椎不稳	
黏多糖贮积症	气管支气管软化 GAG 呕吐导致气 管阻塞 无法置管 / 通气 下气管塌陷 拔管困难	冠状动脉疾病（之 后的） 瓣膜疾病 肺动脉高压	颈椎不稳 椎弓根过小 骨质柔软	
先天性脊柱侧凸	肋骨骨性融合 胸廓功能不全	心脏畸形	多发畸形 脊髓纵隔栓系	VACTERL 联合性 畸形

缩写：CT，计算机断层扫描；GAG，黏多糖；GERD，胃食管反流；PFT，肺功能试验；VACTERL，脊椎缺损、肛门闭锁、心脏缺损、气管食管瘘、肾脏异常、肢体缺损

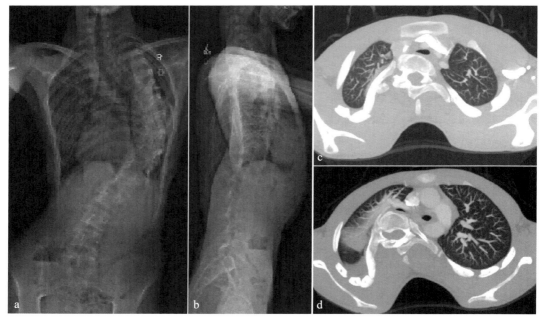

图 16.1 胸椎前凸。a、b. 正位和侧位 X 线片显示 80° 右胸弯，25° 胸椎前凸。c. 计算机断层扫描（CT）证实气管受压时椎体位于纵隔腔前方。d. 左右主支气管水平 CT 证实支气管受压，右侧远端节段性肺不张

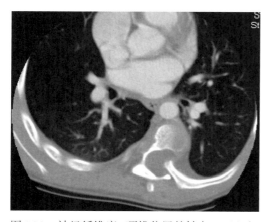

图 16.2 神经纤维瘤。顶椎位置的轴向 CT 显示，硬膜扩张，肋骨头在侧凸凸处向椎管内移动

■ 术前计划

手术注意事项

术前准备大大提高了手术的流畅性和安全性。在解决了医疗问题之后，应该对技术问题进行充分回顾。

这需要确保人员安排适当，所需设备可用，手术计划及影像学资料均已回顾。安排适当的术后设施，例如重症监护病房，在手术后提供必要的护理和监测，将有助于确保围手术期的安全和恢复。

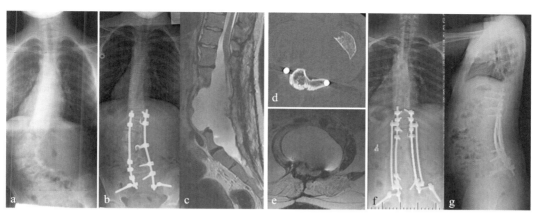

图 16.3　硬膜扩张。a. 术前正位片显示一名 10 岁营养不良的患有神经纤维瘤女孩的腰椎侧凸为 75°。b. 采用后路至 T12 用钩和椎弓根螺钉固定至骨盆来实现稳定的固定。c. 10 年后矢状面 T2 加权磁共振成像（MRI）显示进行性硬脊膜扩张，腰椎椎体及后份病损。在翻修手术前进行术前计划时所获得的轴向 CT（d）和 MRI（e）显示，前柱和后柱在硬膜扩张水平上分离。翻修后站立式正位（AP）（f）和侧位（g）X 线片展示了使用双侧双棒技术和增加近端骨锚定，辅以结构性骨移植物以获得坚强的内固定

人　员

　　手术助手、神经电生理监护人员、自体血回收人员、护士以及熟悉手术的麻醉团队将显著改善手术的流程。神经电生理监护和麻醉团队之间的良好沟通有助于提供准确及时的脊髓状态数据。熟悉设备和手术流程的护理团队对于提高手术流畅性十分有利，可保证内固定器械准备恰当，避免延误以降低费用。熟悉手术技术和方法的手术助手在确保手术效率和成功率上也具有重要价值。

　　虽然拥有一支经验丰富的团队是关键，但外科医生仍然是这艘船的船长。外科医生应该为团队建立一个积极的氛围。良好的术前准备为各个团队成员的协调增加信心。虽然大多数情况下手术进展顺利，但是当出乎意料的情况发生时，外科医生的领导才是最重要的。在这种情况下应保持冷静，并与团队协作。确保采取适当的措施以了解和应对这种情况，将有助于挽救困难的局面以获得良好的结果。为创造一个安全的手术环境，在手术过程中应将高风险操作提前告知团队，对意外出血或神经系统的变化做好计划，并提前讨论好预期手术时间、期望的血压水平，以及麻醉时抗纤溶药物的使用。

计划一个病例

　　"如果没有做好准备，就是为失败做准备。"

　　　　　　　　——本杰明·富兰克林

　　尽管一些外科医生认为良好的术中思维能力无可替代，但我们强调计划才是成功的关键。例如，一个 12 岁的女孩出现了严重胸椎右侧弯畸形和冠状面失平衡（图 16.4，16.5）。此例患者表明获

173

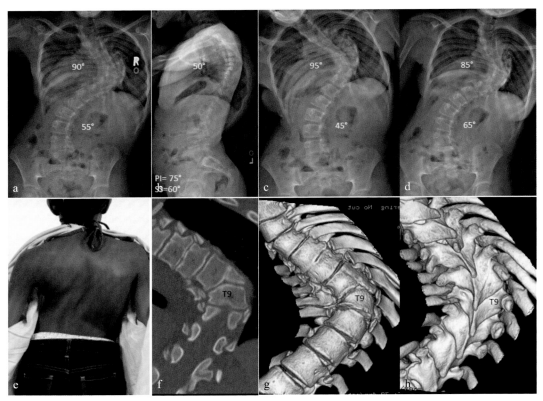

图 16.4　病例。术前站立位正位（AP）（a）、侧位（b）、左侧屈曲位（c）、右侧屈曲位（d）X 线片示胸廓侧凸僵硬。e. 术前照片显示临床畸形伴躯干移位。f. 术前进行 CT 扫描以制订手术计划。顶椎冠状面显示部分融合的右侧 T8 半椎体。g，h. 三维重建显示脊柱后路手术前外科医生所见的顶椎畸形的前部（g）和后部（h）

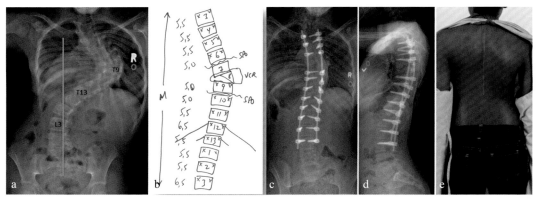

图 16.5　病例（前续）。a. 术前站立位片显示肋骨不对称，躯干移位及骶椎中垂线（CSVL）位置。b. 术前计划图显示了畸形解剖的关键特征、预计的内固定水平、螺钉直径和类型以及预期的截骨水平。这张图在术中展示在手术室里。c~e. 术后站立正位、侧位 X 线片和 T3~L3 椎体固定后的临床照片

得精确诊断的重要性，以便制订最佳的手术计划。

临床表现

这例患者是个健康的 12 岁女孩。她未服用任何药物，也无过敏史、无脊柱畸形家族史。否认任何心脏、肾脏或眼部疾患。之前无手术史。月经未至。无咖啡牛奶斑，神经系统检查正常。

影像学图像

影像学评估应包括：

· 胸椎和腰椎节数的测定
· 测定 Risser 等级和 Y 软骨的状态
· 评估所有冠状或矢状面畸形
· 确定是否合并先天性畸形
· 评估是否合并脊椎滑脱
· 评估椎弓根的大小和形态
· 评估任何异常软组织或骨密度影
· 测量冠状面和矢状面所有侧凸与后凸
· 测量骨盆参数（涉及腰骶交界处）

对于本例患者，立位片显示了一个大的右胸弯和一个左腰弯。患者 Risser 征为 0 级，Y 软骨已闭合。右边有 13 根肋骨，左边有 12 根肋骨。在 T12 椎体上有一个小肋骨，有 5 节腰椎。虽然这种侧凸看起来与特发性类似，但仔细观察就会发现它是先天性的。CT 显示右侧 T8 半椎体，与 T7 近端融合，并与 T9 近端部分发生重塑。同时，T5~T6 存在先天性融合。CT 可见 12 个完整的胸椎和 1 个半椎体，共 13 个胸椎。磁共振成像（MRI）（图中未显示）并无证据表明合并 Chiari 畸形、脊髓纵裂、脊髓栓系或脊髓空洞。

术前计划

与患者和家属进行深入讨论，以确定他们的目标和对手术矫正畸形的期望，同时告知患者手术可能取得的效果以及相关风险。在这种情况下，医生做出的决定是通过后路半椎体切除、补充围顶椎区后柱截骨及后柱重建以获得最大程度的矫正。该计划如下：

· 内固定
  · 直径 5.5 mm 的后路矫形棒
  · 截骨全套器械
  · 矫形复位棒系统
· 术前麻醉访视
· 与主管护士协调可用的员工和设备
· 联系重症监护室床位
· 神经电生理监护团队做好准备
· 自体血回收技术人员做好准备
· 考虑根据三维 CT 进行 3D 打印，为手术计划及截骨提供模型

手术示意图（见图 16.5b）通常在术前制订，包括螺钉的大小和位置、螺钉是多平面的或者其他的、截骨的水平和类型、胸腰交界处的标志等。仔细分析 X 线片和 CT，以此为基础制订手术计划。护士需准备适当的螺钉，以便在置钉时提高效率。

手术过程

手术的步骤应该精心计划。对于本例患者，步骤如下：

1. 摆放体位
2. 患者准备和铺单
3. 基线神经电生理监护
4. 暴露
5. 植入内固定

6. 后柱截骨

7. 半椎体切除

8. 截骨面闭合

9. 置棒

10. 去皮质和植骨

11. 伤口关闭

每一步骤完成后，需与团队沟通。确保神经电生理监护的稳定、失血可控、血流动力学稳定。一般来说，最容易导致失血的步骤是暴露、植入、截骨和减压，以及去皮质操作。如果在这些步骤中出现问题，选择适当的时间来终止操作非常重要。例如，如果在内植物植入后失血过多，就可以停止手术，择期再行二期手术。

术中暂停

"开始是工作中最重要的部分。"

——柏拉图《理想国》

在考虑行大范围截骨或全椎体切除术时，必须确保有足够并高质量的锚定点。否则，建议采用更保守的矫形策略。

一般来说，我们建议在大截骨操作之前有一个正式的"暂停"。在此暂停期间，需核实以下事项：

- 患者血流动力学稳定，血液储备充分
- 血压达到理想水平
- 失血处于可接受的水平
- 血红蛋白处于适当的水平
- 手术室可提供血液制品
- 必要的设备可用
- 神经电生理监护稳定
- 必要的团队成员在场
- 有足够的操作时间

如果我们无法确保上述因素均到位，我们将选择在此时终止手术，择日再行分期截骨手术。如果此时尚未进行减压或截骨，脊柱稳定性良好，可暂不置棒并关闭切口（图 16.6）。

为了提高围手术期安全性，可采用分期手术以矫正复杂畸形。如果外科医

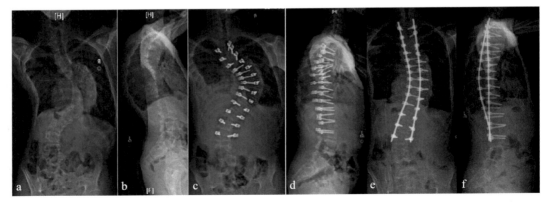

图 16.6 计划外手术。a，b. 一名 15 岁男童的术前正位和侧位 X 线片，该男童的右胸侧凸 95°并进展迅速，怀疑其存在潜在结缔组织病变。c，d. 一期后的正位和侧位 X 线片。6 周后进行二期手术，包括多次后柱截骨并完成 T2~L3 的固定。e，f. 术后正位和侧位片显示最终融合结果

生预期大量失血或手术时间长，则应考虑分期手术。在分期手术中，一期可完成暴露和内固定植入，择日再进行截骨和置棒。分期手术的优势在于两次手术时间较一期手术时间短，以增加手术的可预测性并便于制订手术计划。然而，一期手术后数日内行二期手术，患者可能因间隔时间过短而无法恢复并获得良好的营养状况。在 Gum 等[5] 的报道中，分期与更大的失血量、更长的手术时间和更长的住院时间有关，而两组的并发症发生率相等。分期手术的主要问题为手术时间和出血。如果手术时间和出血量均可控，那么对于患者和手术团队来说，一期手术治疗则更为方便。一般来说，在因后勤或医疗因素患者未能及时进行二期手术时，我们建议在一期手术时确保手术切口关闭良好。

神经电生理监护

多模式神经电生理监护方法的使用，可通过提供实时的术中反馈，为及时调整手术操作提供可能，也很大程度提高了复杂脊柱矫形操作的安全性[6]。特别值得强调的是，神经电生理医生应积极参与到手术团队当中，同时与外科医生和麻醉师主动沟通。结合躯体感觉诱发电位（SSEP）、运动诱发电位（MEP）和肌电图（EMG）提供脊髓和神经根的数据。SSEP 主要提供与后柱相关的信息。MEP 提供关于运动皮质脊髓束的信息，并代表脊髓的前部。在这种情况下，涉及脊髓前循环的缺血性事件会引起 MEP 的改变，它间接地代表了另一个主要的前方通路——脊髓丘脑束。

脊髓损伤的 2 种主要机制是直接损伤和局部缺血。直接损伤脊髓时，减压、植入物植入或复位操作，都可以引发 SSEP 和 MEP 报警。而与牵拉、复位和其他矫形操作有关的缺血性事件，将使 MEP 振幅降低。

Vitale 等[7] 发表了关于在手术室中如何应对神经电生理监护变化的核查表（图 16.7）。该核查表包括手术室控制、检查麻醉和系统因素，确保监测的技术指标正确无误，回顾神经监测变化之前的手术相关因素。经检查及思考后神经监测的情况并未改善，则需要行唤醒实验，使用激素，与手术团队成员共同协商，并停止手术。在手术室中备有核查表可使手术团队在发生神经监测事件时有章可循，并意识到自己在团队中应承担的角色。

当背侧放置了诸如钩、椎板下钢丝等椎管内植入物时，由于脊髓后方的损伤风险增加，SSEP 成为最佳选择。然而，椎弓根螺钉系统与截骨术的恰当运用，增大了脊柱矫形的程度的同时，也增大了对脊髓造成牵拉和损伤的可能性。因此，在目前实践中，MEP 已成为一种更为重要的监测模式。MEP 不仅对于早期发现缺血性损伤及尽早采取措施进行纠正具有优势，而且有利于阻止缺血进展，防止发生脊髓梗死和永久性瘫痪。MEP 的变化比 SSEP 记录更敏感。在一项对术中牵引的研究中，所有 17 例神经监测变化均显示 MEP 振幅降低，但 17 例中只有 1 例显示 SSEP 振幅降低[8]。通过减少或移除牵引，MEP 振幅的下降是可逆的，表明缺血是 MEP 变化的基础。与之相似，在行三柱截骨术的 37 例患者中，

脊柱稳定患者术中神经监护改变应对清单

增强手术室控制	麻醉 / 系统处理	技术性 / 神经生理相关	手术相关
◻阻止外部事件和广播对手术室的影响	◻改善平均动脉压（MAP）	◻讨论麻醉药剂的作用情况	◻讨论信号改变前的手术事件和相关手术操作
◻消除无关影响因素（如音乐、交谈等）	◻改善红细胞压积	◻检查神经肌肉阻滞和麻痹的程度	◻移除牵引（如果使用牵引）
◻召集主治麻醉医师、高级神经科或神经生理医师以及经验丰富的护士	◻改善血液 pH 和 pCO$_2$	◻检查电极及其连接状态	◻降低或去除其他矫形力量的作用
	◻寻求正常体温	◻确定信号改变的模式和时间	◻移除矫形棒
◻预先准备术中或术后影像学检查	◻讨论与主治麻醉医师合作行唤醒试验的必要性	◻检查颈部和四肢位置；尤其是发生单侧信号消失时应检查四肢在手术台上的位置	◻移除螺钉和探查缺口的探针
			◻评估脊髓受压，检查截骨和椎板切除位置

持续思考
◻重复麻醉 / 系统性相关检查，并确认已得到改善
◻唤醒试验
◻同事间探讨咨询
◻继续手术还是分期手术
◻静脉注射甾体激素：1 h 内按 30 mg/kg 给予甲强龙，然后在接下来的 23 h 按 5.4 mg/（kg·h）静脉滴注

图 16.7　根据 Vitale 等开发的算法对术中神经功能监测变化进行处理（Best practices in intraoperative neuromonitoring in spine deformity surgery: development of an intraoperative checklist to optimize response. Spine Deform 2004;2:333-339. 由 Vitale MG, Skaggs DL, Pace GI 等授权）

21 例发生监测异常。21 例患者中，所有病例均发生 MEP 报警，但只有 3 例发生 SSEP 报警[9]。无一例患者发生单独的 SSEP 改变。在该组病例中，我们根据警报的时间对其进行了分类（表 16.2）。采取措施以纠正误操作导致的报警，可获得 MEP 信号恢复。

值得注意的是，MEP 信号振幅的大小与临床神经功能障碍的数量无关。存在 MEP 信号即表明脊髓梗死并未发生。即使在术后，通过血流动力学维持足够的循环系统血压和携氧能力来维持脊髓灌注，对于保护脆弱的脊髓以免发生梗死有重要意义。尽管对于平均动脉压（MAP）的确切水平和维持时间有一些争议，但我们强烈建议将其维持在患者基础值或仅略高于患者基础值水平。血压水平过高可能导致不必要的液体超负荷。α-交感神经兴奋药物的使用将血液转移到核心的器官，包括心脏、肾脏、脑、肺，而这一变化可能对脊髓灌注有负面影响。低剂量多巴胺为一线药物，其次是去甲肾上腺素，必要时在神经源性休克的背景下，可以提升交感神经的活动性。

Stagnara 唤醒测试仍然是所有监测的黄金标准[10]。有了可靠的 MEP 监测，则无须频繁使用唤醒实验。然而，如果术中操作不能获得预期的信号恢复，重要的是要让患者和团队事先为唤醒测试

表 16.2　三柱后路截骨术中神经信息监测预警类型的分类及其应对措施

警戒类型	时间	措施
1	减压前	如果有牵引，则移除牵引；检查植入物
2	减压过程中	完全减压并闭合截骨面
3	截骨术后关闭时	开放截骨面 检查压迫源 增加或改变椎间支撑或限制截骨闭合和矫正

做好准备，以便直接测量脊髓功能。提前做好准备可使唤醒测试更加有效和可靠，从而尽量缩短在手术过程中唤醒患者导致的时间延误。

术后护理

术后早期对手术成功有重要作用。期间可能发生的问题包括血流动力学、呼吸状态、镇痛和神经功能。医护团队需注意密切监测生命体征、准确地进行神经系统检查，有助于识别或预防并发症，如迟发性前索综合征和缺血性脊髓损伤等。

术后护理主要集中在 5 个主要区域：①疼痛控制；②肺功能管理；③胃肠并发症；④神经功能；⑤伤口护理和手术部位感染。

疼痛控制

由护士控制或患者自控的镇痛模式均可采用。阿片类药物在治疗早期术后疼痛方面是有效的，但对于那些对其不良反应比较敏感的神经肌源性脊柱畸形患者来说，需注意适当减小剂量。乙酰氨基酚可作为辅助药物，以减少麻醉药物的使用。同时应控制阿片类药物的使用以减少呼吸道和胃肠道并发症。非甾体类抗炎药的使用仍存在争议，因为其对骨愈合有潜在的负面影响[11]。

肺功能管理

手术后胸部物理治疗可减少基底部肺不张。在肺功能受损的患者中，双水平式呼吸道正压呼吸（BiPAP）可能有益处，医护人员术前应接受培训以熟练使用。在接受前胸壁或胸壁手术的患者中应考虑更罕见的并发症，如血胸和乳糜胸（图 16.8）。早期下床活动可能是刺激深呼吸和减少术后呼吸系统问题的最重要的一步。

胃肠道并发症

胃肠并发症经常出现，尤其是在畸形得到显著矫正时[12]。此时，可能发生麻痹性肠梗阻和肠系膜上动脉综合征，儿童患者可能因不配合或沟通困难而难以发现。循环容量下降 10% 时，内脏灌注可能减少 50%。患者应予以禁食，直到出现肠鸣音，恢复通气。此后，可逐步恢复正常饮食。术后使用阿片类药物镇痛有可能导致肠梗阻发生，因此使用此类药物的利弊及对胃肠道功能的影响需与家属充分沟通。对于难治性肠

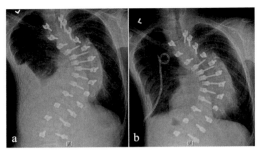

图 16.8　一期手术后发生乳糜胸。a. 图 16.6 所示患者气胸的正位照片。b. 采用胸管引流、饮食限制、全肠外营养和奥曲肽治疗，直至乳糜引流停止。在这个病例中，乳糜漏的来源尚未确定，该病例是通过全后方入路处理的，未行三柱截骨术

梗阻患者，应考虑较少见的并发症，如 Ogilvie 综合征，其中有功能的回盲瓣在发生肠梗阻时可导致盲肠严重扩张并引发穿孔。在神经肌源性患者术前营养缺乏的情况下，放置胃管用于术后补充营养可能有助于优化术后营养和愈合。

神经功能

术后应常规行脊髓功能检查。术后低血压和贫血可能与脊髓灌注不足有关，甚至导致缺血性脊髓损伤。注意保持适当的 MAP 水平尤为重要，可能需要送入重症监护室。重要的是要确保直接对患者提供治疗的人员，如护士、住院医生和家庭医生，能够熟练地进行恰当的神经评估，并熟悉脊髓综合征的识别和治疗。在脊髓损伤时，使用类固醇等药物仍存在争议，较少有证据支持应用此类药物。治疗的首选剂量和持续时间由经治医师决定。

伤口护理和手术部位感染

手术部位感染是小儿脊柱畸形手术中较重要的术后并发症之一，也是计划外 30 天再入院的主要原因[12]。在神经肌源性脊柱侧凸的病例中，感染率最高，且以混合感染为主[13]。虽然有些感染来自伤口内部，但大多数是由外部细菌入侵所引起。

防止伤口外的污染对预防术后早期感染非常重要。严格、一丝不苟地关闭筋膜这一过程极其重要。皮下层关闭有助于表层皮肤的修复。尽管大多数中心都热衷于术后尽早拔除 Foley 导尿管，但我们更倾向于留置导尿，直至患者可移动到卫生间，对于无法行走的患者则保留 3 天。从理论上讲，这种做法可能会增加尿路感染的发生率，但在伤口愈合的头几天，防止尿液对伤口的污染有利于伤口愈合。儿童患者若使用尿布，尤其是神经肌源性患者，切口通常较长并延伸到骨盆，可能导致混合感染。为了预防此问题，建议使用不透水的敷料并尽量减少换药。

在专家小组对共识进行回顾之后，Vitale 等[14]提出了以下建议，以防止术后伤口感染：

1. 如果去除头发，应选择修剪而非剃除
2. 避免手术部位脱毛
3. 围手术期使用氯己定进行备皮是首选
4. 万古霉素粉应用于骨移植和手术部位
5. 在术后不透水的敷料是首选
6. 出院前应尽量减少术后换药

脊柱裂患者术后感染发生率特别高。之前手术切口、后方肌肉组织缺乏和皮肤感觉丧失是诱发因素。虽然在这些病例中，后路内固定是矫正畸形稳定脊柱的最佳手段，但后方的骨性缺损不利于融合。由于后方切口感染的发生率极高。在后方骨性缺损较大的情况下，可另行前路融合以促进融合。此举将促进骨缺损水平的融合，同时防止切口感染时切口前方腔隙感染（图16.9）。

并发症发生率

即使经过周密的计划和执行，仍有发生手术并发症的风险。在对19 360例小儿脊柱侧凸的脊柱侧凸研究协会（SRS）数据库的回顾中[15]，总并发症发生率为10.2%，神经肌源性患者风险最高，其次是先天性，再其次是特发性病因。并发症包括胃肠紊乱、肺功能损伤、神经损伤和手术部位感染（表16.3）。并发症的发生率在翻修手术中更为普遍，在采用单纯前路手术或后路钢丝内固定的患者中也更为普遍。在需要单节段或多节段截骨的手术中，并发症的发生率也更高。接受截骨术的患者失血和神经损害的并发症风险也更高。在截骨术中，后柱截骨术（PCO）、Smith- Petersen截骨术和Ponte截骨术风险最低，而经椎弓根三柱截骨或全椎体切除并发症发生率较高，文献报道其发生率高达59%[16]。与患者和家属进行的术前讨论应说明与这些操作有关的风险，可选择的备选方案，以及将采取的措施以减少并发症的发生及发生时的治疗。

神经损害

脊髓损伤是脊柱外科手术中非常可怕的并发症。儿科患者新发神经损害率较低（1%）。先天性脊柱侧凸患者的损伤发生率最高，其次是神经肌源性患者和特发性患者。在儿童矫形手术发生的所有神经损伤类型中，不完全的脊髓损

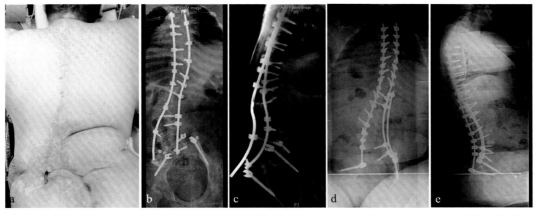

图16.9　脊柱发育不全。a. 初次手术采用单一后路内固定术后3个月发生内固定失败及深部感染的临床照片。b、c. 正位和侧位X线片显示腰椎固定后脱位。这个患者接受了伤口处理、后路翻修手术和长期静脉注射抗生素的治疗。3个月后进行腰椎前路椎间融合，采用胫骨同种异体骨移植。d、e. 6个月时正位和侧位X线片

表16.3 19 360例小儿脊柱侧凸手术治疗并发症情况

并发症[b]	总数（N = 19 360）	特发性（N = 11 227）	先天性（N = 2 012）	神经肌源性（N = 4 657）	其他[a]（N = 1 464）
总并发症[b]	10.2%（1 971）	6.3%（710）	10.6%（213）	17.9%（835）	14.5%（213）
新发的神经功能缺陷[b]	1.0%（199）	0.8%（86）	2.0%（41）	1.1%（49）	1.6%（23）
死亡[b]	0.1%（26）	0.02%（2）	0.3%（6）	0.3%（16）	0.1%（2）
浅表伤口感染[b]	1.0%（184）	0.5%（61）	1.3%（27）	1.7%（79）	1.2%（17）
深层伤口感染[b]	1.7%（321）	0.8%（95）	0.9%（18）	3.8%（177）	2.1%（31）
肺部症状（非栓塞）[b]	1.0%（202）	0.6%（63）	1.1%（23）	1.9%（90）	1.8%（26）
非致命的血液系统症状[b]	0.5%（93）	0.2%（25）	0.1%（3）	1.2%（57）	0.5%（8）
硬膜切开[b]	0.4%（76）	0.2%（22）	0.4%（8）	0.9%（42）	0.3%（4）
植入物相关[b]	1.5%（296）	1.1%（120）	1.5%（31）	2.1%（100）	3.1%（45）
深静脉血栓形成[c]	0.01%（2）	<0.01%（1）	0.05%（1）	0（0）	0（0）
肺栓塞[c]	0.04%（7）	0.04%（5）	0（0）	0.04%（2）	0（0）
硬膜外血肿[c]	0.02%（3）	<0.01%（1）	0（0）	0.02%（1）	0.1%（1）
视野缺损[c]	<0.01%（1）	0（0）	0（0）	0.02%（1）	0（0）
周围神经/神经丛受损[d]	0.5%（89）	0.5%（53）	0.8%（17）	0.3%（15）	0.3%（4）
SIADH[c]	0.3%（48）	0.2%（23）	0.15%（3）	0.3%（14）	0.5%（8）
其他并发症[b]	2.2%（424）	1.4%（153）	1.7%（35）	4.1%（192）	3.0%（44）

缩写：SIADH，抗利尿激素分泌异常综合征

来源：Reames DL, Smith JS, Fu KM, et al; Scoliosis Research Society Morbidity and Mortality Committee. Complications in the surgical treatment of 19,360 cases of pediatric scoliosis: a review of the Scoliosis Research Society Morbidity and Mortality database. Spine 2011;36:1484-1491.

a 创伤后应激障碍，综合征（唐氏、马方、埃勒—丹洛斯综合征），神经纤维瘤病，非神经肌肉肿瘤，医源性疾病，骨发育不良/侏儒症

b P>0.001（比较特发性、先天性和神经肌肉源性病例的P值）

c P>0.05（比较特发性、先天性和神经肌肉源性病例的P值）

d P=0.01（比较特发性、先天性和神经肌肉源性病例的P值）

伤最为普遍，其次是神经根损伤和完全的脊髓损伤。马尾综合征是最罕见的损伤类型[15]。神经并发症在涉及截骨（2%）、单纯前方置钉（2%）和后路钢丝内固定（1.7%）的手术中更为普遍。

死亡率

小儿脊柱外科手术的死亡率相当低，报道的发生率仅为0.1%[17]。脊柱侧凸的病死率反映了并发症的发生率，神经肌源性患者最易发生死亡，其次是先天性和特发性的患者[15]。

■ 本章小结

对伴有脊柱畸形的儿科患者的治疗是一个复杂的过程。在这一过程中，关注细节并与具备理论知识的团队合作，能够认识和处理治疗中各个方面的问题，对于良好的结果至关重要。在对患者的治疗中，仔细制订计划和与小组的沟通、确保器械到位、人员可用，可使治疗能够在最安全的情况下进行，同时尽量减少不必要的并发症。尽管复杂手术操作的并发症发生率相对较低，但创造这种安全的环境有助于进一步减少这些不必要的事件的发生率和严重性。

要点

- 对病例做好术前准备大大改善了手术过程的流畅性和安全性。具体包括获得适当的影像学资料、进行多学科咨询、准备所需设备、制订手术计划，以及确保适当的人员到位。
- 提前警告团队高风险步骤，备有意

外出血或神经监测变化的计划，并讨论好预期的手术时间，所需的血压水平以及抗麻醉药与麻醉药的使用，为手术的成功创造一个良好的环境。

- 在这种情况下，在进行手术的复杂操作（例如主要截骨术）之前的正式"暂停"有助于确保患者的血流动力学和神经监测稳定，血压和血红蛋白位于所需的水平，血液制品和适当的人员均在手术室。
- 手术、麻醉和神经监测团队之间的良好沟通对于术中准确评估患者的神经系统状态至关重要。神经监测有变化时使用核查表可为寻找这些神经监测异常的来源提供一种系统的方法。
- 术后护理主要围绕5个主要方面：疼痛控制、胸部与肺功能管理、胃肠并发症、神经功能、伤口护理与手术部位感染。
- 围手术期建议使用氯己定进行备皮，使用不透水敷料和万古霉素粉末，并尽量减少更换敷料，以尽量减少手术部位感染。

难点

- 复杂脊柱畸形的患者可能有相关的心脏、呼吸或神经系统问题，在手术治疗前必须考虑这些问题。
- 合并僵硬性过度前凸同时伴支气管压迫导致肺部问题的患者，在后路固定前应考虑行前路松解，以减轻椎体对于纵隔结构的压迫。

◆ 与神经纤维瘤病相关的脊柱畸形通常伴有硬膜扩张，伴有脊柱后份发育不良。术前 MRI 有助于区分此类情况。

◆ 如果手术时间过长、发生出血或神经监测问题，无论是否提前计划好，都可以将手术分期进行。在进行二期手术之前提供足够的时间来恢复血流动力学和营养非常重要，也有利于最大限度地减少并发症的发生。

◆ 造成脊髓损伤的 2 个主要机制是直接创伤和缺血。通过减压，植入物放置或复位操作对脊髓造成直接创伤可引起 SSEP 和 MEP 报警。与牵引、复位和其他矫形操作相关的缺血事件将仅导致 MEP 振幅减小。

◆ 小儿脊柱畸形手术的并发症发生率在 10% 左右。神经肌源性脊柱侧凸和先天性脊柱侧凸以及涉及截骨的手术并发症发生率最高。幸运的是，死亡率和神经系统并发症的发生率较低。

■ 参考文献

5 篇 "必读" 文献

1. Blakemore LC, Perez-Grueso FJS, Cavagnaro M, Shah SA. Preoperative evaluation and decreasing errors in pediatric spine surgery. Spine Deform 2012;39–45

2. Li Y, Glotzbecker M, Hedequist D. Surgical site infection after pediatric spinal deformity surgery. Curr Rev Musculoskelet Med 2012) 5:111. doi:10.1007/s12178-012-9111-5

3. Mao S, Shi B, Wang S, et al. Migration of the penetrated rib head following deformity correction surgery without rib head excision in dystrophic scoliosis secondary to type 1 Neurofibromatosis. Eur Spine J 2015;24:1502–1509

4. Elgafy H, Peters N, Wetzel RM. Sacral erosion and insufficiency fracture secondary to dural ectasia in patient with Marfan syndrome. Spine J 2015;16:e301–302

5. Gum JL, Lenke LG, Bumpass D, et al. Does planned staging for posterior-only vertebral column resections in spinal deformity surgery increase perioperative complications? Spine Deform 2016;4:131–137

6. Thuet ED, Winscher JC, Padberg AM, et al. Validity and reliability of intraoperative monitoring in pediatric spinal deformity surgery: a 23-year experience of 3436 surgical cases. Spine 2010;35:1880–1886

7. Vitale MG, Skaggs DL, Pace GI, et al. Best practices in intraoperative neuromonitoring in spine deformity surgery: development of an intraoperative checklist to optimize response. Spine Deform 2014;2:333–339

8. Lewis SJ, Gray R, Holmes LM, et al. Neurophysiological changes in deformity correction of adolescent idiopathic scoliosis with intraoperative skull-femoral traction. Spine 2011;36:1627–1638

9. Jarvis JG, Strantzas S, Lipkus M, et al. Responding to neuromonitoring changes in 3-column posterior spinal osteotomies for rigid pediatric spinal deformities. Spine 2013; 38: E493–E503

10. Thuet ED, Padberg AM, Raynor BL, et al. Increased risk of postoperative neurologic deficit for spinal surgery patients with unobtainable intraoperative evoked potential data. Spine 2005;30:2094–2103

11. Glassman SD, Rose SM, Dimar JR, Puno RM, Campbell MJ, Johnson JR. The effect of postoperative nonsteroidal anti-inflammatory drug administration on spinal fusion. Spine 1998;23:834–838

12. Martin CT, Pugely AJ, Gao Y, Weinstein SL. Causes and risk factors for 30-day unplanned readmissions after pediatric spinal deformity surgery. Spine 2015;40: 238–246

13. Croft LD, Pottinger JM, Chiang HY, Ziebold CS, Weinstein SL, Herwaldt LA. Risk factors for surgical site infections after pediatric spine operations. Spine 2015;40:E112–E119

14. Vitale MG, Riedel MD, Glotzbecker MP, et al. Building consensus: development of a Best Practice Guideline (BPG) for surgical site infection (SSI) prevention in high-risk pediatric spine surgery. J Pediatr Orthop 2013; 33:471–478

15. Reames DL, Smith JS, Fu KM, et al; Scoliosis Research Society Morbidity and Mortality Committee. Complications in the surgical treatment of 19,360 cases of pediatric scoliosis: a review of the Scoliosis Research Society Morbidity and Mortality database. Spine 2011; 36:1484–1491

16. Lenke LG, Newton PO, Sucato DJ, et al. Complications after 147 consecutive vertebral column resections for severe pediatric spinal deformity: a multicenter analysis. Spine 2013; 38:119–132

17. Smith JS, Saulle D, Chen CJ, et al. Rates and causes of mortality associated with spine surgery based on 108,419 procedures: a review of the Scoliosis Research Society Morbidity and Mortality Database. Spine 2012;37:1975–1982

17

小儿脊柱畸形的疗效评定

原著　Sayf S.A. Faraj, Tsjitske M. Haanstra, Steven J. Kamper, Marinus de Kleuver
翻译　蒋军　蒋登旭

■ 引言

　　疗效评定是循证医学的基本组成部分。临床医生和患者需要共享疗效评定的信息，并据此做出下一步医疗决策。小儿脊柱畸形的疗效评定传统上多聚焦于脊柱侧凸角度的测量，但是，在过去的 20 年间，医疗卫生系统无论是在个人、医院、医疗保健服务还是政策制定层面上都已显现出更加以患者为中心的理念。以患者为中心的疗效评定对于脊柱外科医生的日常训练和患者及其家属而言都具有新的内涵，即需要外科医生及患者家属更加积极主动地参与患者及其脊柱畸形的治疗和管理当中。患者的期望和诉求相比其影像学表现需要得到更多的关注和评定。在政策制定层面，推行对于医疗服务疗效的常规评定使其能持续进行并不断改善。未来，医疗报销也许会基于所提供的医疗服务的价值而不是数量。疗效评定从以影像学测量为主到以患者为中心的转变将使得外科医生和医疗卫生系统更关注患者接受医疗服务的体验。

　　在疗效评定中有一个基本概念，即评定项目（如疼痛、功能、步行、外观）和用于评价这些评定项目的工具［如视觉模拟评分（Visual Analogue Scale）、奥斯维斯功能障碍指数（Oswestry Disability Index）、脊柱外观问卷（Spinal Appearance Questionnaire）］之间是有差别的。一个评定项目可以用不同的工具或方法测量，如身体物理机能可以用"站立行走"试验或针对生理机能的不同问卷来测量。更进一步的，疗效评定方法又可以分为基于临床医生评定的测量方法（如功能试验）和基于患者汇报的疗效评定方法（PROM），后者是一系列记录评估患者自身感受的问卷。

■ 疗效评定的应用

　　疗效评定可用于以下目的：①制订治疗方案、评估疗效；②推动基于服务价值的医疗卫生服务的发展和医疗服务质量的持续改善；③临床研究。理想状态下，在同一评定时刻下进行的同一次评定可以用于以上所有目的。但遗憾的是这并不总是可行的，不同目的对评定质量和特性的要求都不一样。对于前 2

个目的，在临床实践中常规进行疗效评定（即每个患者）是十分必要的，然而对于大多数临床研究而言，在患者中挑选一个随机样本就足够了。常规进行疗效评定是有挑战性的，但是一旦成功应用它将带来诸多益处。例如，研究表明要求医护或医疗从业人员评定并汇报临床疗效有助于改善其临床表现及相关绩效[1, 2]。理解并比较医疗结果之间的差异能促进他们不断学习，通过从某些最佳范例中所得到的收获能进一步改良他们今后将采取的临床策略。为了在不同机构间进行直接公平的比较（所谓标杆管理），疗效评定结果需要结合术前状态和风险进行修正。将观测到的医疗结果和期望的疗效进行对比将有利于指导为改善疗效做出系统改变[3]。

将疗效评定应用于患者个体化治疗方案的制订和评估

对于每一个独立的患者，疗效评定可以应用于日常的康复训练当中以使得他们对于自己的身体功能状况和生活质量有更深的了解。这些评定结果将为治疗前的病情检查提供参考（如风险评估），通过比较治疗前和治疗后相关疗效评定项目所产生的变化将有助于对治疗方案进行评估。评定结果的直观呈现还有助于医护和患者更好地沟通交流，调整双方的期望值。除此之外，患者还可通过疗效评定来评价自己所接受的个体化治疗路径（即自我管理、自我监督）。针对患者的个体化疗效评估将使患者有能力更好地理解并参与到卫生保健相关和脊柱疾患管理的临床决策当中。

将疗效评定用于医疗服务质量的持续改进以及基于价值的卫生保健当中

疗效评定正越来越多地被用于医疗服务质量的持续改进。研究显示要求医疗服务提供方独立评定和汇报医疗处理结果已经使得前者的服务质量和相关绩效有所改善[1, 2]。推动质量改善的方法，例如采取计划—执行—研究—行动的循环结构，可以提供一个检验疗效变化的结构，已经用于驱动临床治疗的改善。这一四阶段的周期学习过程的目的在于通过每一阶段所记录的这一时期的临床数据来系统地理解治疗康复过程中的各个自然变量对于整体的影响，增强对可能影响到治疗效果的因素的认识，理解各个治疗措施的作用[4]。这一反复理解和对比治疗效果的过程能促进医生从每个范例中不断学习进步，不断改进对个体化治疗措施的制订和实施。

目前，全世界很多医疗保健系统中开始使用过程指标和标杆管理的方法，这通常由利害相关方负责，比如监督机构和费用承担方（如保险公司）。面对医疗保健中的这些根本性转变，可以预见，在不久的将来，医疗保健系统中的各方，包括政策制定者、政府、费用承担方将会基于医疗服务为患者创造的价值（每一单位花费所带来的疗效）来调整医疗费用报销方案[5]。基于价值的医疗卫生经济更看重治疗的质量而非数量，疗效评定是建立一个能够优化医疗性价比的医疗费用报销系统的基础。

以研究为目的的疗效评定

在研究设定中，疗效评定对于评估治疗效果（随机对照试验、成本效益研究）、识别疾病的预后和预测因素，并用于建立疾患预测模型是至关重要的。

治疗效果研究

对脊柱畸形手术矫治的研究，尤其是在儿童中，难以进行随机对照试验并通常被认为是不符合伦理的。作为替代，临床中常规收集患者治疗效果的观察数据常被用于对治疗方案进行评估[6]。但是必须意识到临床中这些治疗方案并不是随机分配的，因此在比较各方案疗效时，将混杂因素（例如术前危险因素）对结果产生的影响进行修正是必不可少的。

预后和预测模型

预后

预后因素与不接受治疗的临床结局相关。这些变量有助于定义疾病的自然史，识别患者与疾病相联系的权益风险，以及探清疾病的进展。

预测

预测因素与接收特定治疗的临床结局相关。这些变量有助于鉴别能从某一特定治疗方案中获益的患者[7]。无论是预后还是预测因素都依赖于那一被视为终点的临床结果。因此，当进行脊柱畸形的预后和预测因素研究时，确定研究的临床结果是必不可少的。例如，在癌症研究中，五年生存率被视作评估某一特定癌症预后的临床结局。对于类似脊柱畸形的情况，生存与脊柱畸形并无太大相关性，生活质量与之更将相关，后者需要使用问卷评估患者整体生活质量并将此结果作为预后和预测因素研究的临床结局。

■ 疗效评定的治疗 / 临床属性

对于患者健康状况或某一健康条件下患者本身价值的评定常常是富有挑战性的。用于测定的工具手段随着科技的发展越来越多，选择哪一种工具手段已经变得更加困难。当所选择的工具方式是问卷、患者自述式评定或其他更加客观又或是由临床医师主导的评定方式时，重视评定方式的质量是很重要的。Terwee 团队[8]的研究提出了疗效评定最重要的 9 个质量标准：内容效度、效标效度、结构效度、纵向效度、内部一致性、可重复性、地板和天花板效应、响应能力、解释能力。通过评估方案设计、方式方法和结论，每一项标准可被评为合格、不合格或不确定，这些标准已经被证实有助于将低质量和高质量的评定方法区分开。

■ 哪一项结果对于小儿脊柱畸形是至关重要的?

小儿脊柱畸形的疗效评定，包含整个医疗周期，分别从患者和医护人员的角度测定总体生活质量、功能状态以及功能障碍评分，将会在未来医疗卫生系统定义合适恰当的治疗中扮演重要角色。各种迅速增加、变幻多端的评定工具常常对评定带来困扰。根据日渐增强的意识转变，鉴于从患者角度的基于价值的医疗卫生服务理念，哪一项评定结果或哪一种评定工具应该被采纳呢？

在脊柱侧凸的评估当中，通用评定工具，例如简易健康调查问卷（SF-36）、欧洲生活质量调查问卷（EQ-5D），能够用于分析健康相关生活质量和花费评估，并可用以和其他疾病比较健康状态。当前，仅有的特定条件下患者自述式疗效评定工具是脊柱侧凸协会-22调查问卷（SRS-22）。SRS-22调查问卷之前被引入作为一种特定条件下青少年特发性脊柱侧凸患者疗效评定的工具，测量5个方面的状况，分别是功能状态、疼痛、自我外观评价、心理健康和满意度。但是，这些评定工具中包含的各个评定项目对小儿、青少年和成人脊柱侧凸患者的重要性却是互不相同的。例如，成人脊柱畸形患者寻求矫形手术治疗是急于缓解症状（比如疼痛）以及改善生活质量，但是对于青少年特发性脊柱侧凸患者而言，接受手术的原因多是为了避免弯度进展、改善个人外观而不是缓解导致功能障碍的症状[9]。除了通用的特定条件调查问卷诸如SRS-22之外，用于分析单一评定项目的患者自述式高度特异性结果调查问卷也有所发展，比如脊柱外观调查问卷（SAQ）和躯干外观知觉区域测定表（TAPS）[10]。近年来，脊柱侧凸疗效评定核心结果集合研究小组（COSSCO）引导了青少年矫形手术疗效评定核心结果集合的发展（见下文）。而作为另一个范例，北欧脊柱畸形学会（瑞典、丹麦、芬兰、挪威、荷兰）总结国际学术圈共识，针对接受矫形手术的青少年脊柱畸形患者提出了一个包含了14项评定结果（11项为患者报道，另

外3项为临床医师报道），基于世界卫生组织颁布的《国际功能、残疾分类》的疗效评定核心结果集合。临床医师报道的核心结果项目包括"畸形改善程度""并发症"和"再次手术"。如何使用广泛应用的患者汇报式测量工具来测量核心结果集合中其他11项由患者汇报的结果项目在表17.1中有所展示。基于类似分析方法，一个尚未定义的呼吸测定问卷被需要用于测定肺部疲劳程度和肺部功能状态。

疗效评定的最新进展

疗效评定仅在统一、有效且可靠的测量下方能发挥其最大的价值。而目前应用于小儿脊柱畸形疗效评定的工具互相之间存在较大差异，妨碍了在同一医疗条件下或不同医疗条件间进行不同治疗策略的比较，这是一个全国性问题乃至于全球性问题[11]。因此，对于脊柱外科协会而言，达成针对疗效评定的工具的国际共识就显得尤为重要，以便能将它们应用于未来的队列研究和脊柱登记注册。为了解决这一复杂问题并争取更高的效率，脊柱侧凸疗效评定核心结果集合研究小组（COSSCO）的发展被发起。有关疗效评定的另一最新进展与许多疾病和失调有关，其中也包括脊柱畸形，即由脊柱侧凸研究协会发起的患者汇报式疗效评定信息系统（PROMIS）和危险分层[12, 13]。

脊柱侧凸核心结果集合

挪威、瑞典、芬兰、美国已经开始

表 17.1 针对接受手术治疗的脊柱畸形患者的 11 项患者汇报项目核心集和伴随的测量工具：脊柱侧弯疗效评定核心结果集合研究小组（COSSCO）初步结果

	物理功能	疼痛强度	自我形象	肺疲劳	呼吸功能	娱乐休闲	健康相关生活质量	外观改善满意度	功能活动	疼痛干预	总体满意度
ODI	×	×									
SRS-22	×	×	×					×	×	×	×
VAS		×							×	×	
NRS		×									
SF-36	×	×				×	×		×	×	
SRS-24	×	×	×			×		×	×	×	×
SF-12	×	×				×	×		×	×	
SRS-30	×	×	×			×		×	×	×	×
JOACME	×	×		×			×		×	×	
LBOS	×	×								×	
RMDQ	×					×			×	×	
NDI		×				×			×	×	
SF-McGill		×								×	
DPS		×							×	×	
AIMS	×	×				×			×	×	
JOABPE	×	×					×		×	×	
BASDAI	×	×				×			×	×	
EQ-5D	×	×					×		×		

（续表）

	物理功能	疼痛强度	自我形象	肺疲劳	呼吸功能	娱乐休闲	健康相关生活质量	外观改善满意度	功能活动	疼痛干预	总体满意度
S-ESR			×								×
TAPS			×					×			
SAQ			×					×			
SGRQ				×	×						
QLPSD	×		×				×			×	×
WRVAS			×								
SQLI		×	×					×	×	×	

来源：北欧脊柱畸形学会共识（瑞典、丹麦、芬兰、挪威、荷兰）

缩写：HRQOL，健康相关生活质量评分；ODI，奥斯维斯特功能障碍指数；SRS-22/24/30，脊柱侧凸协会调查问卷；VAS，视觉模拟评分；NRS，数字定量表；SF-36与SF-12，简易健康调查问卷；JOACME，日本骨科协会颈椎病评估临床结果评分；LBOS，腰背部功能障碍评分；RMSQ，罗兰德·莫里斯功能障碍问卷；NDI，颈部功能障碍指数；SF-McGill，简易麦吉尔问卷；DPS，丹尼斯疼痛评分；AIMS，关节炎影响指数；JOABPE，日本骨科协会背部疼痛评估调查问卷；BASDAI，巴斯强直性脊柱炎疾病活动指数；EQ-5D，欧洲生活质量调查问卷；S-ESR，罗森伯格自尊评分；TPAS，躯干外观感知评分；SAQ，脊柱外观调查问卷；SGRQ，圣佐治呼吸调查问卷；WRVAS，沃尔特·里德可视化评分；QLSPD，脊柱畸形患者生活质量概况；SQLI，脊柱侧凸生活质量指数实施区域性和全国性注册登记。但是，整合或比较这些登记的结果却十分困难，因为结果形式、用于评定结果的工具、危险分层的设置等在这些地区和国家都互不相同[14]。如果所登记的疗效结果包含与患者群体权益相关且具可比性的结果，那么其意义将十分巨大，因为这将使得数据整合和标杆管理成为可能。这一过程最终将使得术前对于患者手术受益和风险的告知情况更加完善（分享决策制订）。因此，为了推动国际学术团体达成疗效评定核心结果集合和结果相关预测因素（危险因素）的共识，北欧开始发展一套北欧脊柱外科注册登记核心结果集群。这一项目受到了国际脊柱外科学会脊柱畸形知识论坛的支持，旨在推动北欧脊柱畸形协会（瑞典、丹麦、芬兰、挪威、荷兰）5个国家内针对青少年和青年（10~25岁）脊柱畸形患者的疗效评定及注册登记中采用哪些评定项目（如外观等）、使用哪些评定工具（如SRS-22等）达成共识。这一由国际脊柱外科协会推动发展的针对接受矫形手术的青少年和青年脊柱畸形患者疗效评定的核心结果集合会被应用于北欧五国的脊柱外科疗效结果注册登记中，这会促进互相之间的研究对比，有助于国家改善日常临床工作质量。针对成年脊柱畸形和神经肌源性脊柱畸形的核心结果集合也正在发展当中。

患者汇报式疗效评定信息系统（PROMIS）和计算机适配测试

PROMIS的目的在于可靠、精确地评定由患者汇报的身体机能、精神心理以及社会交流等方面的健康状况。该项目得到美国国家卫生研究院的大力赞助，虽然目前还未在脊柱畸形术后患者中验证其效能，但近年来在美国和欧洲的其他多个患者群体中得到了验证和校准。PROMIS的问题组成，一旦在某一特定患者群体中获得验证，将会构建入计算机适配测试当中，并得到校准。后者融合了疗效评定理念和计算机技术的发展，将用于管理执行这一基于患者对之前问题（或可能是其他先验信息）的回复进行问题挑选，最终组成患者汇报式评定工具。选择包含丰富信息的问题能够以精简、精确的问题组合从患者的角度评估各个测量项目的分数（例如物理功能状态、精神心理状态等）[12]。

脊柱侧凸研究协会：危险分层工作组

针对治疗效果进行治疗前危险因素的鉴别能够更好地整合患者信息（共同决定哪一种治疗策略对特定的患者是最理想的），并使各医疗机构和医务人员之间能够实现标杆管理，更加公平地进行比较（修正了患者和手术的复杂性）。对于小儿脊柱畸形，多中心、区域性、全国范围的登记备案已经开始实施，以便进行结果测量和评估治疗的效果[14]。但是将这些登记备案的结果信息进行整合和比较仍然比较困难，因为结果评定项目、测量工具、危险分层的设置互相之间千差万别。正因如此，浪费了改善医疗水平和医疗服务的机会，限制了对于治疗效果的理解。在进行公平地比较之前需要修正患者的危险因素，例如BMI、合并疾病、吸烟史等（即危险分层），危险分层即根据患者情况帮助预测分析不良结果及并发症。为了在小儿脊柱畸形手术中全面评估和调整风险，使用定义明确的同一测量工具以最少的测量评定项目对治疗前危险因素和治疗后结果进行充分的评定对于结果收集和风险调整都是十分必要的。

本章小结

小儿脊柱畸形的疗效评定包含整个治疗康复周期，从患者或医疗保健人员的角度评定总体生活质量、身体机能和功能障碍情况，将在未来基于价值的医疗卫生保健系统中为区分医疗价值发挥重要的作用。针对健康状况的评估，评定工具可能会具有普适性（如总体生活质量）、条件特异性（如背痛）或者高度特异性（如青少年特发性脊柱侧凸患者外观）。使用一个标准测量工具的核心集合来测量脊柱畸形患者治疗结果相关项目并进行危险分层对于实现临床结果的整合和比较是十分必要的，有助于引导医疗保健人员在循证医学的基础上为患者提供更加合适的治疗。

要点

- 以基于价值的医疗卫生服务为目标的转变正在全球发生，使得所有临床医生面临评定治疗结果和治疗价值的需要。
- 结果评定能用于个体患者的治疗评估、生活质量的持续改善、价值导向的医疗卫生服务和临床研究当中。

- 推荐使用从患者视角的测量评定工具直接测量患者的卫生保健经历。
- 结果评定工具可具有普适性（如总体生活质量）、条件特异性（如背痛）或者高度特异性（如青少年特发性脊柱侧凸患者外观）。
- 在评定项目、测量工具和危险分层上取得国际共识对于整合并比较医疗机构间的临床结果，指导临床实践中循证医学的应用是十分必要的。

难点

- 单纯的过程中测量（如影像学测量、并发症）与患者对医疗保健经历的感受和医疗服务的满意度无关。
- 应该避免使用不规范、效度较差、不可靠的测量工具评估小儿脊柱畸形患者的治疗结果。
- 有关提供合适最佳的治疗，如在比较治疗结果之前未考虑危险分层的因素则可能会导致提出不恰当的治疗建议。

参考文献

5 篇 "必读" 文献

1. Parsons HM. What happened at Hawthorne?: New evidence suggests the Hawthorne effect resulted from operant reinforcement contingencies. Science 1974;183:922–932

2. Porter ME. What is value in health care? N Engl J Med 2010;363:2477–2481

3. Spence RT, Mueller JL, Chang DC. A novel approach to global benchmarking of risk-adjusted surgical outcomes: beyond

perioperative mortality rate. JAMA Surg 2016; 151:501–502

4. Taylor MJ, McNicholas C, Nicolay C, Darzi A, Bell D, Reed JE. Systematic review of the application of the plan-do-study-act method to improve quality in healthcare. BMJ Qual Saf 2014;23:290–298

5. Porter ME. A strategy for health care reform—toward a value-based system. N Engl J Med 2009;361:109–112

6. Weinstein JN, Lurie JD, Tosteson TD, et al. Surgical compared with nonoperative treatment for lumbar degenerative spondylolisthesis. four-year results in the Spine Patient Outcomes Research Trial (SPORT) randomized and observational cohorts. J Bone Joint Surg Am 2009;91:1295–1304

7. Italiano A. Prognostic or predictive? It's time to get back to definitions! J Clin Oncol 2011; 29:4718, author reply 4718–4719

8. Terwee CB, Bot SDM, de Boer MR, et al. Quality criteria were proposed for measurement properties of health status questionnaires. J Clin Epidemiol 2007; 60:34–42

9. Bridwell KH, Shufflebarger HL, Lenke LG, Lowe TG, Betz RR, Bassett GS. Parents' and patients' preferences and concerns in idiopathic adolescent scoliosis: a cross-sectional preoperative analysis. Spine 2000;25:2392–2399

10. Bagó J, Climent JM, Pérez-Grueso FJS, Pellisé F. Outcome instruments to assess scoliosis surgery. Eur Spine J 2013;22(Suppl 2):S195–S202

11. Porter ME, Larsson S, Lee TH. Standardizing patient outcomes measurement. N Engl J Med 2016;374:504–506

12. Cella D, Yount S, Rothrock N, et al; PROMIS Cooperative Group. The Patient-Reported Outcomes Measurement Information System (PROMIS): progress of an NIH Roadmap cooperative group during its first two years. Med Care 2007;45(5, Suppl 1)S3–S11

13. Wang K, Vitale M. Risk stratification: perspectives of the patient, surgeon, and health system. Spine Deform 2016;4:1–2

14. van Hooff ML, Jacobs WCH, Willems PC, et al. Evidence and practice in spine registries. Acta Orthop 2015;86:534–544

索 引

注意：页码后面的字母 f 或 t 分别代表该页上的图片或者表格

A

Acute normovolemic hemodilution　急性等容血液稀释　154

Adolescent idiopathic scoliosis (AIS)　青少年特发性脊柱侧凸　8–14, 15–18, 16f, 17f, 18f

　bracing treatment　支具疗法　8, 32, 54

　classification systems　分型系统　8–12, 13, 14, 46

　curve progression in　侧凸进展　12–13, 28–32, 29f

　diagnosis　诊断　16

　effect on health-related quality of life　对健康相关生活质量的影响　131

　fusion level selection　融合节段选择　46–49, 47f, 48f

　　implication for revision surgery　对翻修手术的意义　77

　　King Classification-based　基于 King 分型系统　8–9, 46

　　Lenke Classification-based　基于 Lenke 分型系统　4, 9–12, 11f, 12f, 13–14, 46–49, 50, 77

　　lumbar curves　腰弯　23–24

　　for revision surgery prevention　避免翻修手术　77

　　thoracic curves　胸弯　46–48

　　thoracolumbar/lumbar curves　胸腰/腰弯　49, 49b

　health-related quality-of-life scores　健康相关生活质量评分　149

　hybrid constructs for　混合型内固定　67f

　imaging techniques　影像技术　15, 22–25, 27

　　correlation with shoulder/neck imbalance　与肩/颈失平衡的相关性　19

　　skeletal maturation assessment　骨骼成熟度评估　24–257

　long-term surgical outcomes　手术远期疗效　63–75, 64t–65t

　　low back pain decrease　下腰痛减轻　72, 73

　　lumbar disk degeneration decrease　腰椎间盘退变减轻　71–72

　　pulmonary function　肺功能　71, 72

　natural history　自然史　12–13

　observation of　观察　8

　outcome measures　疗效评价　181–182, 183t

　preoperative evaluation　术前评估　15–21

　　history and clinical evaluation　病史和临床评估　15–18, 16f, 17f, 18f

　revision surgery　翻修手术　72, 76–78, 78f–79f, 138

　surgical management　手术治疗　8, 46–52

　　anterior instrumentation systems　前路内固定系统　49–50, 63, 64t–65t, 66, 68–69

　　complications　并发症　21

　　history of　病史　63, 66–69

　　motivations for　诱因　182

　　pitfalls in　误区　51

　　posterior instrumentation systems　后路内固定系统　50, 63, 64t–65t, 66, 69–70

AIS. See Adolescent idiopathic scoliosis　AIS，见青少年特发性脊柱侧凸

American Spinal Injury Association (ASIA)

neurologic grading system 美国脊柱损伤协会（ASIA）神经学分级系统 149

Anesthetic techniques 麻醉方法 150–151, 152

Angelman syndrome Angelman 综合征 6, 6f

Annual progression ratio (APR) 年进展比值 5, 5f

Anterior cord syndrome 脊髓前索综合征 173

Anterior instrumentation systems, for adolescent idiopathic scoliosis 前路内固定系统，应用于青少年特发性脊柱侧凸 49–50, 63, 64t–65t, 66, 68–69,70–71

Antifibrinolytic agents 抗纤溶药 152, 154, 168

AOSpine Knowledge Forum Deformity group AOSpine 脊柱畸形论坛 21, 23, 182

 Core Outcome Set for Scoliosis (COSSCO) 脊柱侧凸核心预后 182, 183t, 184

Apical vertebral rotation (AVR) 顶椎旋转度 22

Athletes 运动员

 spondylolisthesis in 腰椎滑脱 112, 119

 spondylolisthesis surgery in 腰椎滑脱手术 117–118, 117f–119f

 spondylolysis in 峡部裂 112, 119

Axilla angle 腋角 18, 21f

B

Back pain. See also Low back pain 腰痛，见下腰痛

 Scheuermann disease-related 休门病相关的 131

 untreated scoliosis-related 未治疗脊柱侧凸相关的 30–31

Beckwith-Wiedemann syndrome Beckwith-Wiedemann 综合征 165t

Bi-level positive airway pressure (BiPAP) 双水平式呼吸道正压（呼吸） 173

Blindness, spinal surgery-related 失明，脊柱手术相关的 151

Blood conservation methods 血液保护方法 152, 154

Blood donations/transfusion, autologous preoperative 献血/输血，自体术前 21, 154

Blood loss, intraoperative 失血，术中 152, 156, 171

Blood pressure monitoring 血压监测 151

Body mass index (BMI) 体重指数 147, 148

Bohlman technique, modified Bohlman 技术，改良 125–126

Boston brace Boston 矫形支具 133

Bracing 支具治疗 54–55

 in adolescent idiopathic scoliosis 青少年特发性脊柱侧凸 8, 32, 54

 following vertebral body stapling 椎体 U 形钉技术 56

 following vertebral body tethering 椎体栓系术 57

 fusion versus 与融合比较 55

 in neuromuscular kyphosis 神经肌源性后凸 143

 in Scheuermann disease 休门病 131, 132–133

 unavailability in developing countries 在发展中国家难以应用 147

 vertebral body stapling versus 与椎体 U 形钉技术对比 56

Bracing in Adolescent Idiopathic Scoliosis Trial (BrAIST) 青少年特发性脊柱侧凸患者支具试验 (BrAIST) 54

Buck technique Buck 技术 115–116, 115f

C

Cardiopulmonary compromise 心肺功能受损 30, 32, 134, 149–150

Casting, unavailability in developing countries 石膏治疗，在发展中国家难以应用 157

CD (Cotrel-Dubousset) instrumentation CD 内固定系统 64t, 65t, 66, 67f, 69

Cerebral palsy 脑瘫 3–4, 164t

Chest wall, in scoliosis 胸壁，侧凸 30

Chest wall distraction instrumentation 胸壁撑开系统 158, 158f

Children's Spine Study group 儿童脊柱研究组 4–5

Chylothorax 乳糜胸 173, 174f

Classification of Early-Onset Scoliosis (C-EOS) 早发性脊柱侧凸分类 4–6, 5f, 6f

Cobb angle Cobb 角

 in adolescent idiopathic scoliosis 青少年特发

性脊柱侧凸 8, 9, 13

measurement of 测量 23

postoperative 术后 58, 69, 70–71

Combined anterior/posterior approaches 前后路联合入路

  in the developing world 在发展中国家 156

  to dysraphic spondylolisthesis 发育不良性腰椎滑脱 126

Comorbidities, in pediatric spinal deformity patients 并发症, 在小儿脊柱畸形患者中 1–2,163–166

Complications, of pediatric spinal deformity surgery 并发症, 小儿脊柱畸形手术 173–177, 176t, 178

  postoperative management 术后处理 173–177

  rates 比例 175–176, 176t

Computed tomography 计算机断层扫描

  in developing countries 在发展中国家 149

  intraoperative 术中 82–83

  preoperative 术前 25, 114, 132f, 169, 170

Continuous quality improvement (CQI) 持续品质改善 180

Core Outcome Set for Scoliosis (COSSCO) 脊柱侧凸核心结果集 182, 183t, 184

Cor pulmonale 肺源性心脏病 2

Cotrel-Dubousset (CD) instrumentation CD 内固定系统 64t, 65t, 66, 67f

Crankshaft phenomenon 曲轴现象 50

C7 plumb line, in spondylolisthesis C7 铅垂线, 在腰椎滑脱患者中 113

D

Developing world, pediatric spinal deformity surgery in 发展中国家, 儿童脊柱畸形手术 146–162

  health-related quality-of-life scores 健康相关生活质量评分 149

  intraoperative neuromonitoring 术中神经电生理监测 154

  medical and anesthetic considerations 医疗和麻醉方面的考虑 149–151

  nutritional interventions 饮食营养干预 147, 148, 148f

  obstacles to 障碍因素 146–147

  postoperative medical management 术后医疗管理 159

  postoperative ventilation use 术后呼吸机的使用 150

  surgical planning 手术规划 151–152

  surgical risk stratification protocol 手术风险分层协议 149–150, 150t, 151–152, 151t

  surgical techniques 手术技术 154–156, 156f, 159–160

Direct vertebral rotation (DVR) 椎体直接去旋转 66

Distal radius and ulnar (DRU) classification, of skeletal maturation 尺骨桡骨远端分类方法, 骨骼成熟度 25

Dwyer anterior instrumentation Dwyer 前路内固定系统 64f, 65f, 66, 68, 70–71

E

Early-onset scoliosis (EOS) 早发性脊柱侧凸 1–7

  classification 分类 4–6, 5f

  comorbidities 并发症 1–2

  definition 定义 1, 15

  deformity progression in 畸形进展 2–4

  etiology 病因学 1

  growth-friendly surgical techniques 生长有益的手术技术 35–45

    in developing countries 发展中国家 157–158, 157f

    dual growing rods 双生长棒 35, 37–39, 38f

    magnetically-controlled rods 磁力棒 40–42, 41f, 44

    novel techniques 新技术 44

    pitfalls in 误区 45

    Shilla procedure Shilla 法 36f, 42–44, 42f, 43f

    single growing rods 单生长棒 35–37, 36f

    vertical expandable prosthetic titanium rib expansion (VEPTR) thoracoplasty 纵向可延伸式人工钛肋胸廓成形术 39–40, 39f, 44

  halo-gravity traction for 头环重力牵引 157

in malnourished patients 营养不良患者 147–148, 148f

management goals for 管理目标 1

as mortality cause 死亡原因 4, 32

natural history 自然史 1–2

outcomes 疗效 4

thoracic growth in 胸部生长 2

Effectiveness and efficacy research 有效性及疗效研究 180–181

EOS. See Early-onset scoliosis EOS，见早发性脊柱侧凸

EuroQol Group Health Questionnaire (EuroQol5D) 欧洲五维健康量表 181

F

Fibular grafts, in situ fusion with 腓骨移植，原位融合 125–128, 129

Finger epiphysis maturation 指骺成熟度 25

Fixation, of constructs 固定，装置 77

Fluid management, postoperative 输液治疗，术后 159

FOCOS bidirectional growth modulation (FBGM) FOCOS 双向生长调控 157, 157f

Foundation of Orthopaedics Complex Spine (FOCOS) 复杂脊柱畸形骨科基金会 Orthopaedic Hospital, Ghana 加纳骨科医院 146–162

Fulcrum bending radiographs 支点弯曲像 23, 24f

Fusion 融合

for adolescent idiopathic scoliosis 青少年脊柱侧凸患者 8–9

"delaying tactics" for 延迟策略 53

disadvantages and side effects 缺点和不良反应 53, 55

failure, as indication for revision surgery 失败，翻修手术的指征 76–77

G

Galveston iliac fixation Galveston 髂骨固定 143

Gastrointestinal complications, of pediatric spinal surgery 胃肠道并发症，小儿脊柱手术 173, 174

Growing Spine Study Group 脊柱生长研究小组 4–5

Growth-friendly surgical techniques 生长有益的手术技术 35–45

in developing countries 发展中国家 157–158, 157f

growing rod techniques 生长棒技术 35–39

dual-rod 双棒 35, 37–39, 38f, 157

magnetically-controlled rods 磁力棒 40–42, 41f, 44

single-rod 单棒 35, 36–37, 36f

growth guidance techniques 生长引导技术 54, 54t

growth-modulation techniques 生长调控技术 44, 53–62

vertebral body stapling 椎体U形钉技术 55–56, 57f, 60

vertebral body tethering 椎体栓固术 56–61, 58f, 59f

growth preservation/stimulation techniques 生长保持/促进技术 53–54, 54t

pitfalls in 误区 45

Shilla procedure Shilla 法 36f, 42–44, 42f

vertical expandable prosthetic titanium rib expansion (VEPTR) thoracoplasty 纵向可延伸式人工钛肋技术胸廓成形术 39–40, 39f, 44

H

Harrington, Paul Pail Harrington 医生 63, 66

Harrington rod instrumentation Harrington 内固定系统 8–9

complications 并发症 69, 73

history of 病史 63, 64t, 65t, 66, 66f

long-term outcomes 远期疗效 69, 73

Hemihypertrophy syndromes 偏侧肥大综合征 165t

Hemivertebrae, in congenital scoliosis 半椎体，先天性脊柱侧凸 4

Hibbs, Russell Russell Hibbs 医生 63

Hresko classification system, for spondylolisthesis Hresko 分级系统，脊椎滑脱 89, 90f, 93t

Hunchback. See Hyperkyphosis 驼背，见过度后凸

Hybrid constructs　混合型内固定　54, 54t, 67f, 70

Hyperkyphosis, definition　过度后凸，定义　130

Hypertension, pulmonary　高血压，肺功能　2

Hypokyphosis, thoracic　后凸不足，胸椎　18, 50
　measurement　测量　23

I

Iliac apophysis, ossification of　髂骨隆突，骨化　24

Iliac screw fixation　髂骨钉内固定　143

Imaging. See also Computed tomography; Magnetic resonance imaging; Single-photon emission tomography; X-rays　影像，见 CT；核磁共振磁共振成像；单光子发射断层成像术；X 线
　in developing countries　发展中国家　149

Implant prominence　内固定突出　81f–82f

Informed consent　知情同意　148

Instrumentation. See also specific types of instrumentation cephalad and caudad　内固定，亦见于特定类型内固定头端和尾端　77, 83
　as reason for revision surgery　翻修手术的原因　81f–82f, 780

Intraoperative blood salvage　术中失血回收　154

Intraoperative monitoring (IOM)　术中监护　81–83, 152

Intrathecal baclofen pumps　鞘内巴氯芬泵　143

J

Joint contractures　关节挛缩　16, 143

Junctional pathology　交界区病理变化　83, 84

K

Kaneda Anterior Scoliosis System (KASS)　Kaneda 脊柱前路矫形系统　68–69, 68f, 70–71

King Classification, of adolescent idiopathic scoliosis　King 分型，青少年特发性脊柱侧凸　8–9
　obsolescence　失用性　46

Kyphosis　后凸　130–145
　classification　分类　5
　congenital　先天性　139–140
　　case examples　示范病例　141, 142f
　　classification　分类　139, 140f, 141

etiology　病因学　139
　natural history　自然史　141
　surgical treatment　手术治疗　141, 142f
　neuromuscular disease-related　神经肌源性疾病相关的　143
　post-laminectomy　椎板切除术后　143
　post-tuberculosis　结核后　148
　postural, differentiated from Scheuermann disease　姿势性的，与休门病相鉴别　131
　proximal junctional　近端交界处　83, 135, 144
　Scheuermann disease-related. See Scheuermann disease　休门病相关的，见休门病
　thoracic　胸部的
　　as contraindication to vertebral body stapling and tethering　作为椎体 U 形钉技术和椎体栓系术的禁忌证　56, 59, 61
　　normal　正常的　8
　　post-vertebral body tethering　椎体栓系术后　58, 59f
　　preoperative assessment　术前评估　23

L

Labelle classification system, for spondylolis-thesis　Labelle 分型系统，腰椎滑脱　122, 128

Laminectomy, as kyphosis cause　椎板切除术，导致后凸畸形　143

Laminoplasty　椎板成形术　143

Lenke Classification, of adolescent idiopathic scoliosis　Lenke 分型系统，青少年特发性脊柱侧凸　4, 9–12, 11f, 12f, 13–14, 46–49, 50, 77
　coronal curve structurality definition　冠状面结构性弯的定义　23
　limitations to　局限性　14, 46

Limb length measurement　下肢长度测量　16

Listing　列表　17

Loeys-Dietz syndrome　Loeys-Dietz 综合征　164t

Lordosis, lumbar　前凸，腰椎
　normal　正常　8
　post-vertebral body tethering　椎体栓系术后　58, 59f
　preoperative assessment of　术前评估　23

Low back pain, causes of　下腰痛，原因
　adolescent idiopathic scoliosis　青少年特发性

脊柱侧凸 72, 73

CD instrumentation CD 内固定系统 69

Harrington instrumentation Harrington 内固定系统 69

pregnancy 妊娠 30

spondylolisthesis 腰椎滑脱 97, 115

Lumbar curves 腰弯

back pain associated with 与……有关的腰痛 31

bracing 支具治疗 56

diagnosis 诊断 16–17, 17f

fusion 融合 56

selective 选择性 77–78, 78f–79f

osteoarthritis associated with 与……相关的骨关节炎 32

postoperative decompensation 术后减压 77

preoperative assessment 术前评估 23

progression 进展 29

vertebral body stapling of 椎体 U 形钉内固定术 55–56

Lungs 肺

effect of spinal/chest wall deformities on 脊柱/胸壁畸形对……的影响 2

postnatal development 后天发育 2

Luque, Eduardo Eduardo Luque 医生 66

Luque instrumentation Luque 内固定系统 64t

Luque trolley technique Luque trolley 技术 42

M

Mac-Thiong classification system, for spondylolisthesis Mac-Thiong 分型系统，腰椎滑脱 113, 122–123

MAGEC growing rod system 磁力生长棒系统 40–42, 41f

Magnetic resonance imaging 磁共振成像

in developing countries 在发展中国家 149

intraoperative 术中 82–83

preoperative 术前 15, 25, 114, 132, 132f, 169, 169f

Malnourished patients, nutritional interventions in 营养不良患者，营养干预 147, 148, 148f, 163, 174

Marchetti-Bartholozzi classification system, for

spondylolisthesis Marchetti-Bartholozzi 分型系统，腰椎滑脱 88, 89, 93, 94, 112, 113, 113t, 122, 122t

Marfan's syndrome Marfan 综合征 16, 16t, 147, 164t

Mean arterial pressure (MAP), perioperative 平均动脉压，手术期间的 173, 174

Menarche, age of onset 月经初潮，发病年龄 15–16

Meyerding, Henry Henry Meyerding 医生 121

Meyerding classification system, for spondylolisthesis Meyerding 分型系统，腰椎滑脱 87, 92f, 94, 112, 113, 113t, 121–122

Milwaukee brace Milwaukee 支具 133

Mortality rates, in pediatric spinal deformity surgery 死亡率，小儿脊柱畸形手术 176t, 177

Moss-Miami instrumentation Moss-Miami 内固定系统 66

Motor evoked potentials (MEPs) 运动诱发电位 171, 172–173

Mucopolysaccharidoses 黏多糖贮积症 165t

Muscular dystrophies 肌营养不良 164t

congenital 先天性的 165t

Myelomeningoceles 脊髓脊膜膨出 16

N

Neck balance evaluation 颈部平衡评估 18–19, 19f–21f

Neurofibromatosis 神经纤维瘤 16, 80, 81f–82f, 147, 164t

Neurologic deficits 神经功能缺陷

L5-related L5 相关的 128

pediatric spinal deformity surgery-related 小儿脊柱畸形手术相关的 80, 82–83, 144, 173, 174, 175, 176–177, 176t

Scheuermann disease-related 休门病相关的 131–132, 134

Neurologic development, assessment of 神经发育，评估 16

Neurologic evaluation 神经学评估

postoperative 术后 174

preoperative 术前 149

Neuromonitoring, intraoperative 神经监测，术中 171–173, 172f, 173t

Neuromuscular disease, as scoliosis cause. See Scoliosis, neuromuscular 神经肌肉疾病，脊柱侧凸的病因，见神经肌源性脊柱侧凸

Nitinol 镍钛合金 55

Nonfusion techniques. See also Growth-friendly surgical techniques 非融合技术，见生长有益的手术技术
overview 回顾 53–54, 54t

Nonsteroidal anti-inflammatory drugs, preoperative discontinuation of 非甾体抗炎药，术前停止 21

Nordic Spinal Deformities Society 北欧脊柱畸形协会 182, 183t

Nutritional interventions 饮食营养干预 147, 148, 148f, 163, 174

O

Observation, of pediatric scoliosis 观察，小儿脊柱侧凸 8, 54

Observational data 观测数据 181

Ogilvie syndrome 假性结肠梗阻 174

Open instrumented anterior spinal fusion (OASF) 开放式前路脊柱融合术 71

Oral contraceptives, preoperative discontinuation of 口服避孕药，术前停止 21

Osteoarthritis, lumbar curve-related 骨关节炎，腰弯相关的 32

Osteoblastomas 成骨细胞瘤 25

Osteoid osteomas 骨样骨瘤 25

Osteotomy 截骨
multiple posterior column 多个后柱 78, 79f
pedicle subtraction 椎弓根减压 136–137, 137f, 141
posterior column (Ponte; Smith-Petersen) 后柱 (Ponte; Smith-Petersen) 134–136, 135f, 141, 143
three-column posterior 后路三柱 136, 158, 173t

Outcome registries 疗效记录 182, 183t, 184

Outcomes measurement, in pediatric spinal deformity surgery 疗效评估，在小儿脊柱畸形手术中 179–185
current developments in 当前进展 182, 184
quality criteria for 质量标准 181
uses of 使用 179–181, 185

P

Pain management, postoperative 疼痛处理，术后 159, 173

Paralytic ileus 麻痹性肠梗阻 174

Pars interarticularis fractures, as spondylolisthesis cause 关节间部骨折，腰椎滑脱的病因 86, 87–88

Patient-reported outcome (PRO) questionnaires 患者报告预后问卷 182, 185

Patient Reported Outcomes Measurement Information System (PROMIS) 患者报告的预后评估信息系统 184

Patients, use of outcomes measurement by 患者，预后评估 180, 185

Pectus excavatum 漏斗胸 164t

Pedicle screw fixation 椎弓根钉内固定 64t, 66, 68f
long-term outcomes 远期疗效 68f, 70, 73
revision rate 翻修率 76–77
for Scheuermann disease 休门病 134, 138–139, 139f
for spondylolisthesis 腰椎滑脱 116–117
for spondylolysis 峡部裂 115–116, 115f, 116f

Pelvic incidence 骨盆入射角
definition 定义 94
in spondylolisthesis 腰椎滑脱 88, 89f, 90f, 94–95, 96–97, 113, 121, 122
in spondylolysis 峡部裂 112

Pelvic obliquity 骨盆倾斜度
in neuromuscular kyphosis 神经肌源性后凸 143
preoperative assessment 术前评估 23

Pelvic tilt, in spondylolisthesis 骨盆倾斜，腰椎滑脱 113, 122, 123

Plan-do-study-act (PDSA) cycles 研究计划（PDSA）周期 180

Pneumothorax 气胸 173, 174f

Posterior instrumentation systems　后路内固定系统

  for adolescent idiopathic scoliosis　青少年特发性脊柱侧凸　50, 63, 64t–65t, 66, 69–70

  for congenital kyphosis　先天性后凸　141

  in developing world　在发展中国家　155–156, 156f

  for high-grade dysplastic spondylolisthesis　对高度发育不良的腰椎滑脱　125–128, 125f

Postoperative care　术后护理　159, 173–177

Posture, as idiopathic scoliosis cause　姿势，作为特发性脊柱侧凸的病因　16t

Predictive factors　预测因素　181

Pregnancy, in scoliosis patients　妊娠，侧凸患者　30, 32

Preoperative preparation and planning　术前准备和计划　167–173

  case example　病例　168, 168f–169f

  imaging　影像　168f, 169

  for intraoperative neuromonitoring　术中神经监测　171–173, 173t

  for intraoperative procedures　术中　170

  for intraoperative "time-outs,"　术中暂停　170–171, 171f

Prognostic factors　预后因素　181

PROMIS (Patient Reported Outcomes Measurement Information System)　患者自报预后评估信息系统　184

Proteus syndrome　Proteus 综合征　165t

Pseudoarthrosis　假关节　69, 115, 120, 870

Psychological evaluation, preoperative　心理评估，术前　21

Puberty, onset age of　青春期，发病年龄　15–16

Pulmonary function impairment, scoliosis-related　肺功能损害，脊柱侧凸相关的　30, 32, 147

Pulmonary function testing　肺功能检测

  postoperative　术后　71, 72, 73

  preoperative　术前　21, 150

Pulmonary management, postoperative　肺部治疗，术后　173–174

Q

Quality of life, health-related　生活质量，健康相关　32, 131, 149

R

Radiographic shoulder height (RSH)　双肩影像学高度差　22, 22f

Randomized controlled trials (RCTs)　随机对照试验　180

Research, outcomes measurement for　研究，疗效评估　180–181

Restrictive lung disease. See also Pulmonary function impairment　限制性肺疾病。见肺功能损害

  in developing countries　在发展中国家　147, 148f

  muscular dystrophy-related　肌营养不良相关的　164t

  Scheuermann disease-related　休门病相关的　131

  untreated scoliosis-related　未治疗脊柱侧凸相关的　30, 32, 147

Revision pediatric spinal deformity surgery, indications for　小儿脊柱畸形翻修手术，指征　76–85

  adolescent idiopathic scoliosis　青少年特发性脊柱侧凸　72, 76–78, 78f–79f, 138

  implant-related issues　植入物相关问题　80, 81f–82f

  junctional pathology　交界区病理变化　83, 84

  neural complications　神经并发症　80, 82–83

  Scheuermann disease　休门病　138

  suboptimal clinical or radiographic outcome　不理想的临床或影像学结果　76–79, 78f–79f

  wound-related issues　切口相关问题　80

Ribs, fused　肋骨，融合　4

Rib vertebra angle difference (RVAD)　肋脊角差　3, 3f

Risk stratification, pretreatment　危险分级，预处理　149–150, 150t, 151–152, 151t, 184

Risser, Joseph C.　Joseph C. Risser 医生　24

Risser sign　Risser 征　24, 25

Rod rotation maneuver　旋棒操作　66

Rotational correction　旋转度矫正

assessment　评估　17, 18f

vertebral body tethering-related　椎体栓系相关的　58–59

Round back. See Hyperkyphosis　圆背，见过度后凸

Roussouly classification system, for spondylolisthesis　Roussouly 分型系统，腰椎滑脱　88–89, 90f, 94–95

S

Sacral dimples　骶窝　16

Sacral dome, in spondylolisthesis　骶穹隆，腰椎滑脱　89, 91, 91f, 94, 95f, 96, 97

Sacral dome osteotomy　骶骨穹隆截骨术　128

Sacral slope, in spondylolisthesis　骶骨倾斜角，腰椎滑脱　89, 97, 113

Sacral table angle (STA)　骶骨平台角　88

Sacropelvic balance, in spondylolisthesis　骶盆平衡，腰椎滑脱　122

Sagittal imbalance, back pain associated with　矢状面平衡，与……相关的背痛　31

Sagittal malalignment assessment　矢状位序列异常评估　18, 19

Sagittal stable vertebrae (SSV)　矢状面稳定椎　138

Sagittal vertebral axis, preoperative assessment　脊柱矢状轴，术前评估　23

Scheuermann, Holger　Holger Scheuermann 医生　130

Scheuermann disease　休门病　94, 95–96

bracing treatment　支具治疗　131, 132–133

clinical presentation　临床症状　131–132

differentiated from postural kyphosis　与体位性后凸相鉴别　131

effect on health-related quality of life　对健康相关生活质量的影响　131

etiology　病因学　131

imaging　影像学　132, 132f, 140f

spondylolysis associated with　与……相关的峡部裂　131

surgical treatment　手术治疗　134–139

complications　并发症　138, 144

extension of fusion　扩大融合　137–138

pedicle screw instrumentation　椎弓根钉内固定系统　134, 138–139, 139f

pedicle subtraction osteotomy　椎弓根截骨　136–137, 137f

posterior column osteotomy　后柱截骨　134–136, 135f

revision surgery　翻修手术　138

three-column osteotomy　三柱截骨　136

vertebral column resection (VCR)　椎体切除术 (VCR)　136, 136f

thoracic curves in　胸弯　132, 133f, 140f

thoracolumbar curves in　胸腰弯　132, 133f

Schmorl's nodes　许莫结节　132, 132f

Scoliosis　脊柱侧凸

adult degenerative　成人退变　31, 31f, 182

congenital　先天性

cardiovascular function in　心血管功能　150

comorbidities　并发症　165t

definition　定义　1

deformity progression in　畸形进展　4

in developing countries　在发展中国家　147

etiology　病因学　4, 16t

spinal surgery-related complications　脊柱手术相关并发症　176–177, 176t, 178

definition　定义　8

in developing world　在发展中国家　146–162

etiology　病因学　16, 16t

idiopathic. See also Adolescent idiopathic scoliosis　特发性，见于青少年特发性脊柱侧凸

definition　定义　1

deformity progression in　畸形进展　2–3, 3f

etiology　病因学　16t

rib vertebra angle difference (RVAD) in　肋脊角差　3, 3f

spinal surgery-related complications　脊柱手术相关并发症　176–177, 176t

spontaneous resolution　自发性纠正　3

neuromuscular　神经肌源性

definition　定义　1

deformity progression in　畸形进展　3–4

etiology 病因学 16t, 143

postoperative infections in 术后感染 174–175

preoperative nutritional deficiency in 术前营养不良 174

pulmonary deficiency in 肺部缺陷 2

rib vertebra angle difference (RVAD) in 肋脊角差 3, 3f

spinal surgery-related complications 脊柱手术相关并发症 176–177, 176t, 178

onset age 发病年龄 30

Scheuermann disease. See Scheuermann disease 休门病，见休门病

spondylolisthesis associated with 与……相关的腰椎滑脱

type I (idiopathic) Ⅰ型（特发型） 99, 100f, 102, 105f, 106f, 109

type II (olisthetic defect-related) Ⅱ型（滑移缺损型） 99, 101–102, 101f, 103–106, 103f–104f

type III (sciatic) Ⅲ型（神经痛型） 99, 102, 102f, 107–109, 108f–109f

structural 结构性 1

syndrome-associated 综合征相关的 1

untreated 未治疗的

late sequelae of 后期后遗症 28–34

quality of life in 生活质量 32

Scoliosis Research Society (SRS) 脊柱侧凸研究学会

3D Terminology Committee 三维成像术语委员会 12

Outcomes Questionnaire (SRS-22) 疗效问卷（SRS-22） 69, 70, 71, 92, 131, 149, 181–182, 183t

risk stratification task force 风险分级特别工作组 184

Scoliosis Research Society-Schwab Adult Spinal Deformity Classification SRS-Schwab 成人脊柱畸形分型 4

Screw-hook fixation, of spondylolysis 椎弓根钉钩内固定，腰椎滑脱 115–116, 115f

Shilla procedure Shilla 法 36f, 42–44, 42f, 43f

Shock, neurogenic 休克，神经源性 173

Short Form Health Survey (SF-36) 短期健康调查 181, 183t

Shoulder angle 肩斜角 18, 20f

Shoulder area index (SAI) 肩部面积指数 18, 20f

Shoulder imbalance 肩平衡

assessment 评估 18, 19f–21f

revision surgery for 翻修手术 77

Simultaneous dual-rod rotation 双侧同时旋棒 66

Single photon emission tomography (SPECT), in spondylolysis 单光子发射体层摄影术，腰椎滑脱 114

Skeletal dysplasias 骨发育不良 16, 165t

Skeletally immature patients 骨骼不成熟患者 77–78

Skeletal maturation 骨成熟

assessment 评估 15–16, 24–25

scoliotic curve progression after 侧凸进展 28

Slip angle 滑脱角 125, 125f

Somatosensory evoked potentials (SSEPs) 体感诱发电位 171

Spina bifida 脊柱裂 16, 112, 115, 175

Spinal alignment, normal 脊柱序列，正常 8

Spinal Appearance Questionnaire (SAQ) 脊柱外观问卷 182

Spinal cord 脊髓

intraoperative monitoring 术中监测 152

postoperative hypoperfusion in 术后低灌注 174

postoperative testing 术后体检 174

Spinal cord anomalies, diagnosis 脊髓异常，诊断 16

Spinal cord injuries, pediatric spinal deformity surgery-related 脊髓创伤，小儿脊柱畸形手术相关的 176–178, 176t

Spinal Deformity Study Group, spondylolisthesis classification system 脊柱畸形研究组，腰椎滑脱分型系统 86, 91–93, 92f, 113, 113t, 123,123f

Spinal dysraphism 椎管闭合不全 164t

preoperative imaging of 术前影像 25

surgical wound infections in 手术伤口感染

175–176, 176t

Spinal muscular atrophy 脊髓性肌萎缩 3–4, 5–6, 5f

Spinopelvic balance, in spondylolisthesis 脊柱骨盆平衡，腰椎滑脱 89, 91, 93, 93t, 94, 122

Spinopelvic parameters, in spondylolisthesis 脊柱骨盆参数，腰椎滑脱 113, 114

Spondylolisthesis 腰椎滑脱 86–98

  classification systems 分型系统 112–113, 112t, 113t, 121–129

    age-based 基于年龄的 93, 96

    global anatomic 全局解剖 88–91, 89f, 90f–91f

    Hresko Hresko 医生 89, 90f, 93t

    Labelle Labelle 医生 122, 128

    Mac-Thiong Mac-Thiong 医生 113, 122–123

    Marchetti-Bartholozzi Marchetti-Bartholozzi 医生 88, 89, 93, 94, 113, 113t, 122, 122t

    Meyerding Meyerding 医生 87, 92f, 94, 112, 113, 113t, 121–122

    prognostic 预后 86, 93–97

    Roussouly Roussouly 医生 88–89, 90f, 94–95

    segmental anatomic 节段性解剖 87–88

    Wiltse Wiltse 医生 87–88, 91, 112–113, 112t, 122, 122t

  clinical presentation 临床症状 114

  definition 定义 86

  degenerative 退变 122

  epidemiology 流行病学 111

  high-grade dysplastic 高度发育不良 86–98, 113, 113t, 115, 121–129

    imaging 影像 125

    preoperative planning 术前计划 124

    surgical treatment 手术治疗 116–117, 117f–119f, 124–129

  imaging 影像 114

  incidence 意外 86

  isthmic 峡部 86–88, 112, 112t

  low-grade dysplastic 低度发育不良 86, 88, 91, 113, 113t, 114, 115

    surgical treatment 手术治疗 116–117, 117f–119f

  nonoperative treatment 非手术治疗 115

  nutcracker-type 胡桃夹式 88–89, 90f, 91, 96, 122

  pathologic 病理的 122, 122t

  pathophysiology 病理生理学 112

  scoliosis-associated 脊柱侧凸相关的 99–110

    etiology 病因 99–102

    natural history 自然史 103–104, 103f–104f

    treatment principles 治疗原则 104–109

    type I Ⅰ型 99, 100f, 102, 105f, 106f, 109

    type II Ⅱ型 99, 101–102, 101f, 103–106, 103f–104f

    type III Ⅲ型 99, 102, 102f, 107–109, 108f–109f

  shear-type 剪切型 88, 89f, 91, 122

  Spinal Deformity Study Group system 脊柱畸形研究组系统 123, 123f

  spondylolysis-associated 峡部裂相关的 111, 112

  traumatic 创伤的 122, 122t

Spondylolysis 峡部裂

  asymptomatic 无症状的 114–115

  as back pain cause 背痛的原因 30–31, 31f

  bilateral 双侧 111

  definition 定义 111

  epidemiology 流行病学 111

  imaging 影像 114

  nonoperative treatment 非手术治疗 114–115

  nutcracker-type 胡桃夹式 112

  pathophysiology 病理生理学 111–112

  pelvic incidence in 骨盆入射角 112

  Scheuermann disease-associated 休门病相关的 131

  as spondylolisthesis cause 腰椎滑脱的病因 86, 111, 112

  surgical treatment 手术治疗 115–116, 115f, 116f, 119, 120

Staged surgery 分期手术 170–171, 177

Stagnara wake-up test Stagnara 唤醒试验 173

Sublaminar implants 椎板下植入 66

Superior mesenteric artery syndrome 肠系膜上动脉综合征 174

Surgeons, responsibilities of 手术者，责任 167–168

Surgical maps 手术示意图 169f, 170

Surgical risk stratification protocol 外科风险分层协议 149–150, 150t, 151–152, 151t

Surgical-site infections. See Wound infections, surgical

Syndromes, pediatric scoliosis-associated 手术部位感染，见伤口感染，手术综合征，小儿脊柱侧凸相关的 1, 163–166, 164t–165t

T

T1 tilt T1 倾斜角 22, 22f

Texas Scottish Rite Hospital (TSRH) instrumentation TSRH 内固定器械 64t, 66, 68, 70–71

Thoracic curves 胸弯

　bracing 支具 56

　fusion 融合 17–18, 22, 56, 77

　main 主要

　　diagnosis 诊断 6–17, 17f

　　fusion 融合 17–18

　　fusion-related decompensation 融合相关的失代偿 22

　　shoulder balance maintenance in 维持肩平衡 77

　postoperative progression 术后进展 77–78, 78f–79f

　proximal 近端

　　diagnosis 诊断 16–17, 16f

　　fusion 融合 17–18, 22

　　shoulder balance maintenance in 维持肩平衡 77

　in Scheuermann disease 休门病 132, 133f, 140f

　vertebral body stapling of 椎体栓固 55–56

Thoracic insufficiency syndrome 胸廓功能不全综合征 4, 39–40, 39f, 44, 150

Thoracic spine, growth patterns of 胸段脊椎，生长方式 2

Thoracolumbar curves 胸腰弯

　back pain associated with 与……相关的背痛 31

diagnosis of 诊断 17f

　in Scheuermann disease 休门病 132, 133f

Thoracoplasty, vertical expandable prosthetic titanium rib expansion (VEPTR) 胸廓成形术，纵向可延伸式人工钛肋技术 39–40, 39f, 44

Thoracoscopy, with vertebral body tethering 胸廓成形术，椎体栓固 57, 58f

Thorax, growth patterns 胸，生长方式 2

Three-dimensional (3D) classification, of adolescent idiopathic scoliosis 三维分型，青少年特发性脊柱侧凸 11–12, 14

"Time-outs," intraoperative 暂停，术中 170–171, 171f, 177

Traction 牵引 24

　halo-gravity 头环重力 80, 83

　　use in developing countries 在发展中国家使用 148f, 149, 151–152, 153f, 156f, 157, 158

Treatment planning, outcomes measurement for 治疗计划，疗效衡量 180

Truncal balance assessment 躯干平衡评估 23

Truncal shift 躯干倾斜 17

Trunk Appearance Perception Scale (TAPS) 躯干外观感知量表 182

TSRH (Texas Scottish Rite Hospital) instrumentation TSRH 内固定器械 64t, 66, 68, 70–71

Tuberculosis 结核 146, 148, 149

U

Urinary tract infections, postoperative 尿路感染，术后 174–175

V

Value-based health care 以价值为基础的医疗 180, 185

Vertebral anomalies, congenital scoliosis-associated 椎体异常，先天性脊柱侧凸相关的 4

Vertebral body stapling 椎体 U 形钉固定术 55–56, 57f, 60

Vertebral body tethering 椎体栓系术 56–61, 58f, 59f

Vertebral column resection 椎体切除术 80, 81f–82f, 158

Vertical expandable prosthetic titanium rib expansion (VEPTR) 纵向可延伸式人工钛肋技术　6, 39–40, 39f, 44, 158f

Video-assisted thorascopic techniques (VATSs) 电视辅助胸腔镜技术　68–69

W

Wedge vertebrae 楔形椎骨　4, 94, 97

Wiltse classification system, for spondylolisthesis Wiltse 分型系统，腰椎滑脱　87–88, 91, 112–113, 112t, 122, 122t

World Health Organization, International Classification of Functioning and Disability 世界卫生组织，功能和残疾的国际分类　182

Wound infections, surgical 伤口感染，手术

174–175

　as indication for revision surgery 翻修手术的指征　80

　rates 比例　176, 176t

X

X-rays, in adolescent idiopathic scoliosis X线片，特发性脊柱侧凸　22–23, 22f

　flexibility x-rays 柔韧度 X 线片（bending 位像）　23–24, 24f

Z

Zielke instrumentation Zielke 内固定器械　64t, 66, 68, 70–71